의과학 박사가
알려 주는
건강 한방차

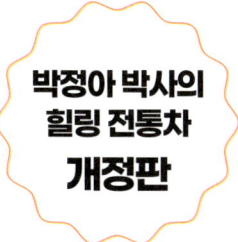

박정아 박사의
힐링 전통차
개정판

의과학 박사가 알려 주는 건강 한방차
건강은 먹거리에서 온다. 한방차의 길잡이

개정판 1쇄 발행 2022년 8월 9일

지은이 박정아
펴낸이 장길수
펴낸곳 지식과감성#
출판등록 제2012-000081호

교정 성가영
디자인 이현
편집 이현
검수 이혜지
마케팅 고은빛, 정연우

주소 서울시 금천구 벚꽃로298 대륭포스트타워6차 1212호
전화 070-4651-3730~4
팩스 070-4325-7006
이메일 ksbookup@naver.com
홈페이지 www.knsbookup.com

ISBN 979-11-392-0565-7(13590)
값 27,000원

• 이 책의 판권은 지은이에게 있습니다.
• 이 책 내용의 전부 또는 일부를 재사용하려면 반드시 지은이의 서면 동의를 받아야 합니다.
• 잘못된 책은 구입하신 곳에서 바꾸어 드립니다.

지식과감성#
홈페이지 바로가기

의과학 박사가
알려 주는
건강 한방차

건강은 먹거리에서 온다. 한방차의 길잡이

박정아 지음

**박정아 박사의
힐링 전통차
개정판**

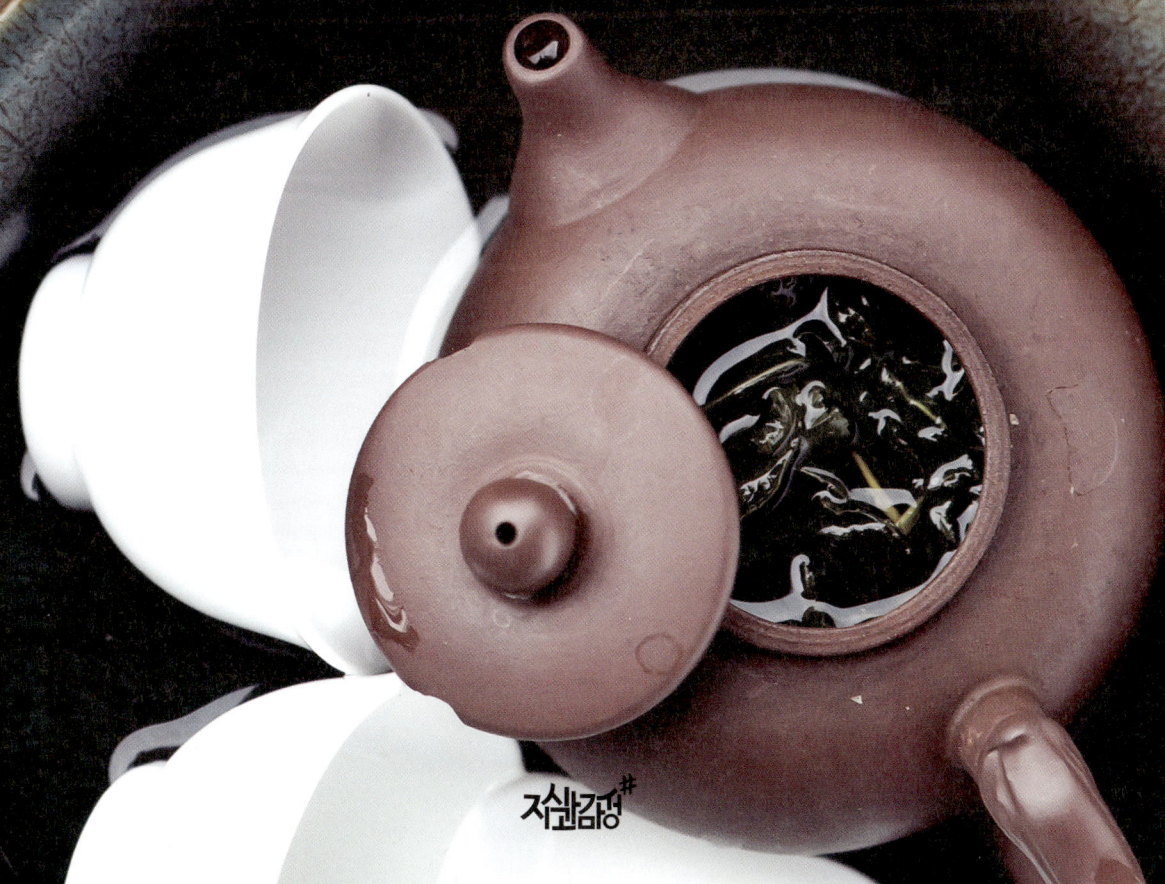

저자의 말

고대 진시황제는 불로장생하고자 하는 열망으로 불로초(不老草)를 찾기 위해 수많은 노력을 했다. 현대인들 역시 건강을 위해서라면 몸에 좋은 그 무언가를 열심히 찾아다닌다. 건강하게 오래 살고 싶은 욕망은 시공을 초월해 그 열기가 뜨겁다.

한의학에서 '건강은 기본 먹을거리에서 온다'고 하여 식품섭취를 중요시했으며 식품은 건강을 지키는 약과 같다 하여 '약식동원(藥食同原)'이라고도 하였다. 식품이 아닌 한약이 없다 할 정도로, 많은 식품이 한약에 포함된다. 그렇다면 우리는 한약에 대해 다양한 지식을 가지고 있어야 한다. 늘 먹는 것이 한약이니 말이다.

밥상에 반찬으로 도라지가 올라왔다. 누군가 몸에 좋다고 해서 매일 밥과 함께 즐겨 먹는다면 어떻게 될까? 한의약에서는 도라지를 '길경(桔梗)'이라 하며 편도선염이나 가래를 제거해 주는 치료 개념으로 사용한다. 가래가 없고 몸에 열이 없는 사람이 계속 먹는다면 몸이 마르기도 하고 차가운 체질로 변해 건강이 나빠질 것이다. 건강할 때는 한약을 개인의 기호에 따라 먹는 것은 큰 문제가 아니다. 하지만 선천적으로 허약체질이거나 노화 때문에 체력이 떨어졌거나 질병이 있었을 때는 오히려 약(藥)이 아닌 독(毒)이 된다. 한약이자 식품인 약초들을 단지 몸에 좋은 천연의 보양식으로만 생각하고, 그냥 막 먹는다면 부작용을 일으키는 화를 초래할 것이다.

본 책은 약초의 올바른 정보 전달을 통해 아무런 지식이 없이 섭취하는 한약 오남용의

사례를 줄이고자 한다. 그 일환으로 오장육부(五臟六腑)에 효능을 발휘하는 약초를 선택하여 즐길 수 있도록 효능부위로 분류했다. 또한, 잘못 알려진 지식을 바로잡아 우리의 전통의약인 한약의 우수성과 과학성을 바르게 전달하고자 한다. 약초의 양, 한방적인 효능을 알리고 약초의 안전성을 인지하게 하여 개인 스스로가 질환에 맞는 한약을 선택하고 음미하게 하여 손쉽게 건강 증진을 힘쓰는 데 도움을 주고자 한다. 이를 통해 한의약의 대중화와 발전에 조금이나마 이바지하고자 하는 바람이다.

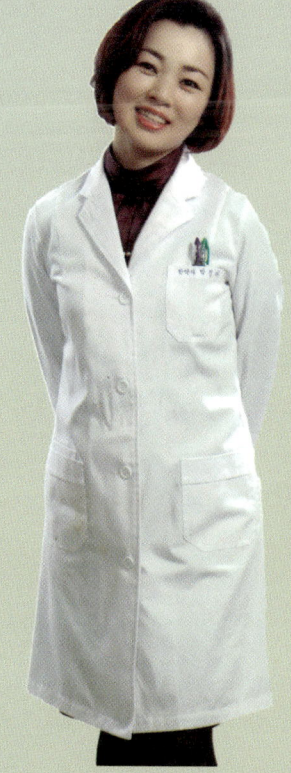

끝으로 한의약 전문인의 길을 숨 가쁘게 달려온 31여 년의 시간을 일단락 정리해 본다. 오늘이 있기까지 소중한 한 분 한 분들의 격려와 사랑에 힘을 입어 아름다운 결실이 맺어짐을 감사하게 생각한다. 다시 한번 고개 숙여 깊이 감사드리며, 이 책에 고마운 마음을 담아 전달하고자 한다.

2022년 8월 박정아

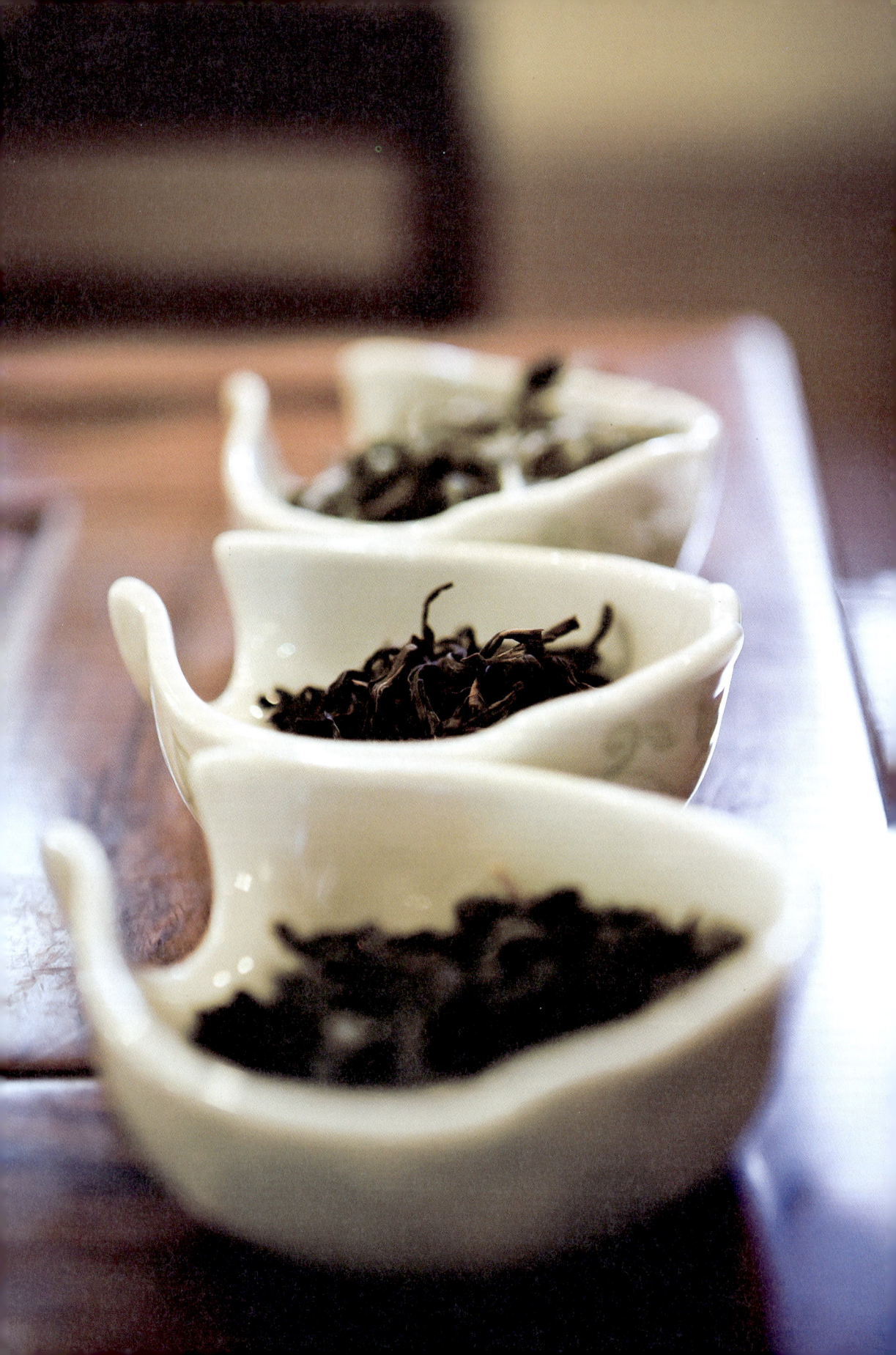

이 책의 차례

004 저자의 말

첫번째, 일러두기

014 책을 보는 방법
014 한약명
014 사용부위
014 성질과 맛
015 사기(四氣)
016 오미(五味)
016 효능부위
017 한약효능
017 성분효능
017 주의사항
017 채취시기
017 1회 복용량

두번째, 손쉽게 한방차 달이기

020 재료준비
020 한약 구매하기
020 한약국이나 한약 취급하는 약국은 어디 있나요?
020 '농산물' 한약과 '의약품' 한약이 뭐가 다르나요?
021 한방차의 끓이는 용량
022 한방차 달이기
023 한방차 마시는 방법
023 한방차 보관법
023 약재 보관하기
023 한방차를 달여 줄 수 있는 곳은 없나요?

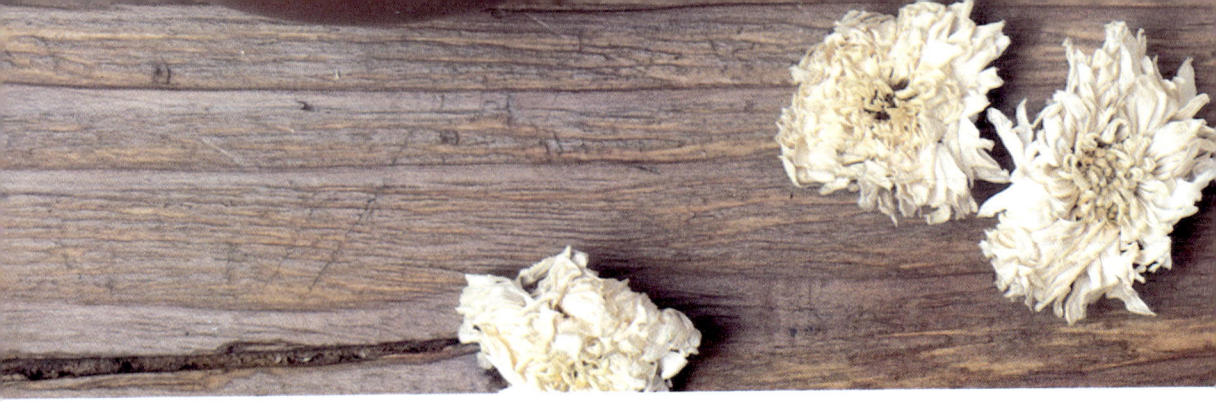

세번째, 어디에 좋은 한방차

1부 소화기내과질환(간, 담낭)

- 027   간 경화에 좋은 한방차 : 백작약·삼릉
- 031   알코올성 지방간에 좋은 한방차 : 인진호·뽕나무잎(상엽)
- 035   간염에 좋은 한방차 : 민들레(포공영)
- 037   두통에 좋은 한방차 : 국화·천마
- 041   어지럼증에 좋은 한방차 : 구기자·우슬
- 045   숙취 해소에 좋은 한방차 : 헛개나무 열매(지구자)·칡(갈근)

2부 순환기내과질환(심장)

- 049   심근경색·협심증에 좋은 한방차 : 홍화꽃(홍화)·백복령
- 053   부정맥에 좋은 한방차 : 생지황·대추
- 057   고혈압에 좋은 한방차 : 결명자·겨우살이(상기생)
- 061   저혈압에 좋은 한방차 : 토사자·소목

3부 신경정신과질환(심장)

- 065   불안증에 좋은 한방차 : 백복신·단삼
- 069   불면증에 좋은 한방차 : 묏대추나무씨(산조인)·황련
- 073   건망증에 좋은 한방차 : 용안육·원지
- 077   우울증에 좋은 한방차 : 향부자·차조기잎(자소엽)
- 081   공황장애에 좋은 한방차 : 영지버섯(영지)·백수오
- 085   틱장애에 좋은 한방차 : 석창포
- 087   화병에 좋은 한방차 : 용담초

4부 소화기내과질환(비장, 위장)

- 089   역류성 식도염에 좋은 한방차 : 백출·맥문동
- 093   소화불량에 좋은 한방차 : 산사
- 095   헛구역질에 좋은 한방차 : 귤껍질(진피)
- 097   복통에 좋은 한방차 : 매실(오매)

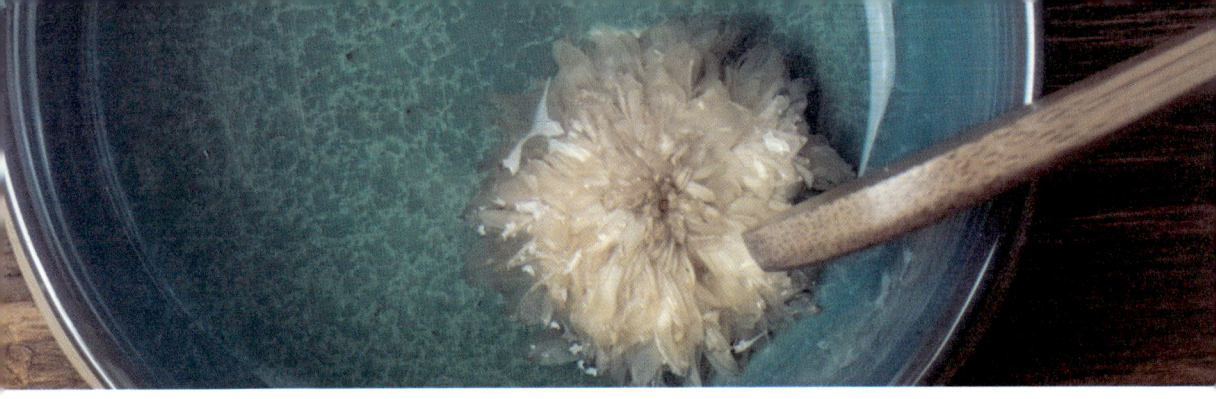

5부 호흡기내과질환(폐)

- 099   초기 감기에 좋은 한방차 : 생강
- 101   열성 감기에 좋은 한방차 : 박하
- 103   인후통에 좋은 한방차 : 도라지(길경)
- 105   노란 가래에 좋은 한방차 : 전호
- 107   하얀 가래에 좋은 한방차 : 백개자
- 109   낮에 하는 기침에 좋은 한방차 : 살구씨(행인)
- 111   밤에 하는 기침에 좋은 한방차 : 숙지황
- 113   마른 기침에 좋은 한방차 : 잔대(사삼)
- 115   가래 기침에 좋은 한방차 : 반하
- 117   기관지 천식에 좋은 한방차 : 차조기씨(자소자)·뽕나무껍질(상백피)

6부 신장내과질환(신장, 방광)

- 121   부종에 좋은 한방차 : 택사
- 123   과민성 방광염에 좋은 한방차 : 연씨(연자육)
- 125   전립선 비대증에 좋은 한방차 : 복분자
- 127   발기부전에 좋은 한방차 : 두충·육종용
- 131   조루증에 좋은 한방차 : 산수유·삼지구엽초(음양곽)
- 135   통풍에 좋은 한방차 : 창출

7부 정형외과질환(뼈, 근골)

- 137   오십견에 좋은 한방차 : 위령선
- 139   추간판 탈출증에 좋은 한방차 : 독활
- 141   관절염에 좋은 한방차 : 엄나무(해동피)
- 143   중풍 후유증에 좋은 한방차 : 방풍
- 145   골다공증에 좋은 한방차 : 홍화씨(홍화자)
- 147   하지정맥류에 좋은 한방차 : 쑥(애엽)
- 149   요통에 좋은 한방차 : 녹용
- 151   발목 삠에 좋은 한방차 : 복숭아씨(도인)
- 153   골절에 좋은 한방차 : 속단
- 155   류머티즘에 좋은 한방차 : 방기

8부 안과질환(눈)

- 157 비문증에 좋은 한방차 : 모란꽃 뿌리(목단피)
- 159 시력 저하에 좋은 한방차 : 천궁
- 161 안구 건조증에 좋은 한방차 : 천련자
- 163 황반변성에 좋은 한방차 : 오미자

9부 이비인후과질환(귀, 코, 목구멍)

- 165 이명에 좋은 한방차 : 마(산약)
- 167 코피에 좋은 한방차 : 황기
- 169 비염에 좋은 한방차 : 목련꽃 봉오리(신이)
- 171 축농증에 좋은 한방차 : 도꼬마리

10부 피부과질환

- 173 건선에 좋은 한방차 : 어성초
- 175 여드름에 좋은 한방차 : 인동덩굴(금은화)
- 177 대상포진에 좋은 한방차 : 우엉씨(우방자)
- 179 아토피 피부염에 좋은 한방차 : 고삼
- 181 탈모에 좋은 한방차 : 측백(측백엽)

11부 대장질환

- 183 치질에 좋은 한방차 : 승마
- 185 설사에 좋은 한방차 : 목향
- 187 변비에 좋은 한방차 : 알로회(노회)

12부 내분비계질환

- 189 갑상샘 기능 항진에 좋은 한방차 : 황백
- 191 갑상샘 기능 저하에 좋은 한방차 : 계피
- 193 당뇨병에 좋은 한방차 : 돼지감자(국우)
- 195 고지혈증에 좋은 한방차 : 울금
- 197 만성피로에 좋은 한방차 : 모과(목과)·인삼
- 201 비만에 좋은 한방차 : 율무(의이인)
- 203 손발 냉증에 좋은 한방차 : 계지

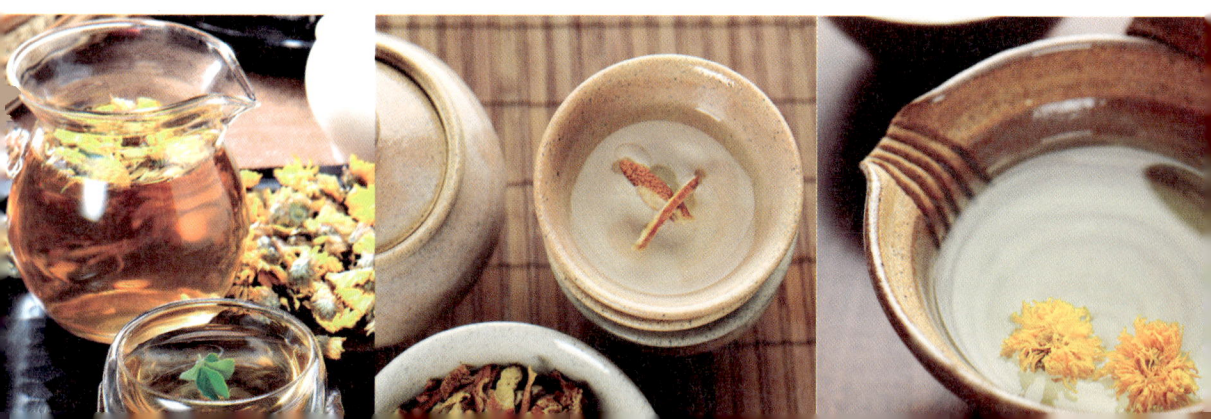

13부 여성질환

- 205 갱년기질환에 좋은 한방차 : 당귀차
- 207 생리통에 좋은 한방차 : 익모초차
- 209 요실금에 좋은 한방차 : 사상자차
- 211 자궁근종에 좋은 한방차 : 강황차

14부 면역질환

- 215 간 면역에 좋은 한방차 : 상황버섯차
- 217 폐 면역에 좋은 한방차 : 동충하초차
- 219 대장 면역에 좋은 한방차 : 목이버섯차
- 221 위장 면역에 좋은 한방차 : 둥굴레차
- 223 신장 면역에 좋은 한방차 : 지모차
- 225 심장 면역에 좋은 한방차 : 죽엽차

네번째, 부록

- 228 한방 관련 축제 즐기기
- 229 한방 테마관, 박물관 즐기기
- 229 알아 두면 편리한 한약재 구입처
- 230 약초 식물원 둘러보기
- 232 약초 검색사이트
- 234 한의약 관련 대중매체
- 234 도서
- 235 주요 참고문헌

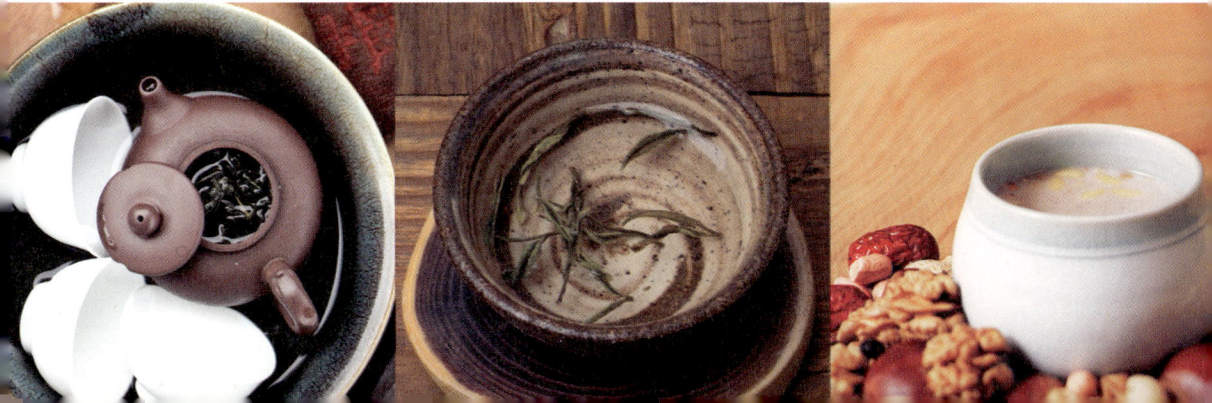

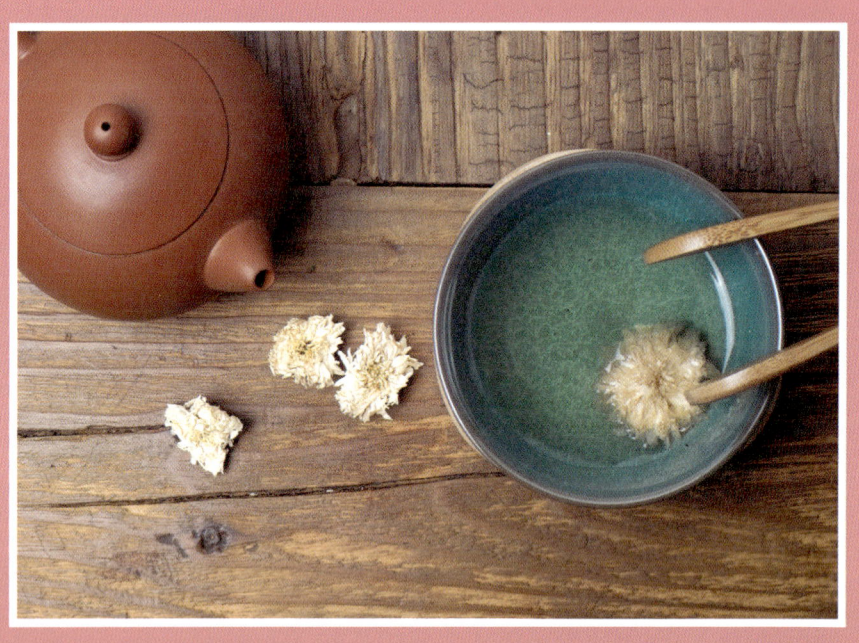

첫번째,
일러두기

■ 책을 보는 방법

의과학 박사가 알려 주는 건강 한방차의 목차 특징은 일반인들이 알기 쉽게 양의학적 개념으로 분류했다. 여기에 한의학적인 분류 즉 오장육부의 간, 심장, 비장, 폐, 신장 등을 함께 결부시켜 놓았다. 만약 간 질환이 있다면 질환 분류에 해당하는 한방차를 복용한다. 간에 이상증세가 느껴진다면 효능부위가 간인 약초를 달여 마시면 증상이 완화될 수 있다.

■ 한약명

일상에서 쓰는 약초의 이름과 약학적 전문 약초 이름이 서로 다른 경우가 많다.
한약명은 약학적인 약초의 이름이다.

■ 사용부위

약재마다 뿌리, 덩이뿌리, 씨앗, 꽃, 열매, 지상부 등 사용부위가 다르다. 사용부위에 따라 질병을 예방 개선하는 효능이 다르므로 적합한 사용부위를 선택해야 한다.

■ 성질과 맛

모든 한약은 4가지 성질과 5가지 맛을 가지고 있다. 이를 '사기오미(四氣五味)'라고 한다. 성질과 맛의 작용으로 인체는 영향을 받는다.

■ 사기(四氣) : 한열온량(寒熱溫涼)의 성질

① 따뜻한 성질(溫藥)

　차가운 상태를 따뜻하게 만들며, 몸을 조화시키고, 기운을 끌어올리며, 보강하고, 혈액순환을 돕는 작용을 한다.

② 뜨거운 성질(熱藥)

　차가운 상태를 대단히 뜨겁게 만들며, 몸에 열이 나게 하고, 흥분되게 하며, 땀을 나게 하고, 자극적인 작용을 한다.

③ 서늘한 성질(涼藥)

　뜨거운 상태를 서늘하게 만들며, 몸에 체액의 생성을 돕고, 지혈 작용이 있으며, 열을 내리는 작용을 한다.

④ 차가운 성질(寒藥)

　뜨거운 상태를 대단히 차게 만들며, 열을 크게 내리고, 진정 작용, 소염 작용, 해열 작용을 한다.

- 오미(五味) : 다섯 가지의 맛(신맛, 쓴맛, 단맛, 매운맛, 짠맛)

  ① 신맛(酸)

  수렴하는 작용을 하며, 몸에 체액을 만들어 준다.

  ② 쓴맛(苦)

  열을 내리는 작용을 하며, 체내의 이물질을 아래로 배설한다.

  ③ 단맛(甘)

  보강하는 작용을 하며, 인체를 조화시키고, 통증을 제거한다.

  ④ 매운맛(辛)

  땀을 나게 하는 작용을 하며, 혈액 순환을 도와주고, 기혈의 운행을 돕는다.

  ⑤ 짠맛(鹹)

  딱딱한 것을 부드럽게 하고, 배설하는 작용을 하며, 하반신에 작용한다.

  ⑥ 이외에도 심심한 맛(淡)이 있는데 주로 소변이나 체내의 수분대사 촉진을 돕는 작용을 한다.

- 효능부위

한약은 인체의 특정부위를 자극하여 효능을 발휘한다. 이를 '귀경(歸經)'이라고 한다. 예를 들어 폐에 질병이 있으면 효능부위가 폐에 속한 한약을 복용하면 폐질환이 치료된다.

■ 한약효능

약재의 사기오미 작용과 효능부위를 종합하여, 한약이 인체에 미치는 작용기전을 설명한 것이다.

■ 성분효능

서양 약학에서는 한약을 생약(生藥)이라고 하는데, 생약의 성분들을 중요시한다. 성분이 인체에 미치는 효능을 설명한 것이다.

■ 주의사항

보약류 한약은 장기간 복용해도 인체에 유해하지 않지만 치료용 한약은 장기간 복용했을 때 건강에 해로움을 가져온다. 뜨거운 약은 몸이 열 체질인 사람이 주의해야 하며, 차가운 약은 몸이 차가운 체질인 사람이 주의해야 하므로 이를 설명한 것이다.

■ 채취시기

약초마다 사용부위에 따라 채취시기의 차이가 있다. 꽃은 개화기 이전(신이, 정향), 개화기 이후(국화, 홍화), 뿌리는 식물의 활동이 거의 끝나갈 무렵, 과실은 열매 성숙기 전후, 지상부는 개화 직전이나 개화기, 씨앗류는 열매가 완숙했을 때 채취해야만 유효성분의 함량이 많다.

■ 1회 복용량

1회 섭취할 수 있는 범위의 용량이다. 약초의 약성이 강한 것은 적은 양을 사용하고, 약초의 약성이 약한 것은 많은 양을 사용할 수 있다.

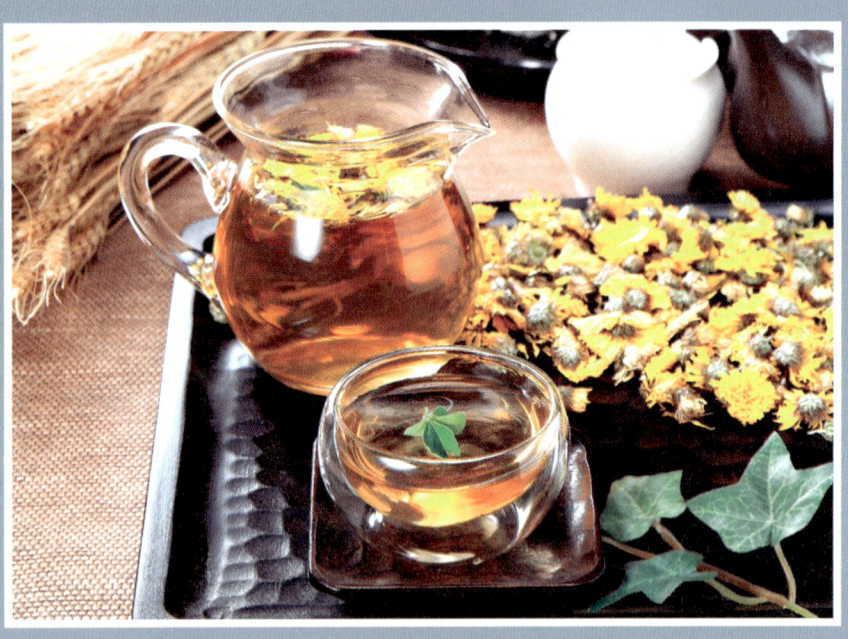

두번째,
손쉽게 한방차 달이기

■ 재료준비

찻주전자(도자기, 유리), 거름망, 찻잔, 버너, 꿀

■ 한약 구매하기

약초는 크게 2가지로 나누는데 식품과 의약품이다. 식품으로 분류되는 약초는 '농산물'의 상태이며, 의약품으로 사용하는 약초는 '한약 규격품' 상태로 나누어진다. 농산물 상태는 인터넷이나 농협 할인점, 약령시장 등을 방문하여 살 수 있다. 의약품으로 분류되는 한약은 인터넷에서 구매할 수 없으며, 그 지역의 한약국이나 한약을 취급하는 약국, 한약시장(서울 경동시장, 대구 약령시장, 제천 약령시장 등)을 직접 방문해야 구매 가능하다.

■ 한약국이나 한약 취급하는 약국은 어디 있나요?

(사)대한한약사회 사이트에서 검색(http://www.hanyaksa.or.kr)하거나 전국 관할 보건소 사이트에서 검색할 수 있다. (검색어: 의료기관: 한약국, 약국) 예를 들어 강남보건소 검색을 하면(상호/기관명) 대치약국 02-6954-1778

■ '농산물' 한약과 '의약품' 한약이 뭐가 다르나요?

농산물은 식품의 개념이기에 몇몇 농산물에만 중금속 검사를 하고 있다. 의약품은 질병의 예방 치료의 목적으로 하며, 농약이나 잔류중금속에 대한 품질검사를 통과한 제품이다. 반드시 '한약규격품'이라고 이름이 적혀진 봉투에 들어 있어야 한다. 한약규격품은 500~600g 단위로 포장되어 있으며 겉봉투에 생산자, 공급자, 제조 번호 및 제조 일자, 유통기한, 규격품 문구, 검사기관 및 검사연월일 등이 표시되어 있다. '한약규격품' 제도는 한약의 품질 확보와 유통질서 확립을 위해 제도된 것이며 이는 안정된 한약을 국민보건 향상에 이바지하고자 한약 기관인 한방병원, 한의원, 한약국, 한약방에서 취급하도록 하는 제도이다.

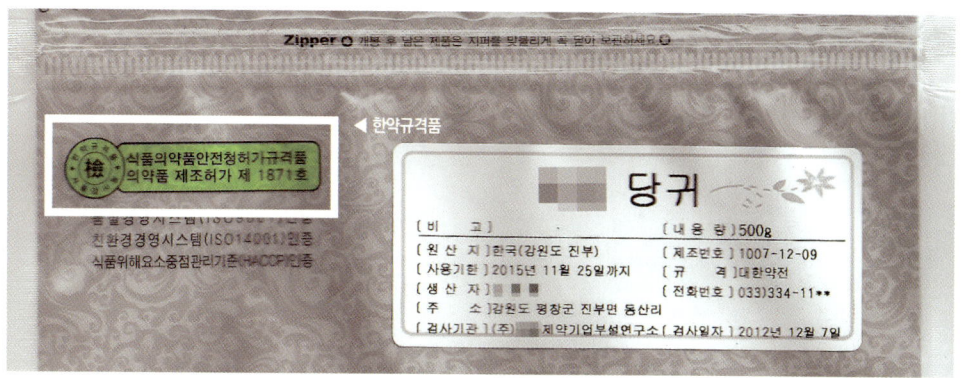

- 한약사와 '한약국(韓藥局)' 및 '한약조제약국'이 뭐예요?

'한약사(韓藥師)'는 한약 및 한약제제에 대한 "한약의 전문약사"이다. 한약의 연구 개발 생산 유통 수치 가공 조제 투약 판매 등을 담당한다. 한방의약 분업 실시를 전제로 한약사 제도가 도입되어 2000년부터 한약사가 배출되었다. 한의대와 약학대학이 있는 경희대학교, 원광대학교, 우석대학교에 학과가 개설되어 있다.

'한약국(韓藥局)' 및 '한약조제약국'은 한약학과를 졸업한 한약사가 국가고시에 합격하여 한약사면허를 가지고 개설할 수 있는 '한약 전문약국'이다. 안전검사기준을 통과한 '한약규격품'만을 사용하여 한약을 조제·판매하는 장소이다.

■ 한방차의 끓이는 용량

약성이 강한 것이나 약재의 무게가 적게 나가는 것은 1회 섭취량이 1~2g이며, 약성이 약하거나 약재가 단단해 물의 흡수가 어려운 약재들은 8~20g까지 사용할 수 있다.

■ 한방차 달이기

- 우려내기
    ① 1회 분량의 약재를 준비한다.
    ② 약재를 씻는다.
    ③ 약재를 거름망에 넣는다.
    ④ 찻주전자에 ③을 넣는다.
    ⑤ 끓는 물을 200cc를 붓고 주전자 뚜껑을 닫는다.
    ⑥ 3~5분 후 찻잔에 담아 마신다.
    ⑦ 이후 끓는 물 100cc를 붓고 5분 정도 담근 후 다시 꺼낸다.
    ⑧ ⑤와 ⑦을 혼합하여 농도를 균일하게 하여 마신다.
- 대상 한약 : 박하 뽕잎 국화(잎류와 꽃류로 약재의 질이 가벼운 것)

- 끓여서 마시기
    ① 1회 분량의 약재를 씻는다.
    ② 찻주전자에 600cc 물을 붓고 3시간 정도 내버려 둔다.
    ③ 물에 불린 약재를 강한 불에서 5분 정도 끓인다.
    ④ 이후 약한 불에서 30분~1시간 정도 끓인다.
    ⑤ 끓인 액이 200cc 정도 될 때까지 끓인다.
    ⑥ 약재를 걸러 낸다.
    ⑦ ⑥을 찻잔에 담아 놓고, 다시 한번 반복해서 1/2의 물 양으로 끓인다.
    ⑧ ⑤와 ⑦을 혼합해서 5분가량 끓인다.
- 대상 한약 : 당귀 인삼 홍화자 등(식물의 뿌리·열매·씨앗 등으로 약재가 단단하고 무거운 것)

■ 한방차 마시는 방법

식사 후에 복용한다. 식사 전에 복용은 위장을 자극하므로 주의해야 한다.

■ 한방차 보관법

1회 마실 분량 이상으로 달이게 되면 보관이 쉽지 않다. 이때는 한약액을 한약액 봉투에 넣어 접착기로 접착하여 보관하면 쉽다. 3~6개월 정도 보관 가능하며 휴대하여서 다니면서 복용도 가능하다.

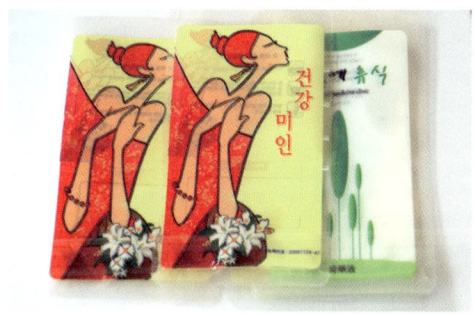

〈한약 비닐팩〉

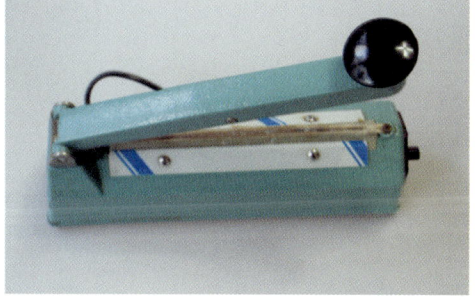

〈한약 비닐접착기〉

■ 약재 보관하기

한약재 중에 딱딱한 것은 보관이 힘들므로 작두로 잘게 썰어 보관한다. 바람이 잘 드는 서늘한 곳에 보관하고, 냉장 보관 하거나 방습제를 넣고 밀봉하여 보관한다.

■ 한방차를 달여 줄 수 있는 곳은 없나요?

한방차는 달여서 오랫동안 보관하기가 어려워 달여 주는 곳을 찾게 된다. 즉석가공업이 가능한 "한약국" 및 "한약조제약국"이거나 "건강원"에서 한방차의 달임이 가능하다. 달임 비용은 30~40팩을 만들어 주는데 평균 3만 원 이상이 가격선이다.

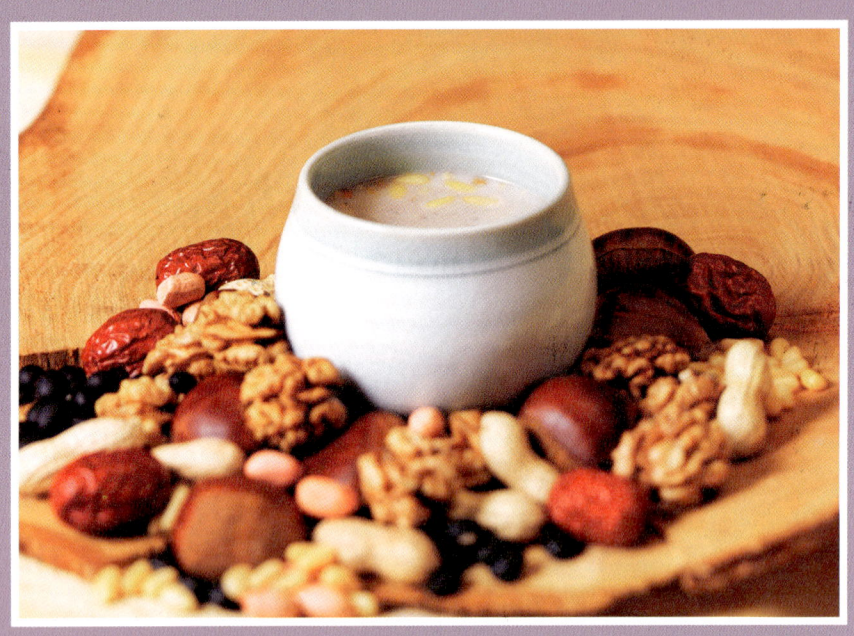

세번째,
어디에 좋은 한방차

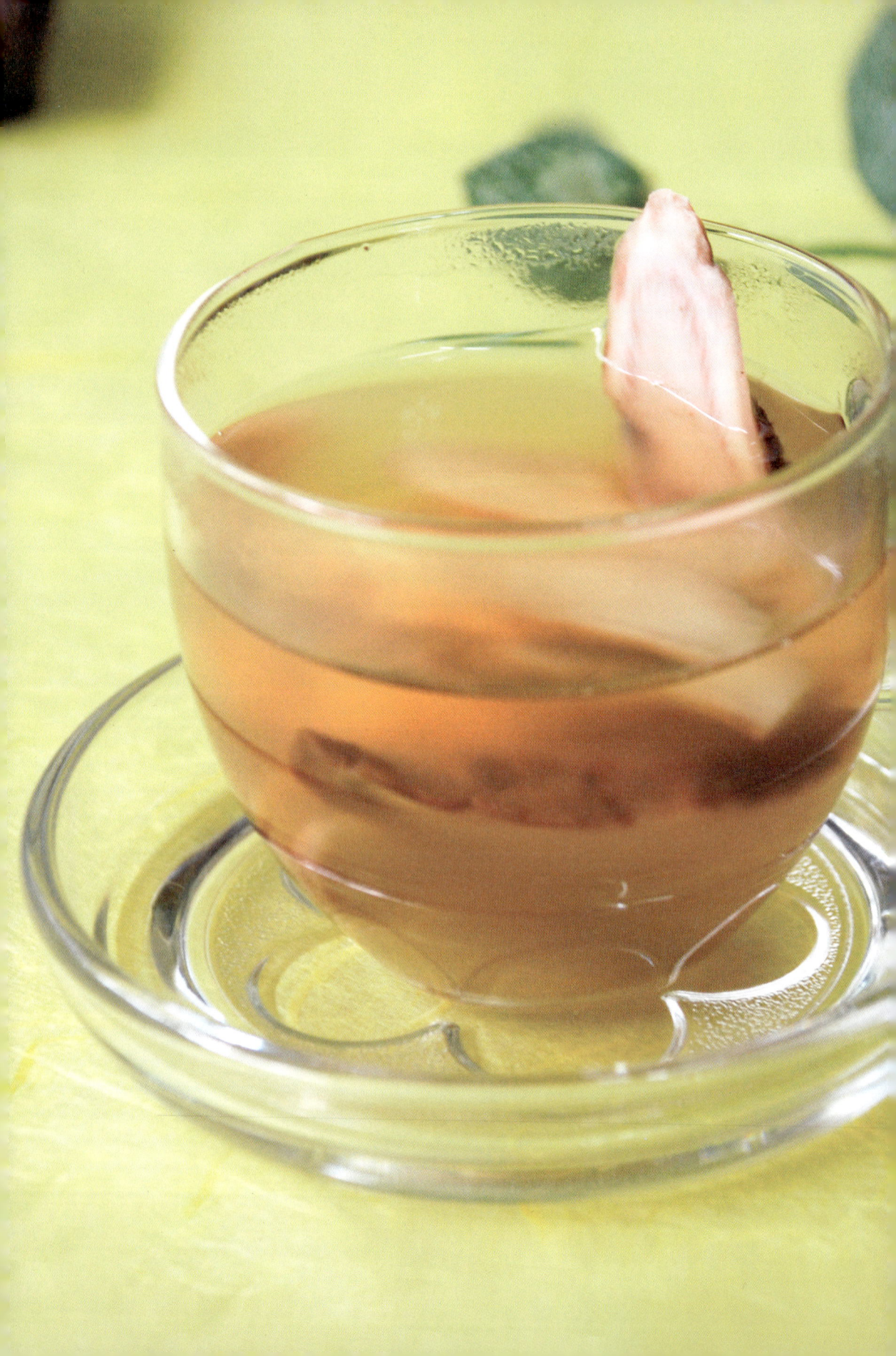

간 경화에 좋은 한방차 백작약차

- **한약명**: 백작약(白芍藥)
- **사용부위**: 작약의 뿌리
- **성질과 맛**: 성질이 약간 차며, 맛이 쓰고 시다.
- **효능부위**: 비장, 폐, 간
- **한약효능**: 집함박꽃이라 하여 우리 주변에서 자주 볼 수 있는 식물이며 특이한 향을 가지고 있다. 『동의보감(東醫寶鑑)』에 의하면 혈맥(血脈)을 잘 통하게 하며 소화기를 편하게 하고, 나쁜 혈액을 흩어 주어 종기, 복통, 어혈을 제거한다고 기록되고 있다. 신맛은 수렴작용으로 체액이 몸 밖으로 배출되지 않게 하며 간의 혈액생성을 도와준다. 근육이 딱딱하게 뭉친 것을 풀어 통증 개선의 효능이 강하다. 쓴맛은 체내의 나쁜 수분과 열을 배설하여 두통과 어지럼증을 치료한다.
- **성분효능**: 중추신경을 억제하여 진통, 진정 작용을 하고, 대식세포의 탐식력을 상승시켜 면역계에 작용한다. 이 외에 관상동맥과 말초혈관 확장 작용을 하여 혈류량을 증가시키고, 콜레스테롤을 감소시켜 동맥경화를 억제한다. 혈당억제 작용, 항산화 작용, 항암 작용을 한다. 위축성 근강직증, 각종 통증, 궤양, 당뇨병 등에 효과가 있다.
- **주의사항**: 소화기가 차가운 자, 설사가 빈번한 자
- **채취시기**: 9월 말~10월
- **1회 복용량**: 4~12g

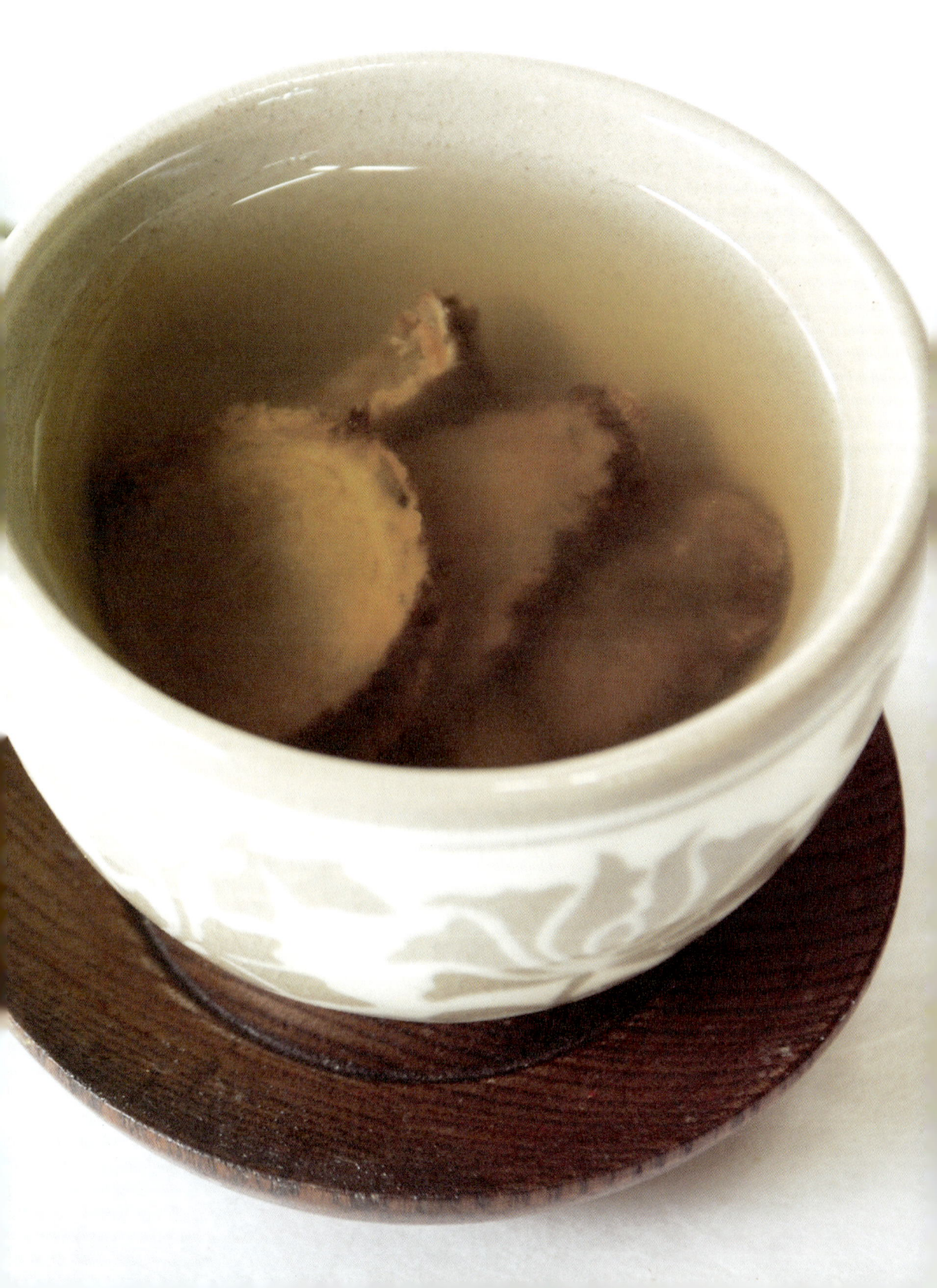

간 경화에 좋은 한방차 삼릉차

- 한약명   삼릉(三稜)
- 사용부위   흑삼릉의 덩이뿌리
- 성질과 맛   성질이 평하며, 맛이 쓰다.
- 효능부위   간, 비장
- 한약효능   『일화자제가본초(日華子諸家本草)』에 의하면 여성의 혈액순환을 돕고, 가슴과 배 부위의 복통을 없애며, 유산이 되는 증상을 치료하고, 나쁜 혈액을 제거하며, 허약을 보강하고, 생리가 잘 소통되게 도와준다고 기록되어 있다. 혈액을 잘 돌게 하며, 어혈을 없애는 대표적 약초이다. 쓴맛은 간에 작용하여 어혈을 제거하고, 체내에 종양이나 종기가 단단하게 부은 상태를 소실시킨다. 비장에 작용하여 식체(食滯)로 말미암은 복통에도 이용된다.
- 성분효능   장관수축 작용, 혈전 형성억제 작용, 혈소판 응집억제 작용을 한다. 악성 종양에 효과적이다.
- 주의사항   몸이 허약하고 생리 양이 많은 자, 임산부
- 채취시기   가을과 겨울
- 1회 복용량   4~12g

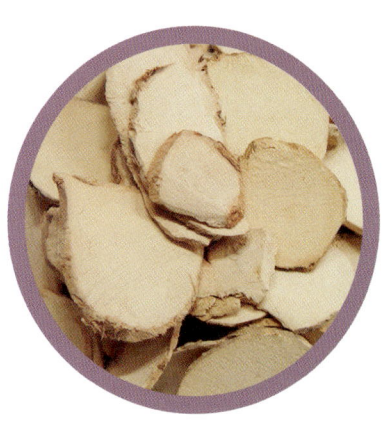

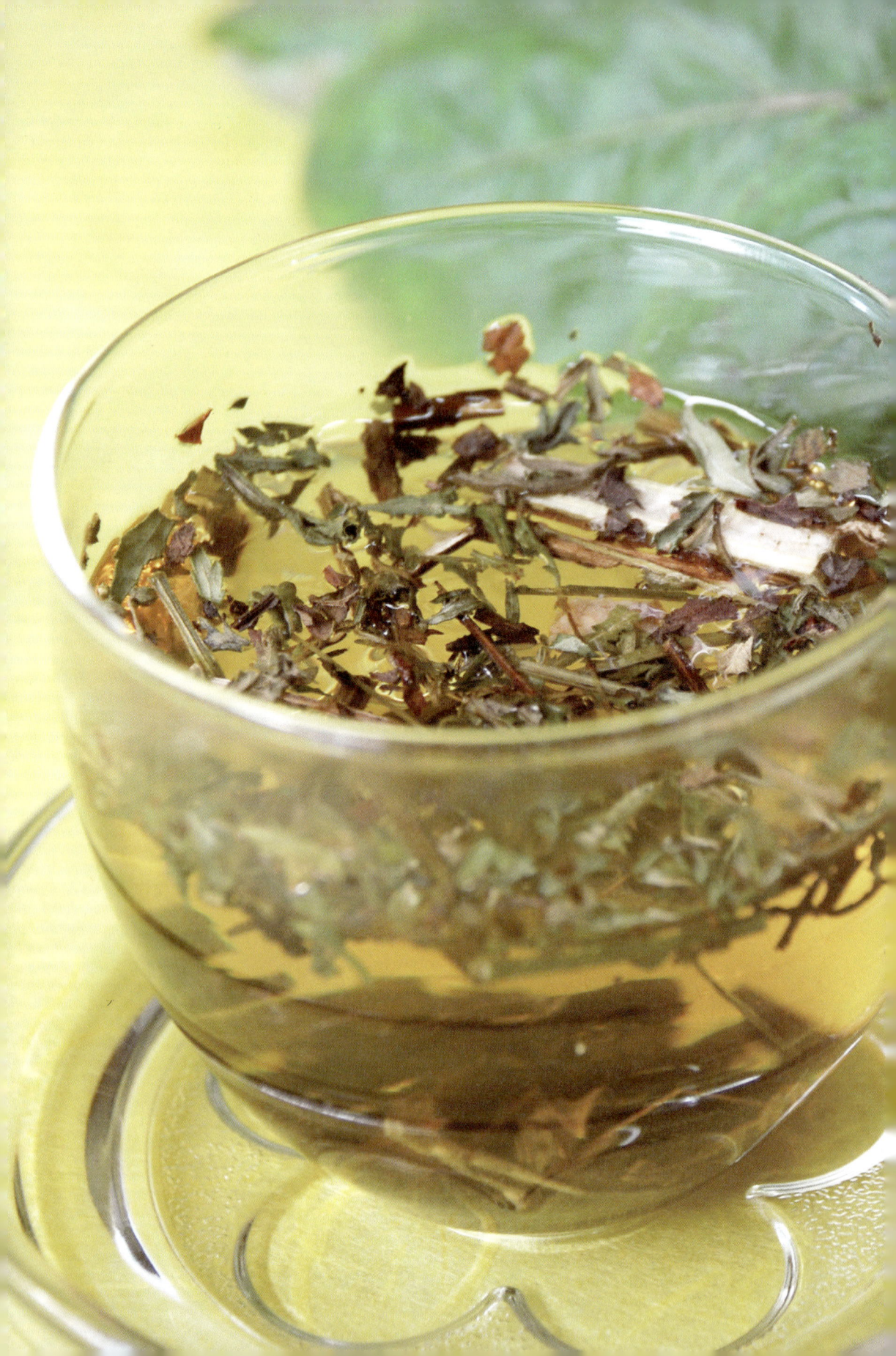

인진호차

알코올성 지방간에 좋은 한방차

- 한약명　　　인진호(茵蔯蒿)
- 사용부위　　사철 쑥의 지상부
  봄에 채취한 것을 '면인진(綿茵蔯)'이라 하고, 가을에 채취한 것을 '인진호(茵蔯蒿)'라 한다.
- 성질과 맛　　성질이 약간 차며, 맛이 쓰다.
- 효능부위　　비장, 위장, 간
- 한약효능　　인진은 음(陰) 중에 양(陽)약으로,『동의보감』에 의하면 겨울에도 죽지 않고 오래된 싹이 살아나므로 '인진(茵蔯)'이라 했다고 기록된다. 간과 담낭에 열을 내리고 피부가 노랗거나 소변이 잘 안 나오는 증상을 치료하는 대표적인 한약이다. 쓴맛은 나쁜 수분을 배설시켜 이뇨 작용과 소화 작용을 도와준다.
- 성분효능　　담즙분비를 촉진해 간 보호 작용, 구강세균에 대한 항균 작용, 항바이러스 작용, 혈압 강하 작용을 한다. 간염, 간 경화, 간암, 담석증, 간과 담낭의 염증성질환에 효능이 있다.
- 주의사항　　설사를 많이 하는 자
- 채취시기　　8월~9월에 화수(花穗)가 달려 있을 때 채취한다.
- 1회 복용량　4~12g

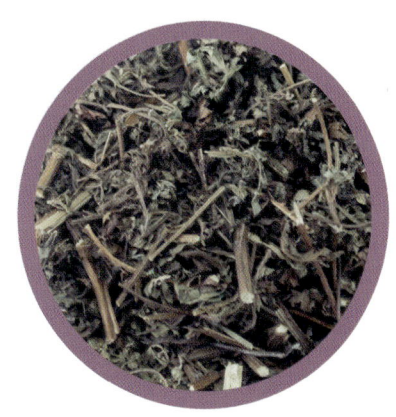

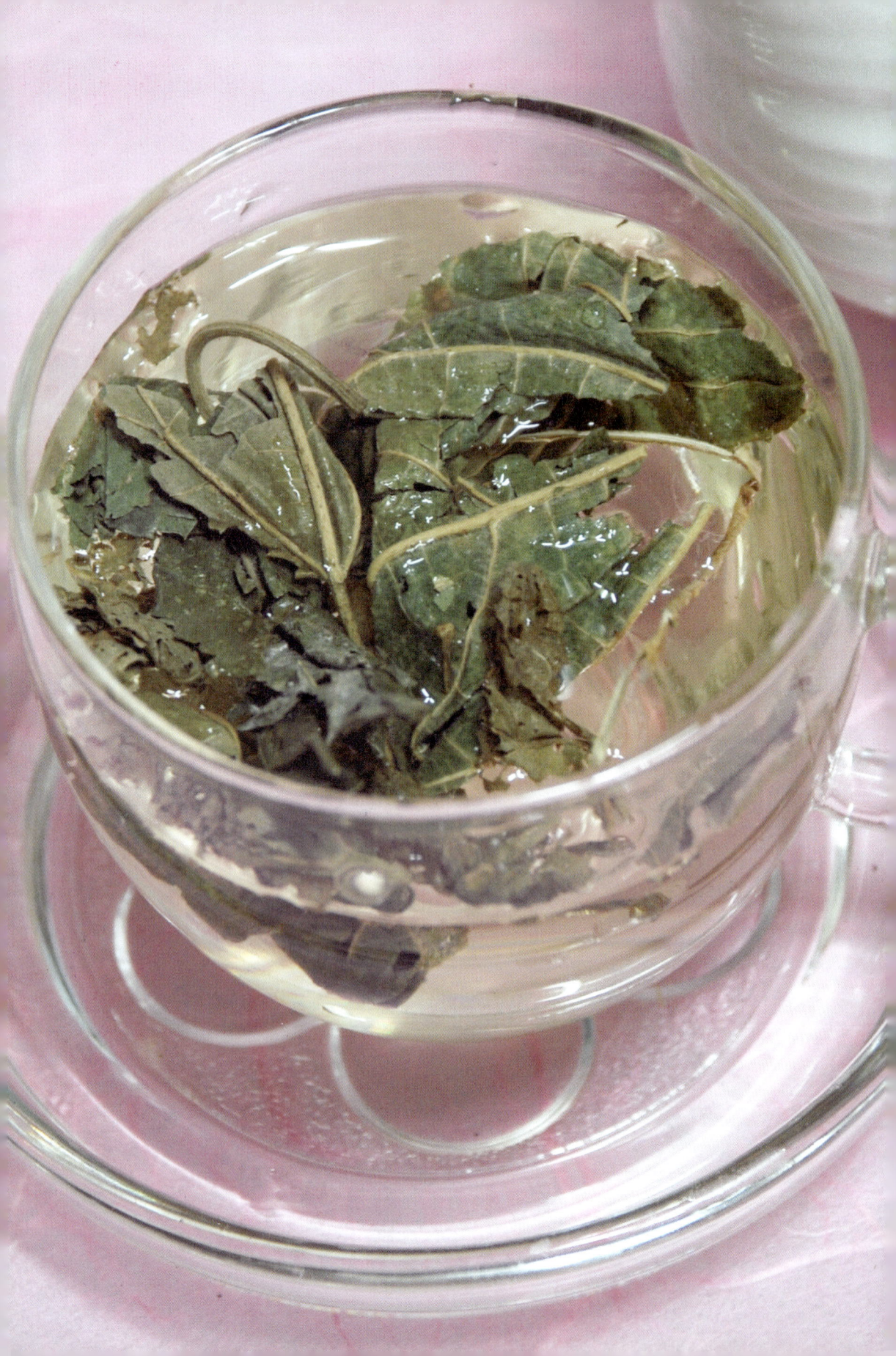

알코올성 지방간에 좋은 한방차 뽕나무잎차

- **한약명**: 상엽(桑葉)
- **사용부위**: 뽕나무의 잎
- **성질과 맛**: 성질이 차며, 맛이 달고 쓰다.
- **효능부위**: 폐, 간
- **한약효능**: 『동의보감』에 의하면 무릎이 아프고 붓는 것을 치료하고, 대소변을 잘 통하게 하며, 기(氣)를 내리고, 풍(風)으로 오는 통증을 멈추도록 한다고 기록되고 있다. 풍으로 오는 병증들은 한의학에서는 간의 기능장애에서 발생한다고 하는데, 상엽의 찬 성질은 간에 열증상을 내려주고 눈 충혈, 두통, 어지럼증을 제거해 준다. 혈액을 맑게 하여 관절의 혈액순환을 도와준다. 쓴맛은 폐열(肺熱) 때문에 발생하는 갈증과 기침을 치료한다.
- **성분효능**: 혈당 강하 작용, 항균 작용, 평활근 이완 작용, 소염 작용을 한다. 고혈압, 동맥경화, 담낭염, 관상동맥질환, 당뇨병, 간암에 효과적이다.
- **주의사항**: 폐에 열이 없는 자, 소화기가 차가워서 묽은 변을 보는 자
- **채취시기**: 8월~12월 또는 첫서리가 내린 후 따서 햇볕에 건조한다.
- **1회 복용량**: 4~12g

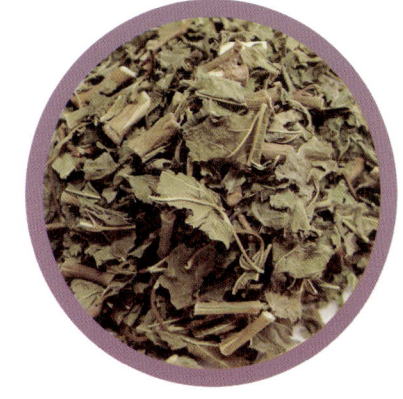

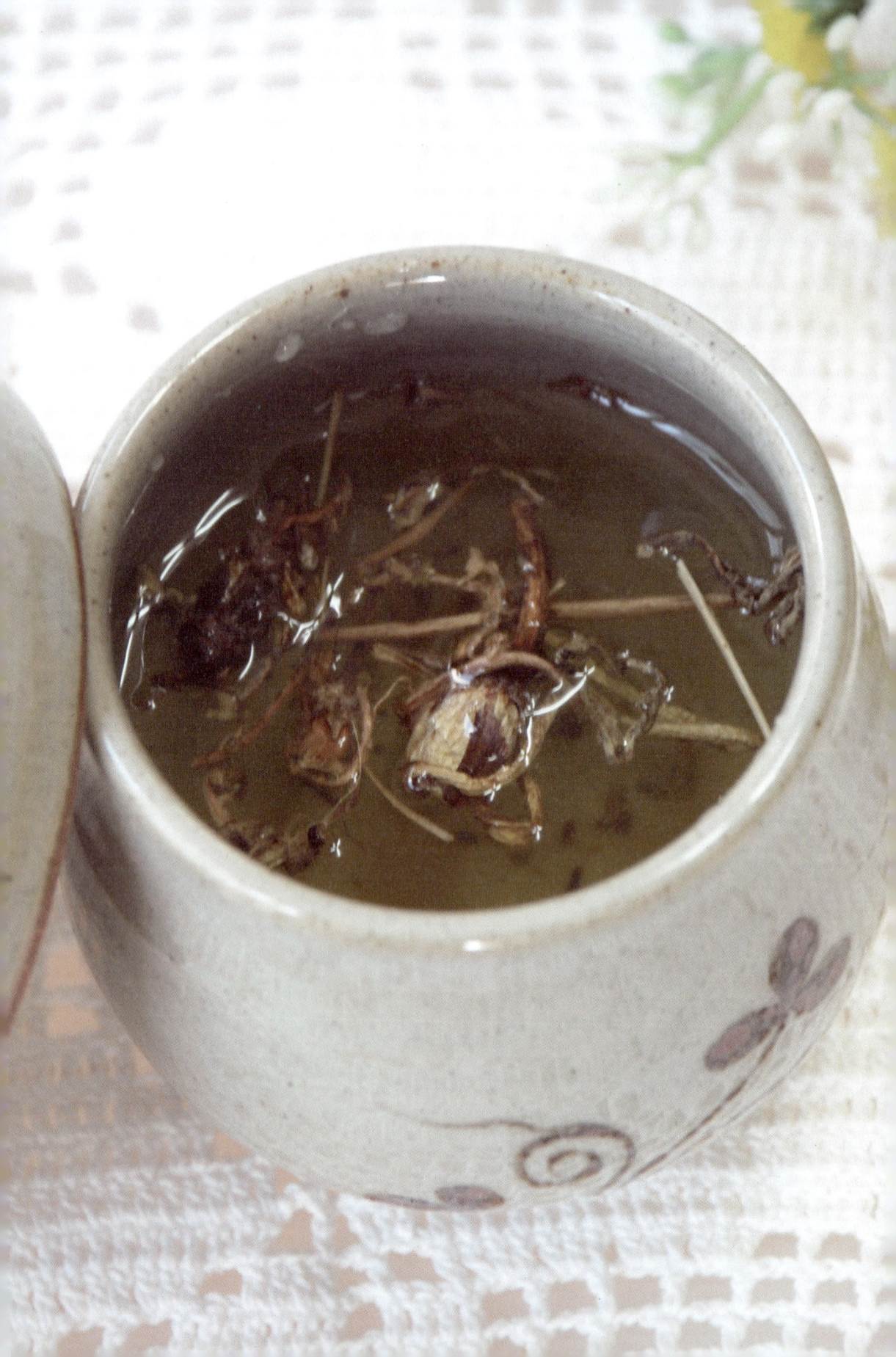

간염에 좋은 한방차 민들레차

- **한약명**: 포공영(蒲公英)
- **사용부위**: 민들레의 전초
- **성질과 맛**: 성질이 차며, 맛이 달고 쓰다.
- **효능부위**: 간, 위장
- **한약효능**: 몸에 열을 내리고 해독하는 성질이 강한 약초이다. 찬 성질은 간에 열증상을 내리고, 눈이 붉고 통증이 있거나 소변이 잘 안 나오는 증상이나, 황달 등을 치료한다.『동의보감』에 의하면 부인의 유옹(乳癰)과 유종(乳腫)을 낫게 한다고 기록되고 있다. 유방염에 효과적이며 이때는 신선한 것을 채취하여 먹거나 짓찧어 피부에 바른다.
- **성분효능**: 담즙분비를 증가시키는 강한 작용을 한다. 해열 작용과 해독 작용, 소염 작용을 하며 간염, 유방염, 인후염, 종창, 황달, 편도선염에 효과적이다.
- **주의사항**: 간에 열이 없는 자
- **채취시기**: 봄·여름 꽃 피기 전후
- **1회 복용량**: 4~20g

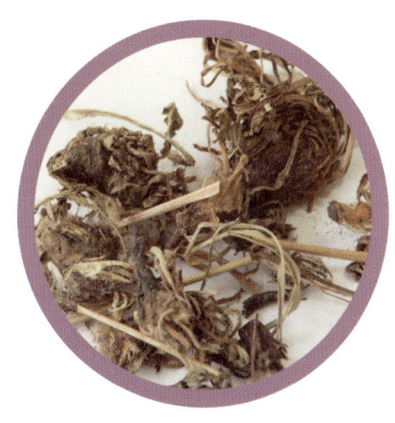

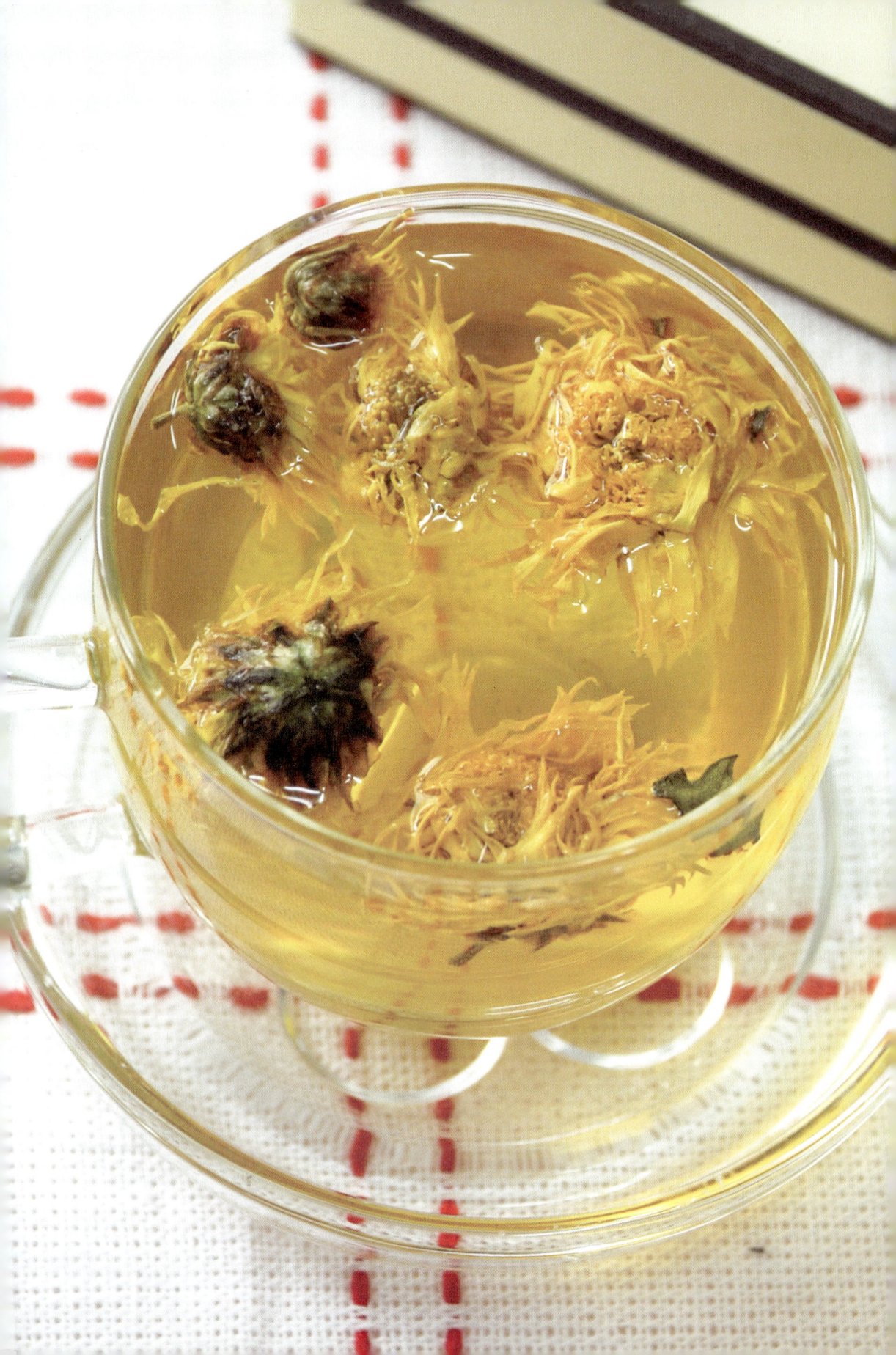

두통에 좋은 한방차 국화차

- **한약명**: 감국(甘菊)
- **사용부위**: 감국 또는 국화의 꽃
- **성질과 맛**: 성질이 약간 차며, 맛이 달고 쓰다.
- **효능부위**: 폐, 간
- **한약효능**: 『본초강목(本草綱目)』에 의하면 국화는 풍열(風熱)을 제거하여 간을 도와 음기(陰氣)를 보충한다고 기록되고 있다. 눈을 밝게 하고 머리를 가볍게 한다 하여 집안에서 자주 마시는 차이다. 쓴맛은 간에 열 증상의 두통, 현운, 눈 충혈 등을 개선한다. 몸이 허약할 때는 하얀 국화를, 눈이 아프고 충혈될 때는 노란 국화가 더욱 효과적이며, 염증성질환에 열을 내리는 작용을 한다.
- **성분효능**: 관상동맥을 확장시켜 혈류량을 증가시키는 작용을 한다. 혈청 지질 강하 작용, 진정진통 작용, 식중독균에 대해 항균 작용을 하며, 동맥경화증, 고혈압, 관상동맥질환에 효과적이다.
- **주의사항**: 몸이 허약한 자
- **채취시기**: 9월~10월
- **1회 복용량**: 4~20g

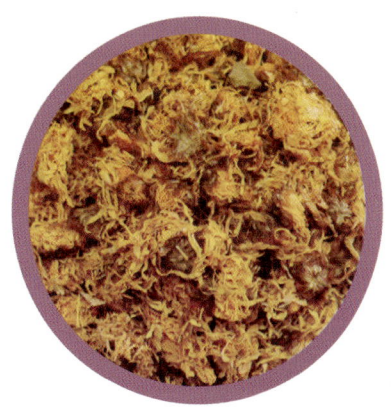

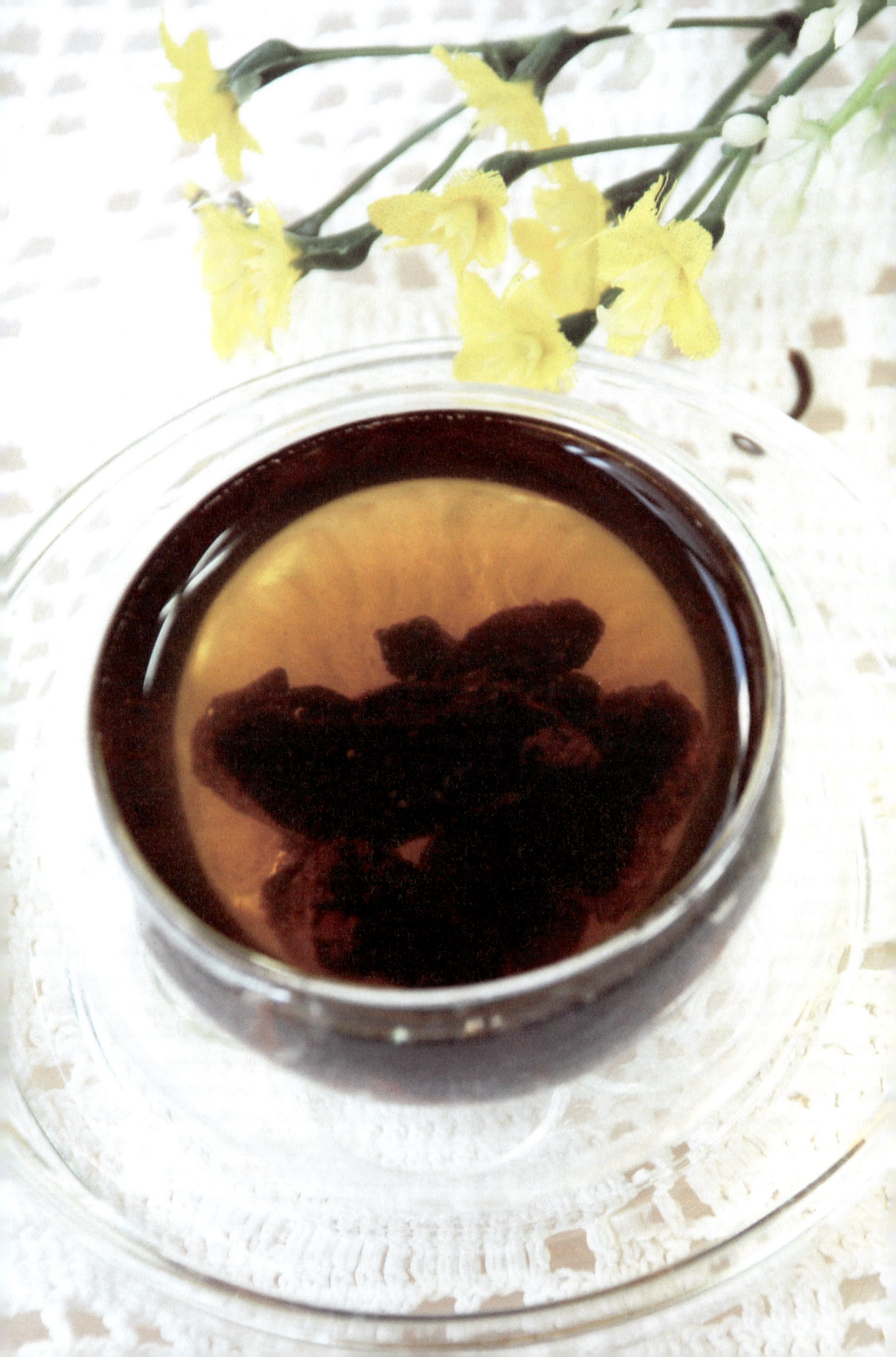

두통에 좋은 한방차 천마차

- **한약명** 천마(天麻)
- **사용부위** 천마의 덩이줄기
- **성질과 맛** 성질이 평하며, 맛이 담백하다.
- **효능부위** 간
- **한약효능** 『신농본초경(神農本草經)』에 의하면 오래 복용하면 기력이 보충되고 체액이 만들어지며, 몸이 건강하고 가벼워져 오래 살게 된다고 기록하고 있다. 머리가 어지럽고 두통이 있을 때 대표적으로 먹을 수 있는 약초이다. 약초의 질이 윤택하며 단맛은 간에 작용하여 혈액순환을 도와 온몸이 뻣뻣해지고 당기며, 경련 증상을 치료하고, 뇌졸중, 고혈압 치료에 탁월한 효능이 있다.
- **성분효능** 정신을 안정시키며, 집중력 향상, 혈압저하 등에 관여하며 간질을 치료한다. 진정 작용, 진통 작용, 혈압 강하 작용을 한다. 뇌세포를 보호하여 알츠하이머에 일어나는 신경손상을 방지하고 치매예방도 한다. 고혈압, 뇌졸중, 불면증, 신경쇠약, 중풍, 당뇨병, 기억력 개선에도 효과적이다.
- **주의사항** 몸이 허약한 자
- **채취시기** 봄(2월~3월), 가을(10월~11월)
- **1회 복용량** 4~12g

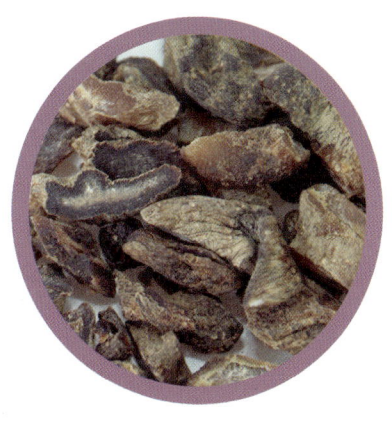

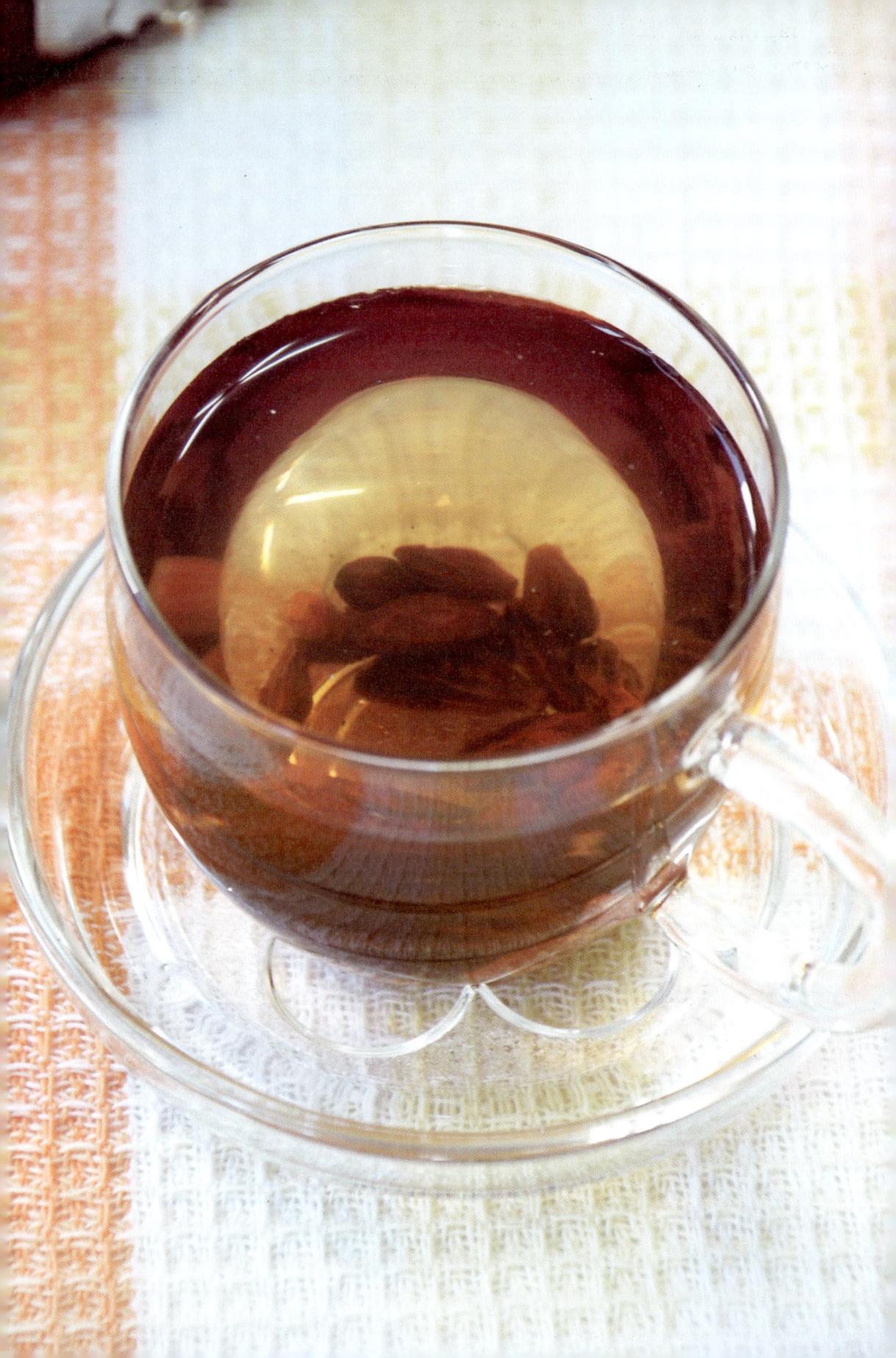

어지럼증에 좋은 한방차 구기자차

- **한약명**: 구기자(枸杞子)
- **사용부위**: 구기자나무의 열매
- **성질과 맛**: 성질이 차며, 맛이 달고 쓰다.
- **효능부위**: 간, 신장
- **한약효능**: 구기자는 오랫동안 먹으면 먹을수록 장수한다는 불로초의 하나이다. 『동의보감』에는 정기(正氣)를 보강하며 얼굴빛을 젊어지게 하고, 흰머리를 검게 하며, 눈을 밝게 하고, 정신을 안정시키며, 오래 살 수 있게 한다고 기록되고 있다. 단맛은 간과 신장을 보강하므로 어지러운 증상, 시력 감퇴를 치료하며, 다리와 허리의 질환을 개선한다. 눈 충혈, 안구건조증, 귀에서 소리가 나는 증상, 비문증에도 좋다. 폐에도 작용하여 오래된 기침을 치료한다.
- **성분효능**: 심혈관질환을 개선한다. 베타시토스테롤은 콜레스테롤 흡수를 억제한다. 조혈촉진 작용, 간세포 신생촉진 작용, 지방간 억제 작용, 항노화 작용, 항암 작용을 한다. 고혈압, 고지혈증, 만성 간질환에 효과적이다.
- **주의사항**: 급성 고열이 있는 자, 설사하는 자
- **채취시기**: 9월~11월
- **1회 복용량**: 4~20g

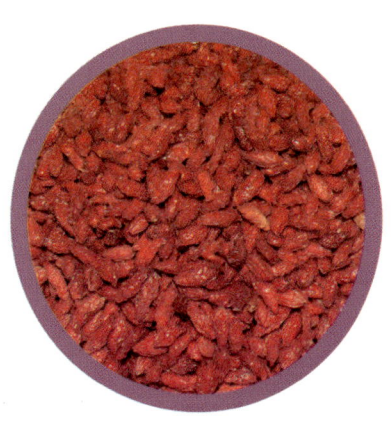

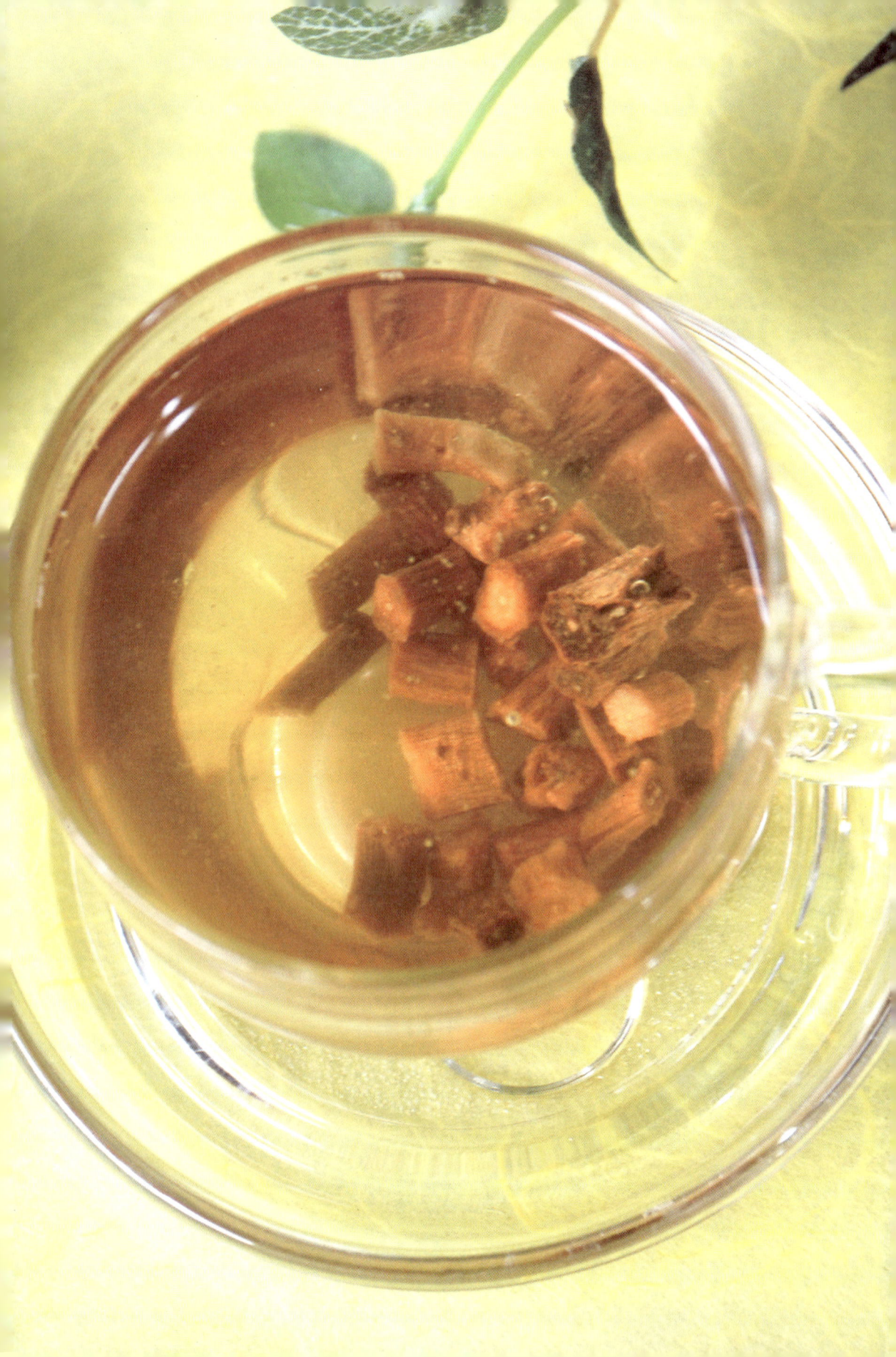

어지럼증에 좋은 한방차 우슬차

- **한약명**   우슬(牛膝)
- **사용부위**   쇠무릎 또는 우슬의 뿌리
- **성질과 맛**   성질이 평하며, 맛이 쓰고 시다.
- **효능부위**   간, 신장
- **한약효능**   『동의보감』에는 우슬의 약재에 학의 무릎 같은 마디가 있으며 또는 소의 무릎과도 비슷하므로 '우슬(牛膝)'이라고 이름을 지었다고 기록된다. 혈액을 잘 돌게 하며 어혈을 없애는 효능이 강하다. 간과 신장에 작용하여 근골을 튼튼하게 하며, 저리고 아픈 증상을 치료한다. 어혈을 제거하여 생리 시 혈괴, 생리 통증을 개선한다. 쓴맛은 하강하는 성질이 있어 하반신에 작용하며, 소변볼 때 통증을 개선한다.
- **성분효능**   자궁흥분 작용, 진통 작용, 이뇨 작용, 소염 작용을 한다. 고혈압, 관절염, 코피에 효과적이다.
- **주의사항**   기운이 부족한 자, 위하수, 자궁하수, 묽은 대변을 보는 자
- **채취시기**   겨울철에 줄기와 잎이 마른 이후
- **1회 복용량**   12~20g

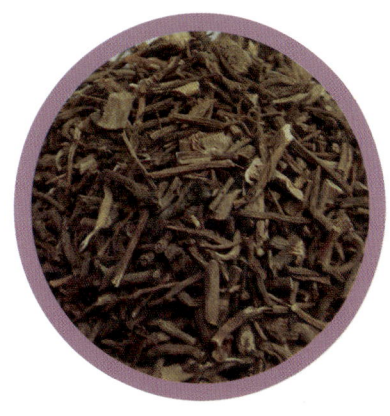

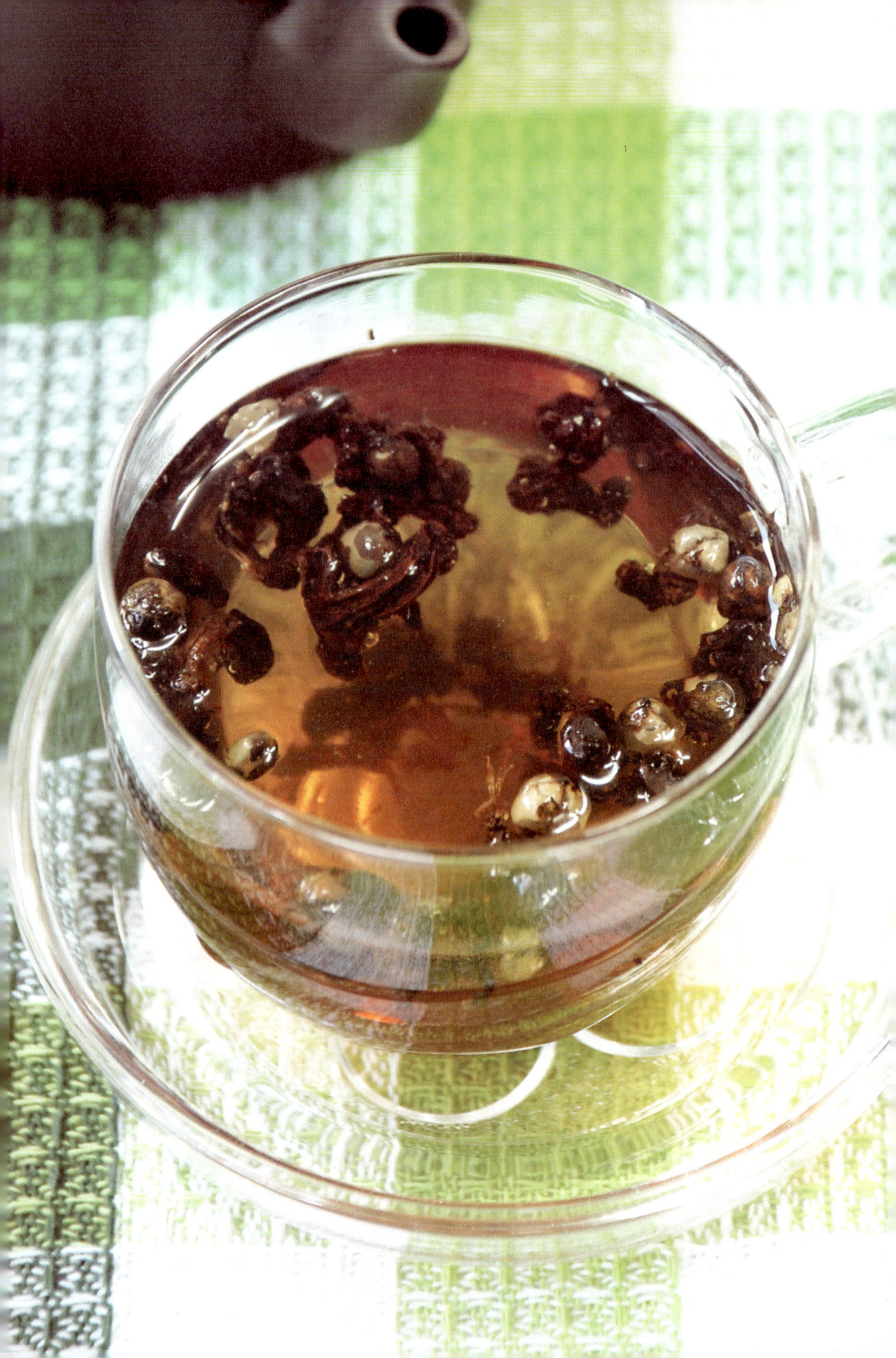

숙취 해소에 좋은 한방차 헛개나무 열매차

- 한약명   지구자(枳椇子)
- 사용부위   헛개나무 과병을 가진 열매 또는 씨
- 성질과 맛   성질이 평하며, 맛이 달고 시다.
- 효능부위   심장, 비장
- 한약효능   『본초합유(本草拾遺)』에 의하면 갈증을 제거하고, 오장을 윤택하게 하며, 대소변을 잘 나오게 하고, 횡격막 상부의 열을 제거하는 하며, 효능은 마치 꿀과 같다고 기록되고 있다. 맛이 달고 신맛을 가지고 있어 체내에 체액을 만드는 효능이 있다. 단맛은 비장을 튼튼하게 하여 체내의 나쁜 수분을 배설하며, 구토 및 속이 미식거림 증상을 개선하다. 과음과 알코올 중독 개선에도 좋은 약이다.
- 성분효능   다량의 포도당, 카탈라아제, 칼슘, 사과산을 함유하며, 간 해독 작용, 혈청지질 강하 작용, 항균 작용을 하며, 고혈압, 동맥경화증, 알코올 중독에 효과가 있다.
- 주의사항   몸이 차가운 자
- 채취시기   9월~10월
- 1회 복용량   4~12g

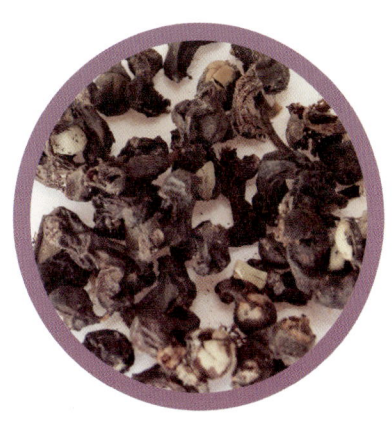

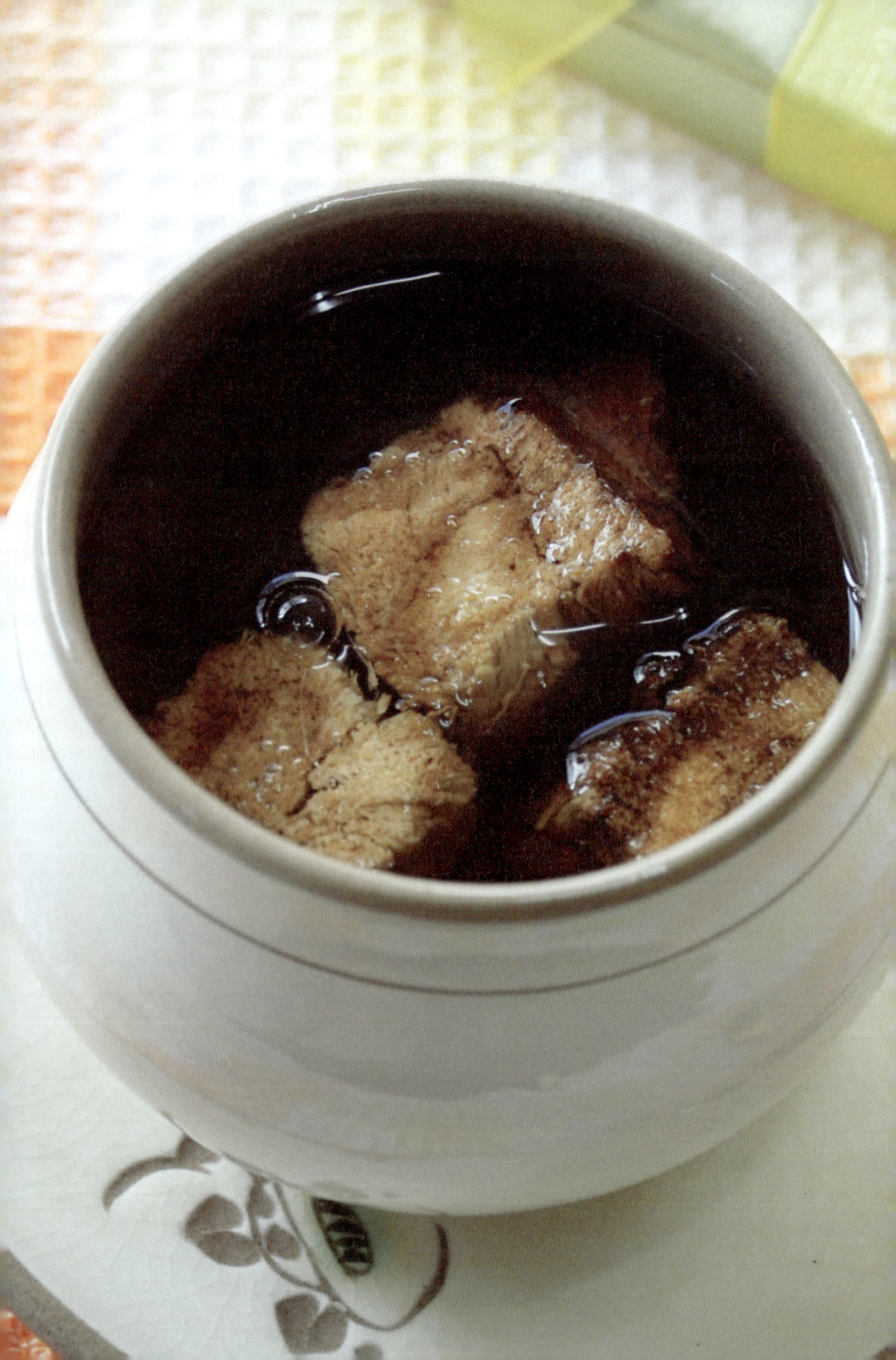

숙취 해소에 좋은 한방차 칡차

- 한약명: 갈근(葛根)
- 사용부위: 칡의 뿌리로서 그대로 또는 주피를 제거한 것
- 성질과 맛: 성질이 평하며, 맛이 달고 맵다.
- 효능부위: 비장, 위장
- 한약효능: 땀을 나게 하고, 열을 내리며, 체액을 생성시켜 주는 주독(酒毒)을 풀어주는 탁월한 효능의 약초이다. 『동의보감』에 의하면 진액을 생성되게 하고, 갈증을 멎게 하며, 허약해서 발생하는 갈증은 칡뿌리(갈근)가 아니면 멈출 수 없고, 술로 생긴 질병이나 갈증이 있을 때 사용하면 아주 좋다고 기록되고 있다. 매운맛은 비장의 혈액순환을 도와 설사를 치료하며, 체액생성을 통한 갈증을 치료한다. 발표(發表)하는 작용이 있어 열 때문인 피부질환을 개선한다. 감기 때문에 근육이 뭉친 증상과 뒷목과 등이 뻣뻣한 통증, 전신통, 두통에 효과적이다. 소화기 허약으로 말미암은 설사도 치료한다.
- 성분효능: 발열에 대한 해열 작용을 한다. 관상동맥확장 작용, 평활근 이완 작용, 뇌혈류량 증가 작용, 혈압 강하 작용을 한다. 고혈압, 편두통, 관상동맥 질환, 심근경색증에 효과적이다.
- 주의사항: 소화기가 차가워서 구토하는 자
- 채취시기: 봄과 가을
- 1회 복용량: 4~12g

- 칡꽃을 갈화(葛花)라고 하는데 술독을 푸는 데 사용한다.

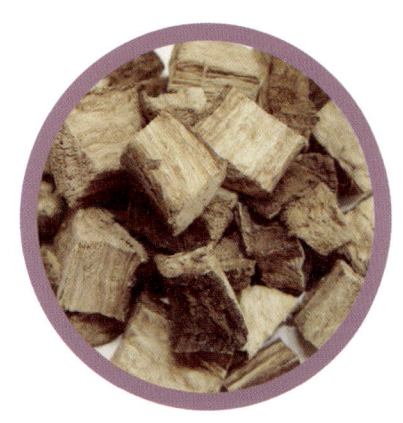

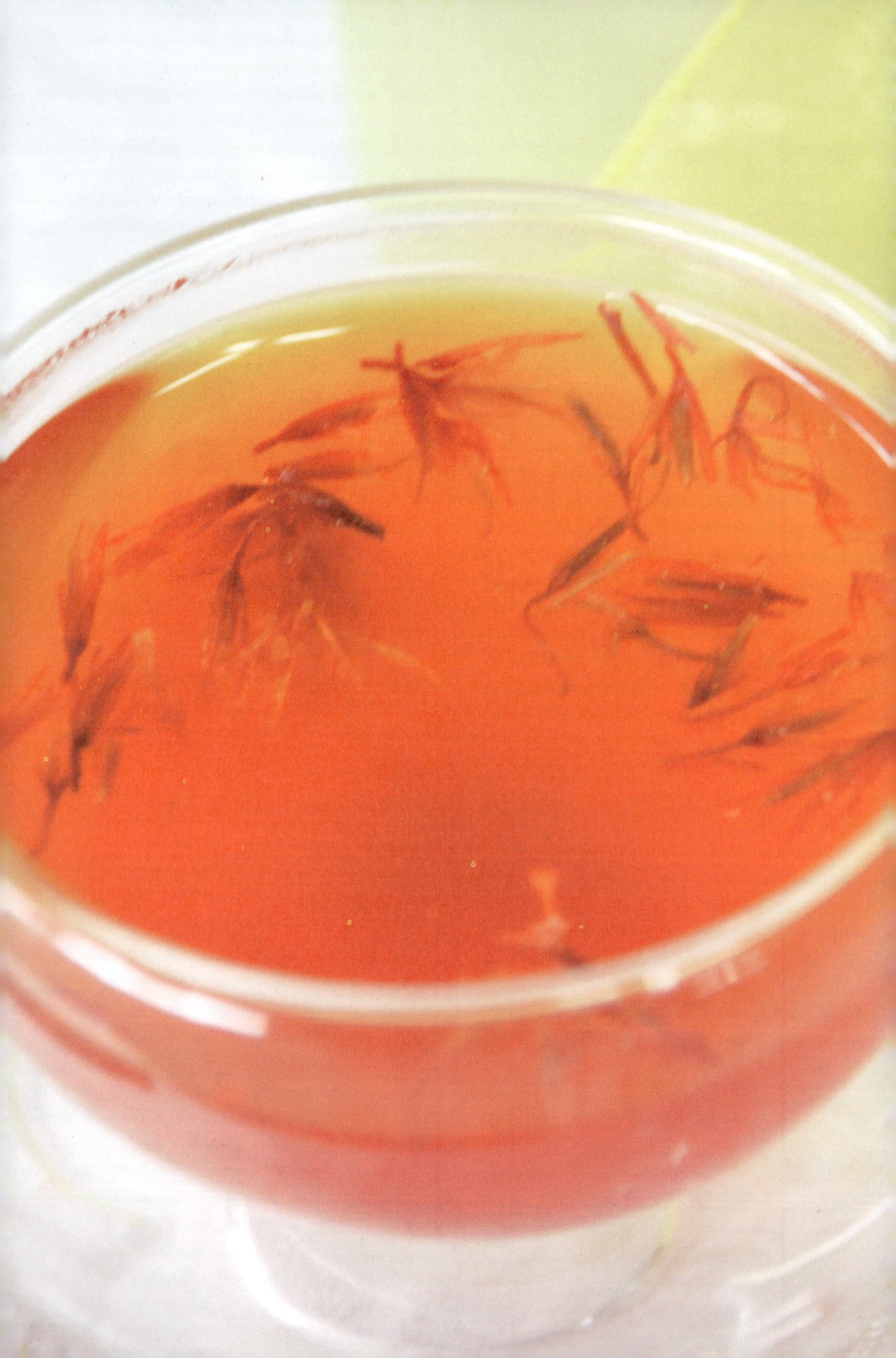

심근경색·협심증에 좋은 한방차 홍화꽃차

- 한약명　　　홍화(紅花)
- 사용부위　　잇꽃의 관상화를 그대로 또는 황색 색소의 대부분을 제거하고 압착하여 판상으로 한 것
- 성질과 맛　 성질이 따뜻하며, 맛이 맵다.
- 효능부위　　심장, 간
- 한약효능　　특이한 향을 가지고 있으며 따뜻한 성질과 매운맛은 심장과 간에 작용하여 혈액순환을 촉진해 가슴에 통증, 가슴이 답답한 증상을 개선한다. 여성의 생리통과 폐경을 치료하며 타박으로 말미암은 피가 뭉친 어혈증에도 효과적이다.『동의보감』에 의하면 심장(心)에 들어가서 양혈(養血)하고, 많은 양을 사용하면 혈액을 해친다고 기록되고 있다. 소량 사용은 혈액을 생성시키며, 다량은 어혈을 제거하므로 보약개념은 소량, 치료개념은 다량 사용한다.
- 성분효능　　혈중에 콜레스테롤을 낮추는 작용, 혈관확장 작용, 혈전 형성 억제 작용, 자궁흥분 작용, 항종양 작용, 항염증 작용을 한다. 고지혈증, 관상동맥질환이나 뇌 혈전에 효과적이다.
- 주의사항　　임산부
- 채취시기　　7월~8월에 꽃이 황색에서 홍색으로 바뀔 때 꽃을 채취한다.
- 1회 복용량　2~8g

- 홍화유 : 홍화에서 얻은 지방유로서 불포화지방산이 약 94% 함유되어 있으며 리놀레닉산(linoleic acid) 올레익산(oleic acid)이 있다. 나쁜 콜레스테롤을 저하해 동맥경화, 고지혈증을 치료한다.

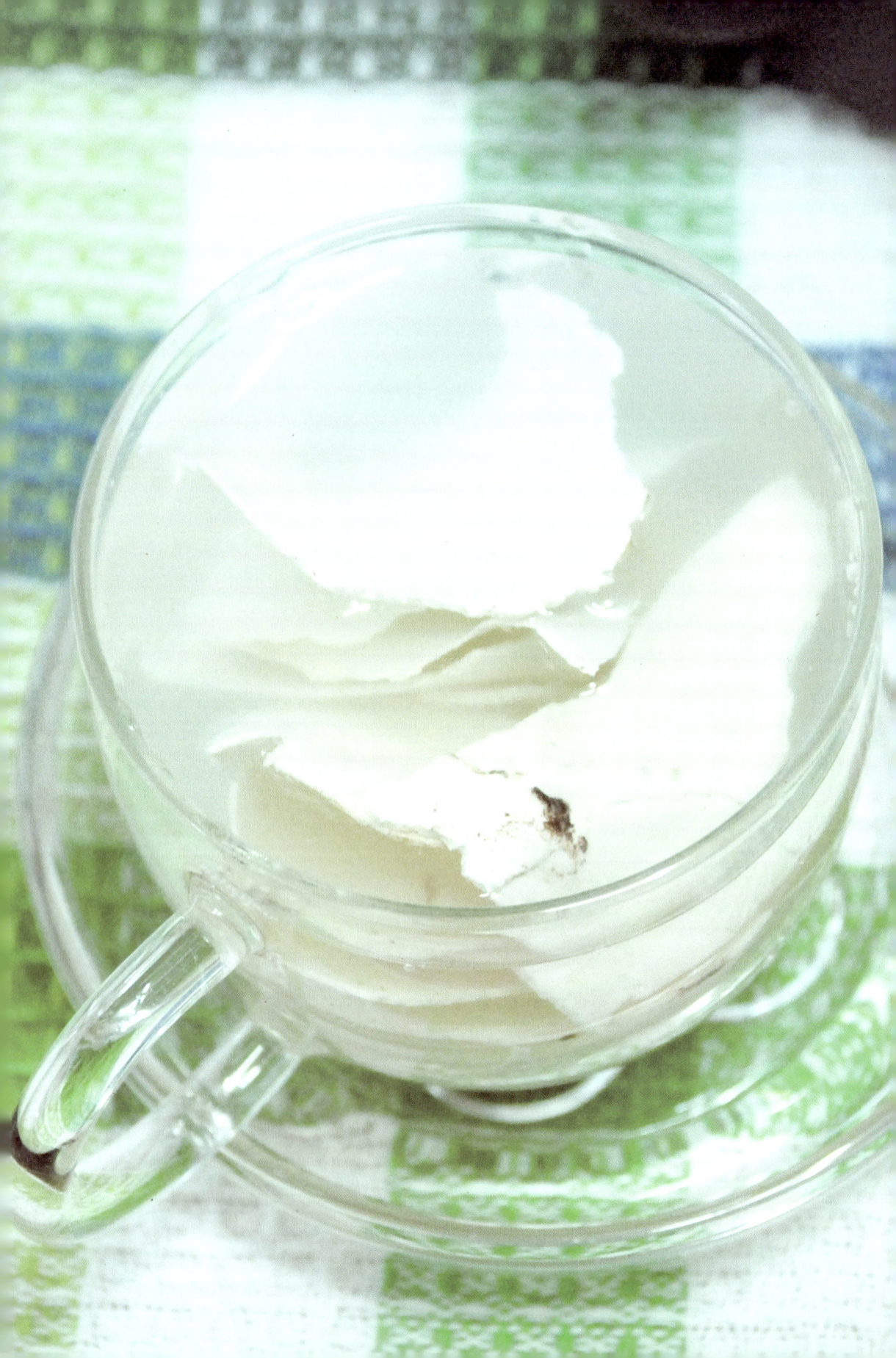

심근경색·협심증에 좋은 한방차 백복령차

- **한약명**: 복령(茯笭)
- **사용부위**: 복령의 균핵으로 바깥층을 거의 제거한 것
- **성질과 맛**: 성질이 평하며, 맛이 달다.
- **효능부위**: 심장, 비장, 폐
- **한약효능**: 인체 내외의 나쁜 수분을 완만하게 배설시키는 데 특징을 가진 약초이다. 『동의보감』에 의하면 음식 대신 먹어도 좋다고 하였으며, 이 약은 정신을 맑게 하고 혼백을 안정시키며 9규(눈·코·귀·입 7개 구멍과 요도·항문)를 잘 통하게 한다고 기록되고 있다. 심장에 작용하여 가슴 두근거림 증상, 불안증, 불면증 등을 치료한다. 단맛은 비장에 작용하여 몸이 무겁거나 부종이 있거나 소변이 잘 안 나가는 증상을 개선하며, 가래를 삭이기도 한다.
- **성분효능**: 신경세포 사멸에 대한 보호 작용, 이뇨 작용, 면역증강 작용, 혈당저하 작용, 평활근 이완 작용, 항위궤양 작용, 항암 작용을 한다. 부종, 위장병, 메니에르병에 효과적이다.
- **주의사항**: 위하수, 자궁하수, 다뇨증이 있는 자
- **채취시기**: 10월~12월
- **1회 복용량**: 8~12g

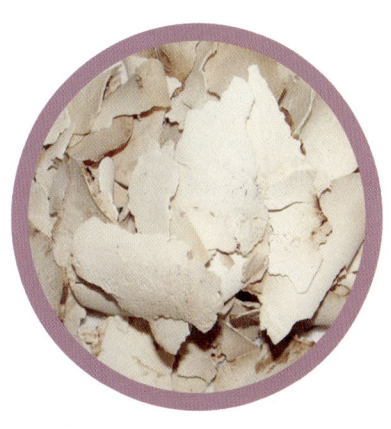

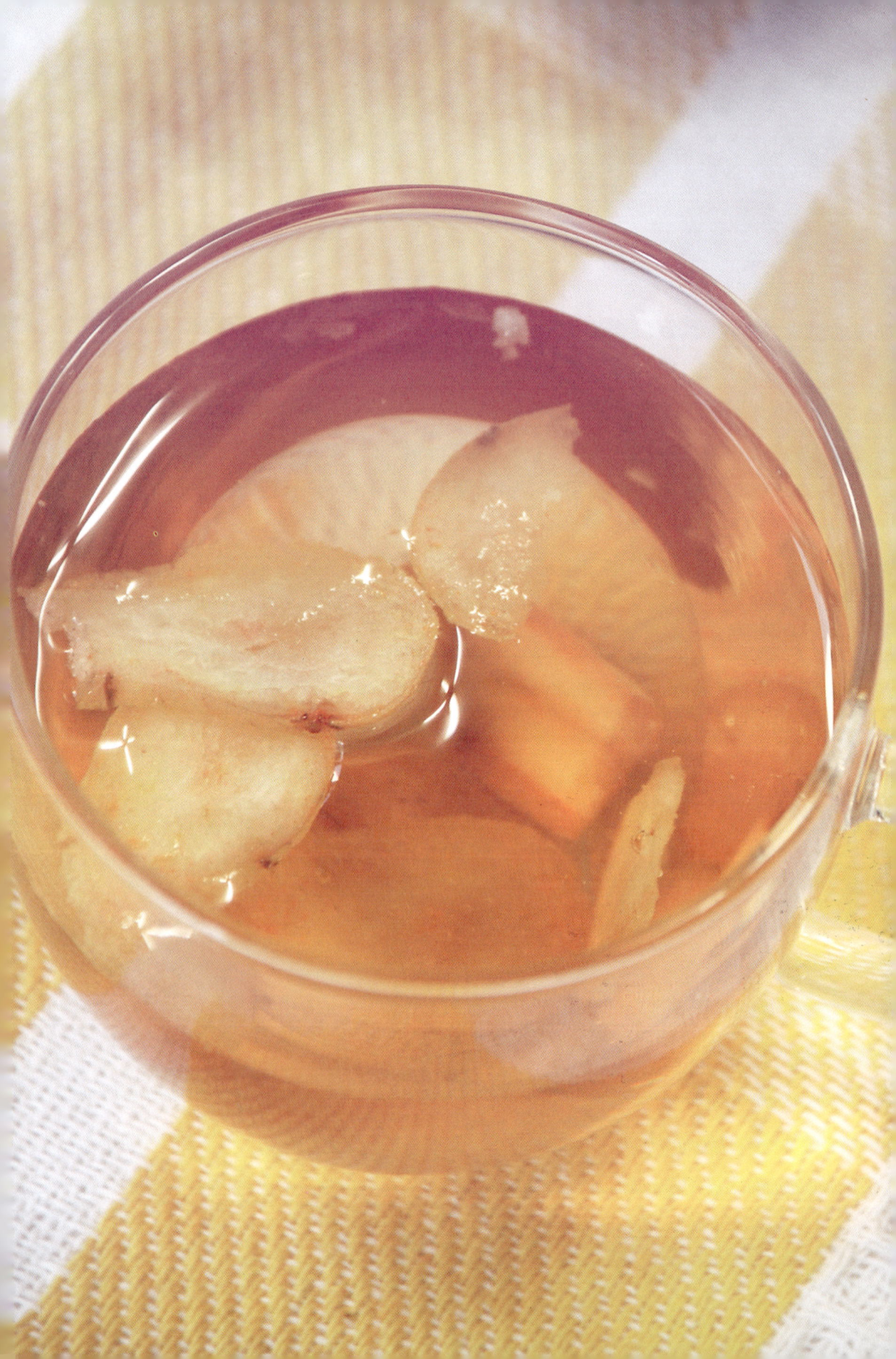

부정맥에 좋은 한방차 생지황차

- 한약명   생지황(生地黃)
- 사용부위   지황의 신선한 뿌리
- 성질과 맛   성질이 차며, 맛이 쓰다.
- 효능부위   심장, 간, 신장
- 한약효능   지황의 쓴맛은 심장에 작용하여 심장의 열을 내려 가슴이 번조불안하고 두근거림이 심한 것을 치료한다. 『동의보감』에 의하면 혈액을 생성하게 하고, 혈액의 열을 내리며, 심장에 작용한다고 기록되고 있다. 찬 성질은 간에 작용하여 열증상으로 말미암은 눈 충혈, 두통, 현운, 피부발진, 각종 출혈 증상을 개선한다. 지황은 상태에 따라 이름을 달리 하는데 신선한 뿌리는 생지황, 불에 쫴 건조한 것은 건지황, 9번 쪄서 말린 것은 숙지황이라 한다.
- 성분효능   이뇨 작용, 중추신경억제에 대한 진정 작용, 소염 작용, 지혈 작용을 한다. 류머티즘과 다양한 관절질환에 효과적이다.
- 주의사항   소화기가 차가워서 설사하는 자
- 채취시기   가을과 겨울
- 1회 복용량 20~40g

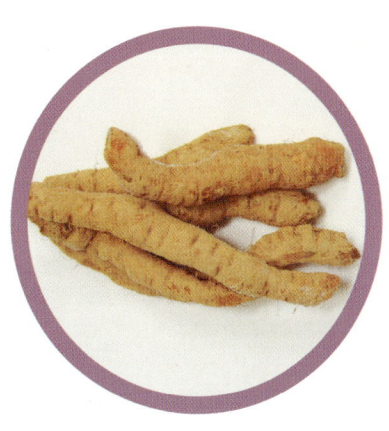

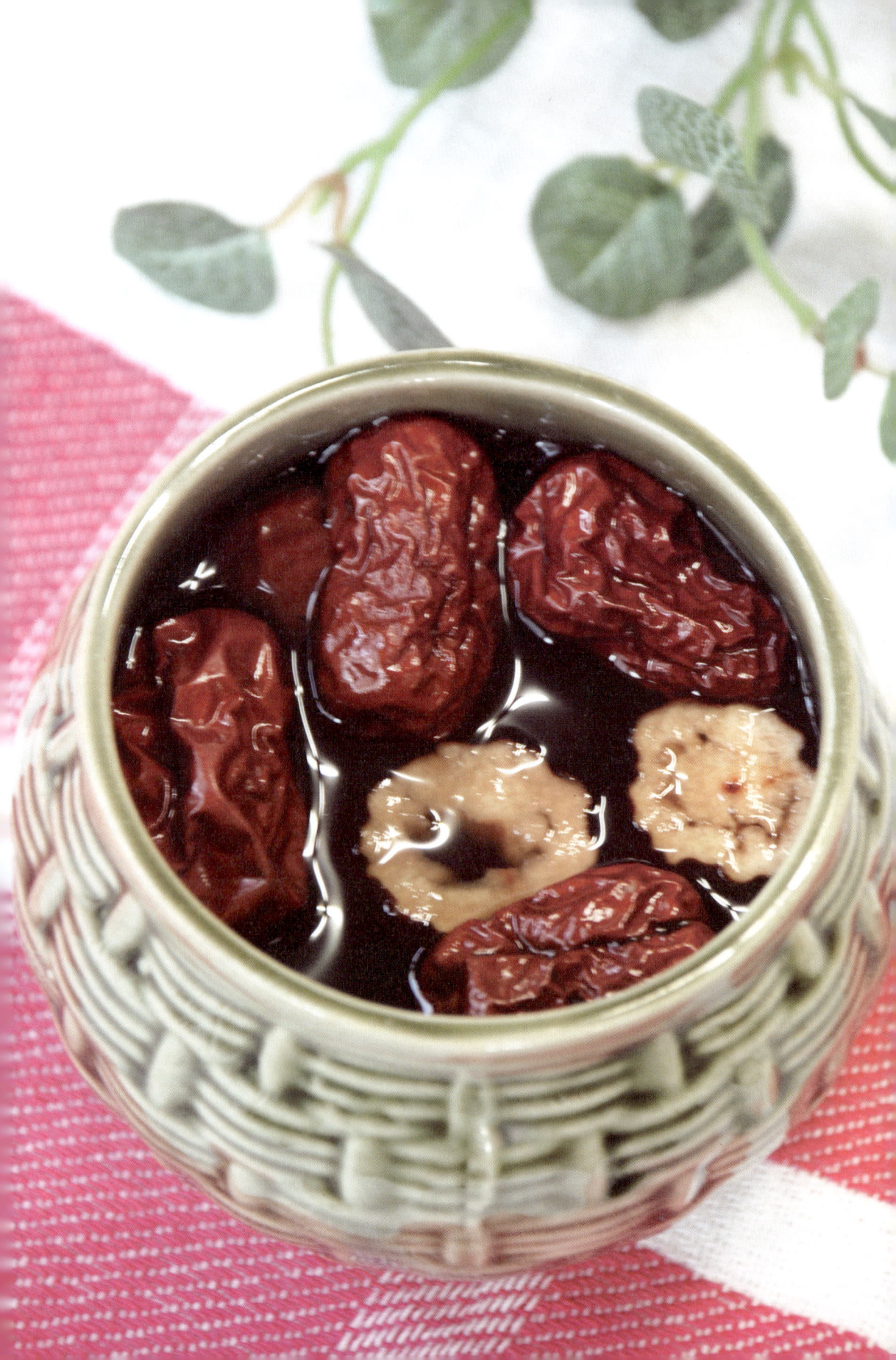

부정맥에 좋은 한방차 대추차

- 한약명: 대조(大棗)
- 사용부위: 대추나무의 열매
- 성질과 맛: 성질이 따뜻하며, 맛이 달다.
- 작용부위: 비장, 위장
- 한약효능: 『동의보감』에 의하면 오장(五臟)을 보강하고 12경맥을 도와 몸에 체액을 만들고 9규(눈·코·귀·입 7개 구멍과 요도·항문)를 통하게 하여 몸을 건강하게 한다고 기록되고 있다. 대추의 단맛은 비장에 작용하여 소화흡수력을 강화한다. 심장에 작용하여 마음을 편안하게 하고, 불안증, 번조증을 치료한다.
- 성분효능: 다량의 당류와 점액질, 단백질, 지방, 칼슘, 비타민(vitamin C), 껍질에는 타닌(tannin)을 함유하고 있다. 항알레르기 작용, 항암 작용, 항산화 작용, 진해 거담 작용을 한다. 피부질환과 면역계질환에 효과적이다.
- 주의사항: 몸에 열이 있는 자, 소화불량이 있는 자
- 채취시기: 9월
- 1회 복용량: 4~12g

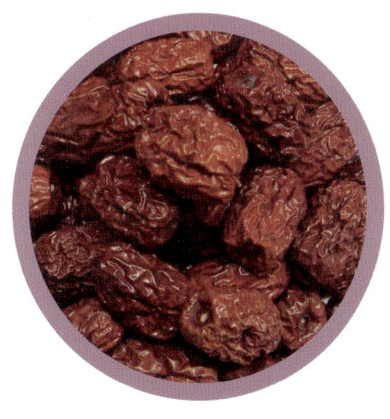

2부 순환기내과질환(심장)

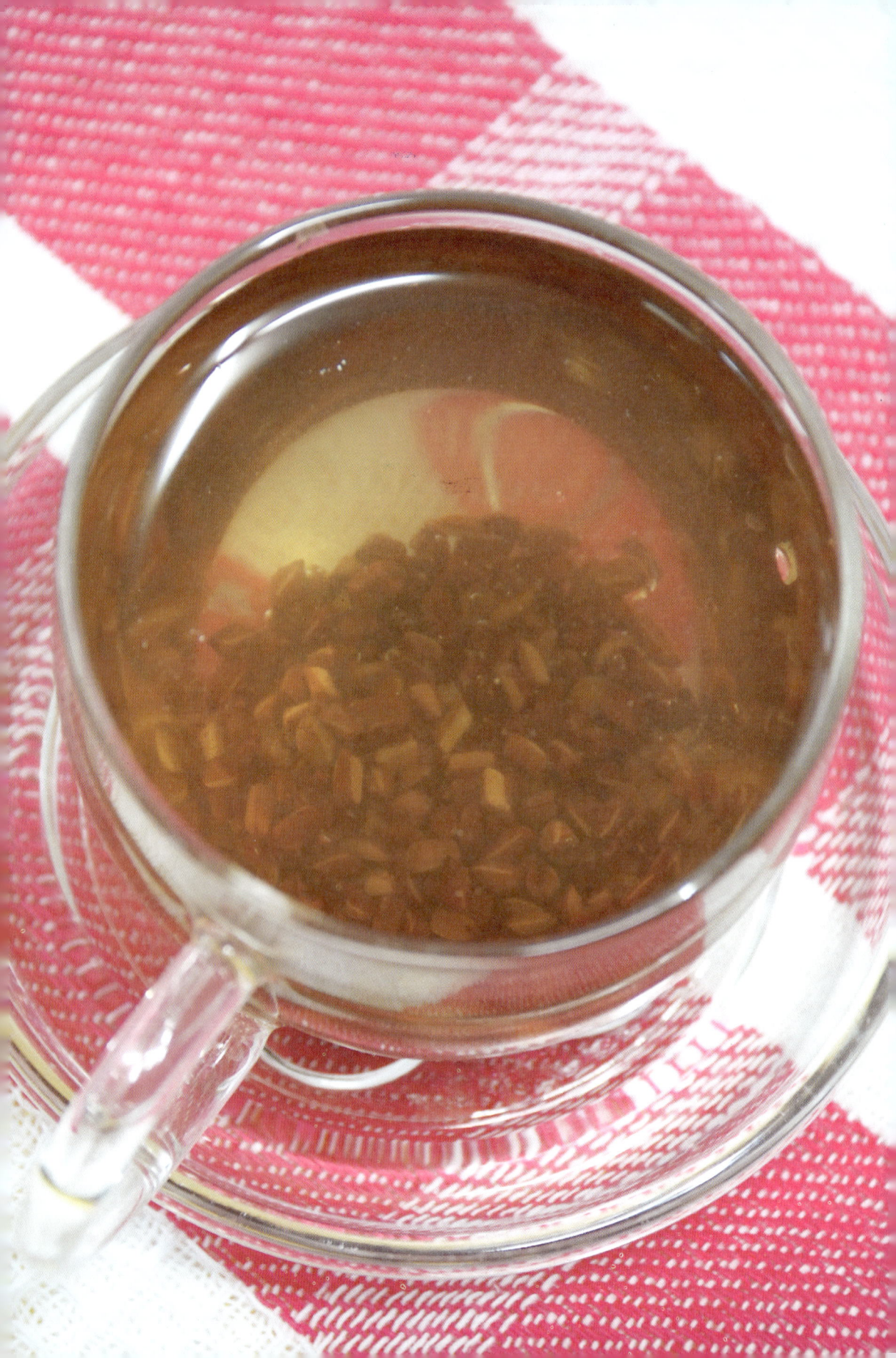

고혈압에 좋은 한방차 결명자차

- **한약명** 결명자(決明子)
- **사용부위** 긴강남차, 결명의 씨
- **성질과 맛** 성질이 약간 차며, 맛이 달고 쓰고 짜다.
- **효능부위** 간, 대장
- **한약효능** 결명자는 눈에 좋은 한약으로 손꼽는다. 『본초구진(本草求眞)』에 의하면 결명자는 풍을 제거하고 열을 내리는 효능이 있어 풍열(風熱) 때문에 눈물이 멎지 않고 눈에 통증이 있는 증상을 치료한다고 기록되고 있다. 간열(肝熱)로 말미암은 눈 충혈과 눈의 염증성질환, 눈물 흘림증, 안구 통증을 치료하며 눈을 밝게 하며 두통, 어지럼증을 개선한다. 달고 쓴맛은 대장을 윤택하게 하여 대변을 잘 소통시킨다. 『동의보감』에 의하면 베개를 만들어 베면 머리에 풍증(風症)을 없애고 눈을 밝게 한다고 기록되고 있다.
- **성분효능** 혈중의 콜레스테롤 수치를 현저히 내리는 혈청 지질강하 작용, 혈압을 낮추는 혈압 강하 작용, 항산화 작용을 한다. 고혈압, 고지혈증, 변비에 효과적이다.
- **주의사항** 소화기가 차가워서 설사 하는 자
- **채취시기** 11월~12월
- **1회 복용량** 4~12g

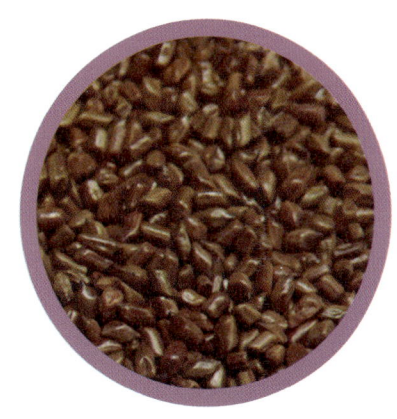

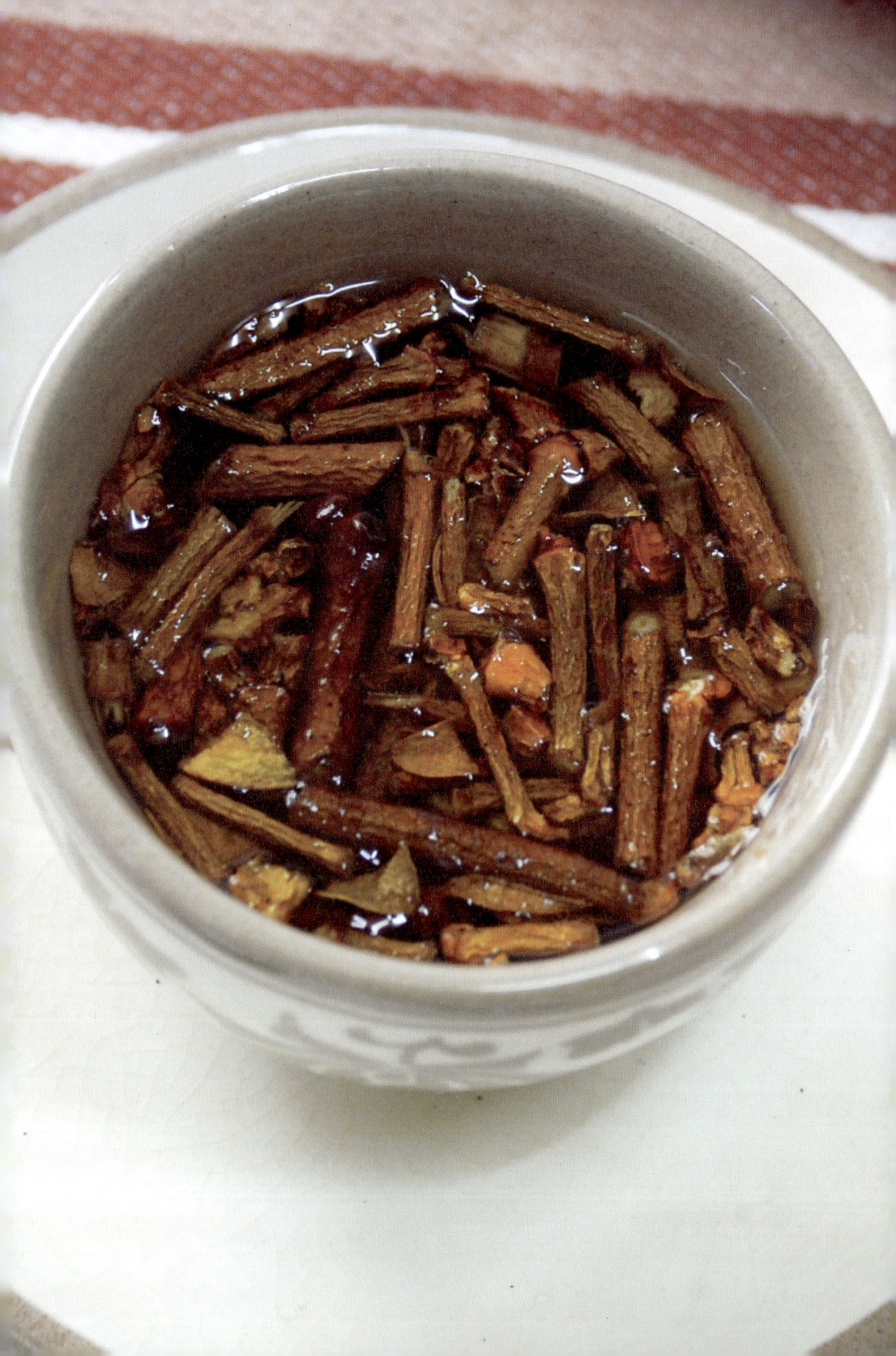

겨우살이차

고혈압에 좋은 한방차

- 한약명　　　　상기생(桑寄生)
- 사용부위　　　뽕나무 겨우살이의 잎, 줄기, 가지
- 성질과 맛　　　성질이 평하며, 맛이 쓰고 달다.
- 효능부위　　　간, 신장
- 한약효능　　　『본초구진(本草求眞)』에 의하면 상기생은 신장을 강화하고 혈액을 만들어주는 중요한 약이며, 신장이 보양되면 근골이 튼튼해져 저림 증상과 시큰거리는 증상이 개선되고, 혈액이 보충되면 탈모가 방지된다고 기록되고 있다. 단맛은 정혈(精血)을 보강하는데 간, 신장에 작용하여 근골을 튼튼하게 하고, 허리와 무릎이 시큰거리는 증상과 다양한 관절질환을 개선한다. 쓴맛은 체내의 나쁜 수분이 쌓이는 것을 배설하여 부종을 치료하며, 혈압을 내려 준다. 임산부의 태동불안에 효과적이다.
- 성분효능　　　관상동맥의 혈류량을 증가시키는 작용, 간 독성에 대한 보호 작용, 항경련 작용, 진정 작용을 한다. 협심증, 심근경색, 부정맥, 류머티즘, 간질을 치료한다.
- 주의사항　　　몸에 열이 없는 자
- 채취시기　　　11월~12월
- 1회 복용량　　12~24g

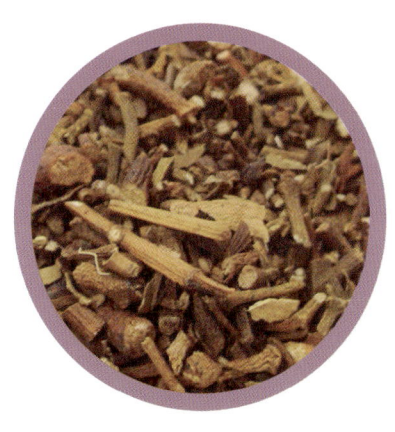

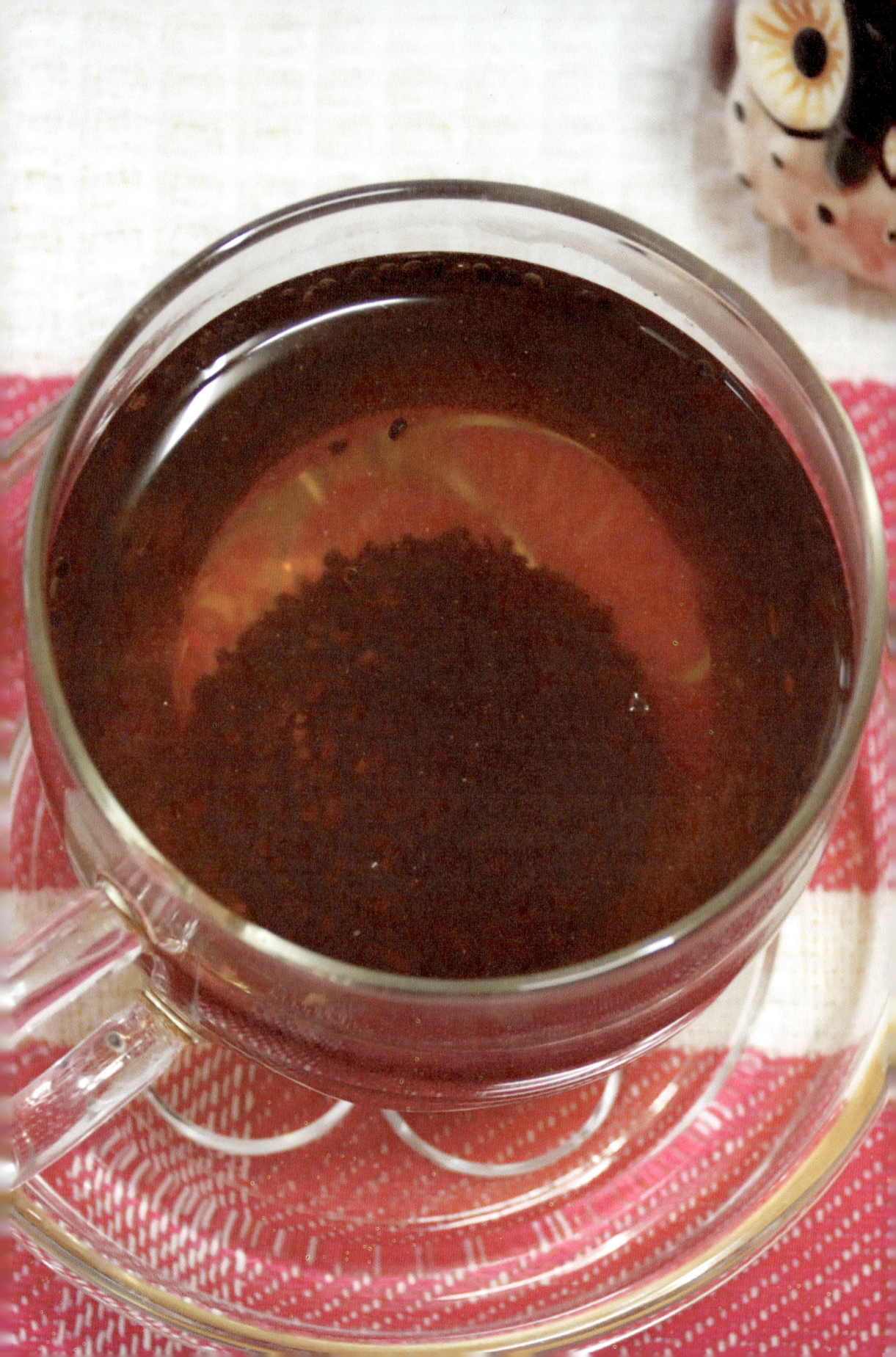

저혈압에 좋은 한방차 토사자차

- **한약명** 토사자(菟絲子)
- **사용부위** 갯실새삼의 씨
- **성질과 맛** 성질이 따뜻하며, 맛이 맵고 달다.
- **효능부위** 간, 신장, 비장
- **한약효능** 『신농본초경』에 의하면 끊어진 것을 이어 주며, 부족한 것을 보강하고, 기력을 증강해 주고, 오래 복용하면 눈이 밝아진다고 기록되어 있다. 매운맛은 간 기능을 도와 근육을 튼튼하게 하고 시력을 좋게 하며, 신장의 기운을 강화하여 소변을 자주 보는 증상, 정력 감퇴를 개선한다. 또한, 간과 신장이 허약하여 발생하는 허리, 무릎이 아프고 시린 통증을 치료한다. 비장이 허약하여 생기는 설사도 멈춰준다.
- **성분효능** 항균 작용, 항암 작용, 에스트로겐 유사 작용, 항노화 작용을 한다. 임산 중의 유산, 만성 전립선염이나 만성 기관지염에 효과적이다.
- **주의사항** 혈액이 부족한 자
- **채취시기** 7월~8월
- **1회 복용량** 4~14g

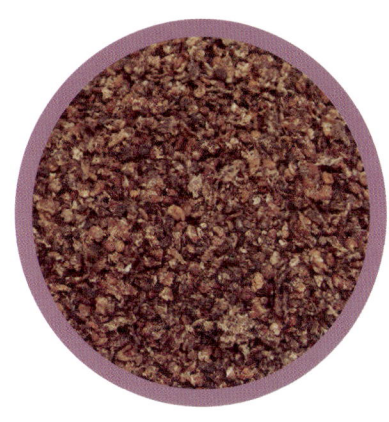

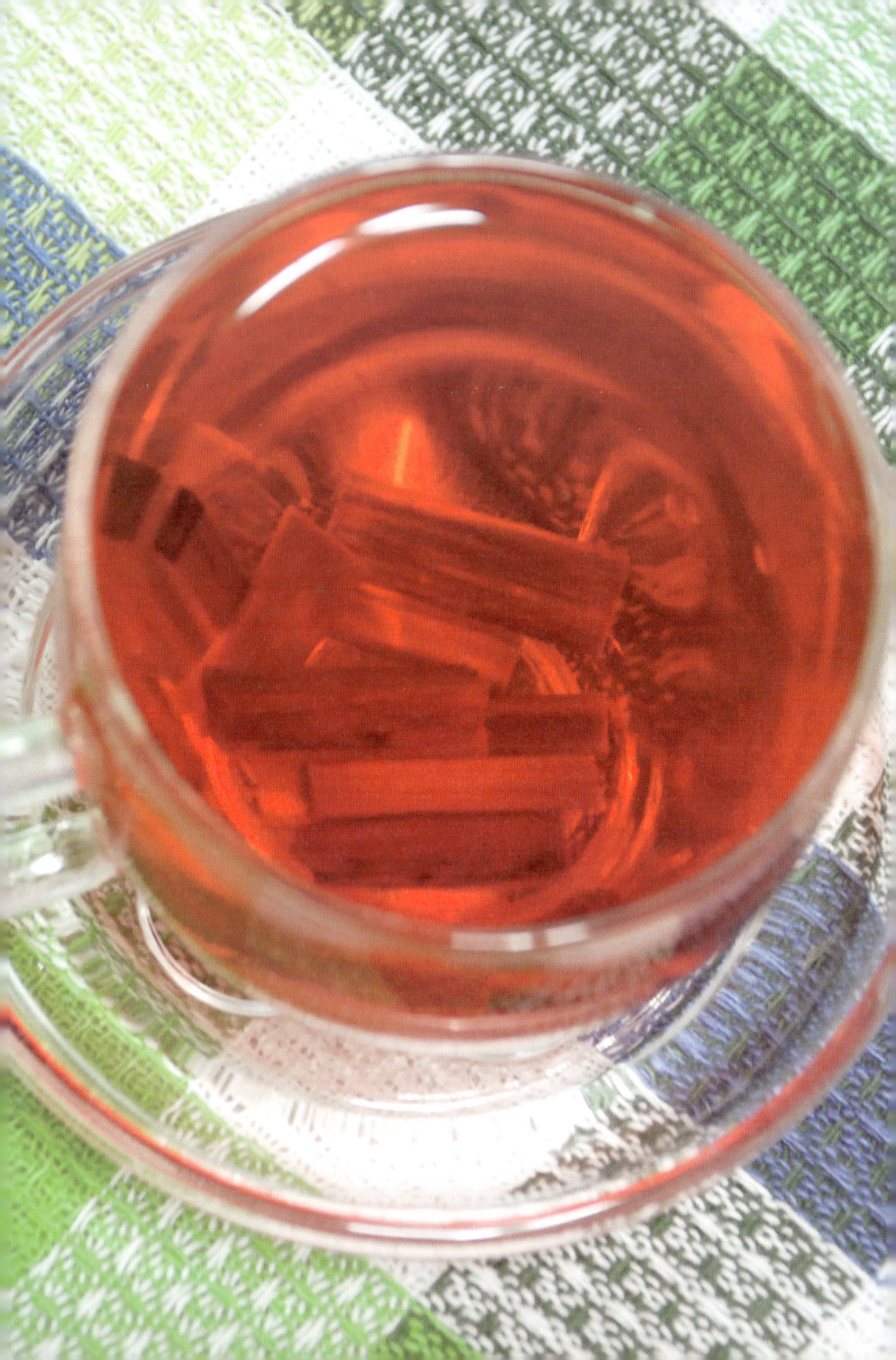

저혈압에 좋은 한방차 소목차

- 한약명   소목(蘇木)
- 사용부위   소방목의 심재(心材)
- 성질과 맛   성질이 평하며, 맛이 달고 짜다.
- 효능부위   심장, 간, 비장
- 한약효능   소목은 빨간색을 띠고 있어 염료로도 사용되고 있는데『본초강목』에는 소목을 소량 사용하면 혈액을 잘 조화시키고, 다량 사용하면 어혈을 없앤다고 기록하고 있다. 소목은 심장에 작용하여 혈액순환을 촉진하고, 체내 나쁜 혈액을 제거한다. 어혈로 말미암은 각종 통증, 폐경, 생리 통증, 타박상을 치료하며 산후 오로가 나오지 않을 때도 사용된다.
- 성분효능   항균 작용, 항암 작용, 소염 작용, 혈액응고촉진 작용, 항산화 작용, 여드름 개선 작용, 구강암 및 골육종 암에 대한 항암 작용을 한다. 백혈병, 타박상, 암질환에 효과가 있다.
- 주의사항   어혈이 없는 자, 임산부
- 채취시기   가을
- 1회 복용량   4~12g

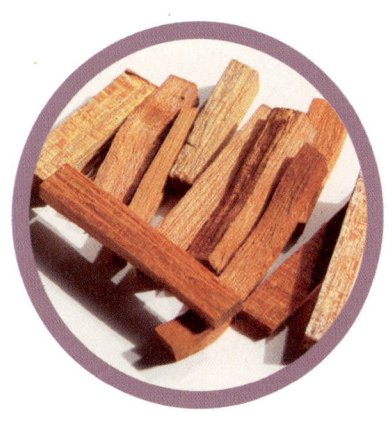

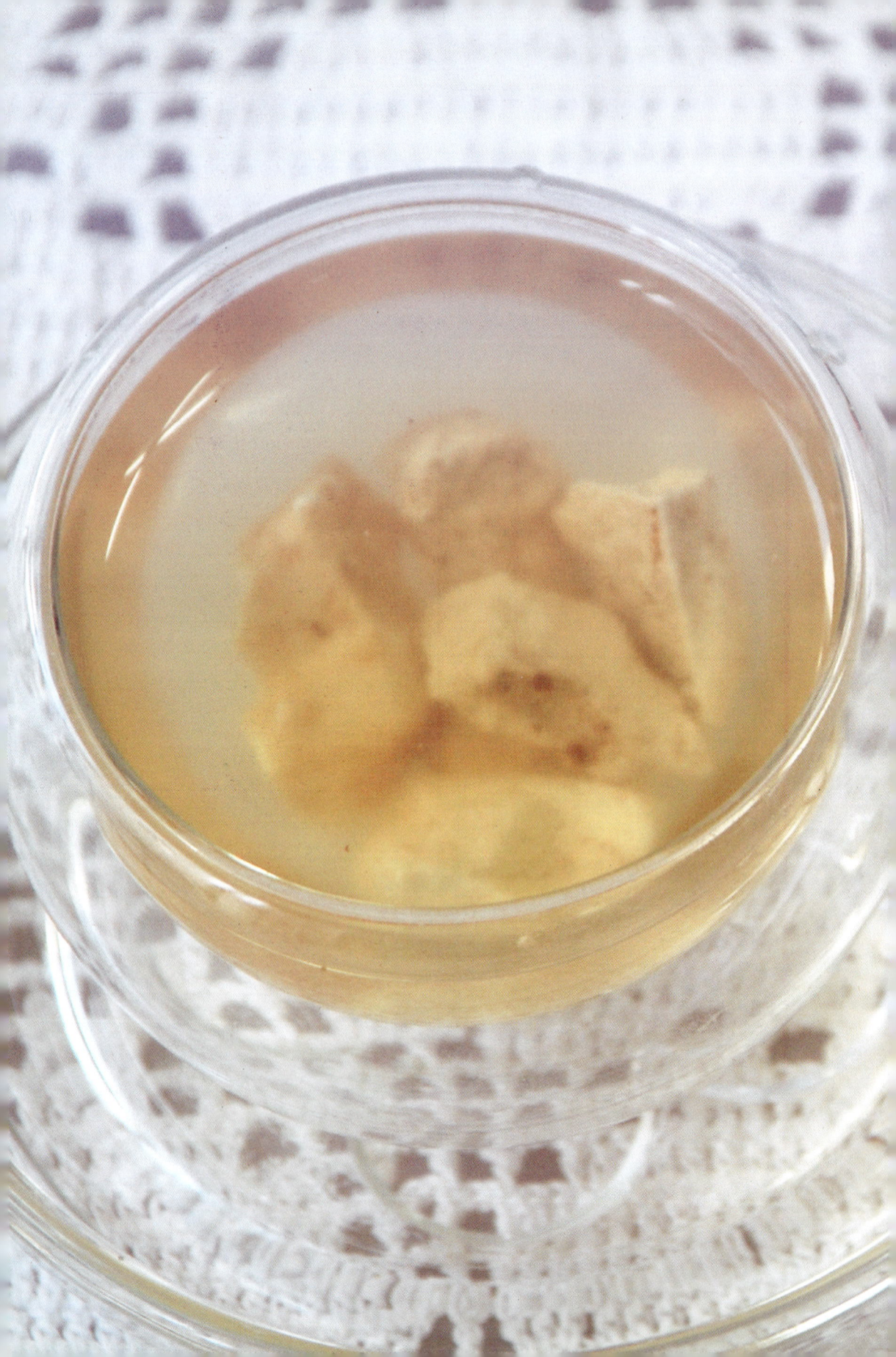

불안증에 좋은 한방차 백복신차

- **한약명**: 복신(茯神)
- **사용부위**: 소나무 뿌리에 기생하는 복령의 균핵
- **성질과 맛**: 성질이 평하며, 맛이 달고 담백하다.
- **작용부위**: 심장, 비장
- **한약효능**: 양(陽) 중에 음(陰)약이다. 『동의보감』에 의하면 가슴 두근거림 증상과 건망증을 치료하며, 머리를 좋게 하고, 혼백을 편안히 하며, 정신을 안정시키고, 마음을 진정시킨다고 기록되고 있다. 심신(心身)을 안정시키는 대표적인 한약재이다. 심장에 작용하여 불면증, 불안증, 건망증, 가슴이 두근거리는 증상, 정신이 흐릿한 증상을 개선한다. 단맛은 비장의 기운을 강화시켜 나쁜 수분이 쌓이는 것을 치료하며, 소변이 시원하게 나오지 않는 증상에도 효능이 있다.
- **성분효능**: 이뇨 작용, 억균 작용, 혈당 강하 작용, 심장수축력 증가, 장관 이완 작용, 궤양예방 작용, 면역증강 작용, 항종양 작용 등이 보고되고 있다. 치매, 기억력감퇴에 효과적이다.
- **주의사항**: 몸이 차며, 다뇨증 있는 자
- **채취시기**: 10월~12월
- **1회 복용량**: 8~20g

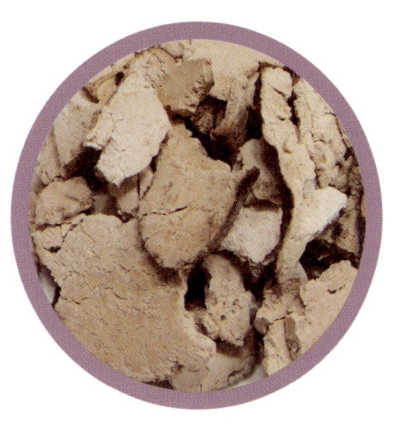

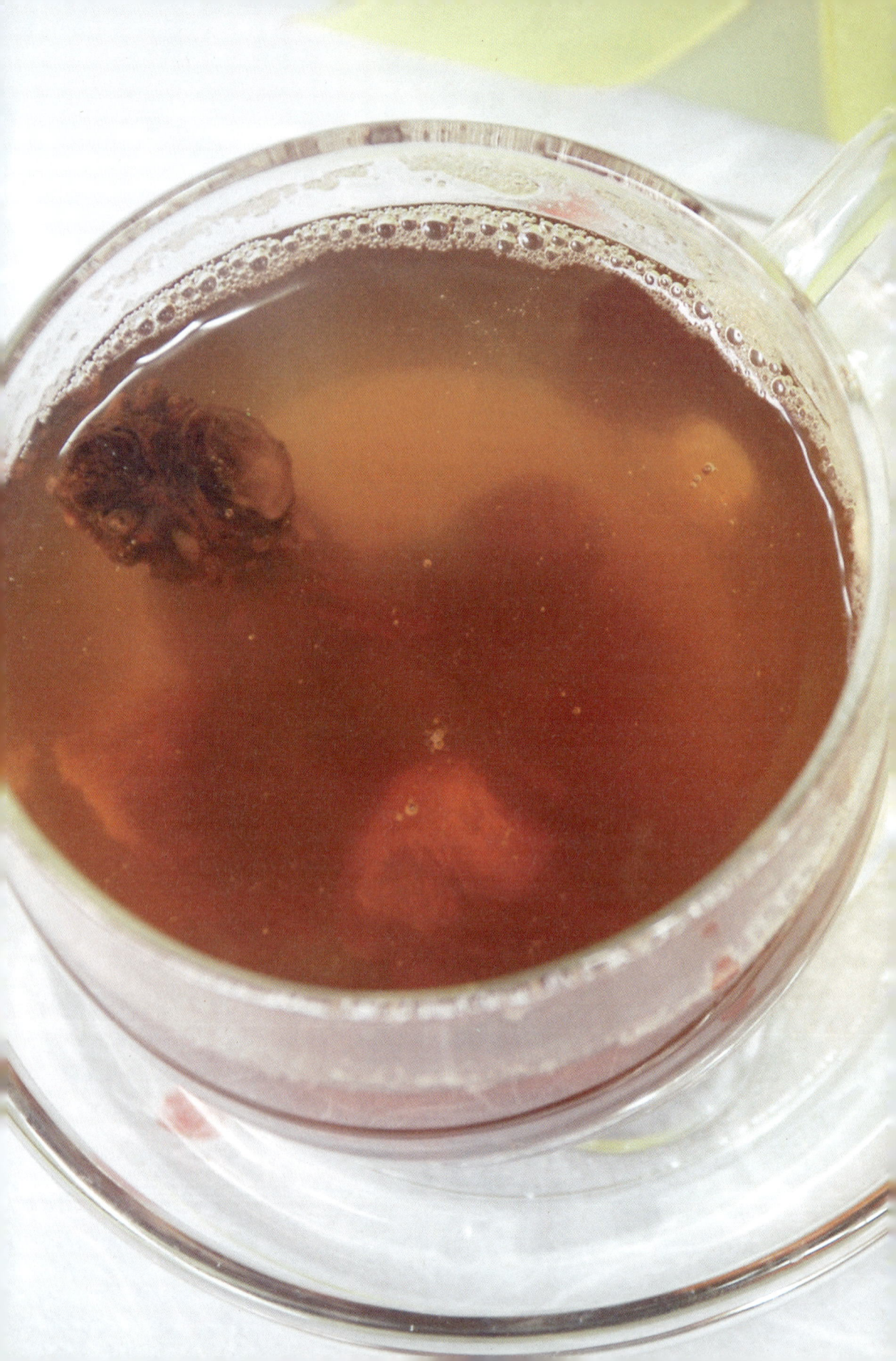

불안증에 좋은 한방차 단삼차

- 한약명   단삼(丹參)
- 사용부위   단삼의 뿌리
- 성질과 맛   성질이 약간 차며, 맛이 쓰다.
- 효능부위   심장, 간
- 한약효능   『명의별록』에 의하면 혈액을 잘 생성시켜 주며, 심장과 흉부에 가슴이 답답한 증상을 없애고, 허리와 척추를 강화하고, 다리 통증들을 제거하며, 풍(風)에 의한 열 증상을 개선하고, 오랫동안 복용하면 사람을 이롭게 된다고 언급하고 있다. 혈액순환을 잘되게 하는 약초로, 쓴맛은 기를 내려 주고, 찬 성질은 열을 내리는 효능이 있다. 심장 열로 말미암은 불안증, 불면증, 가슴 두근거림 증상을 개선한다. 간에 작용하여 어혈과 생리 통증, 생리불순과 유방 통증을 치료한다.
- 성분효능   관상동맥을 확장하여 혈압을 낮추고, 혈류량의 증가 작용, 혈전 형성 억제 작용, 말초 순환개선 작용, 기억력 향상 작용, 진정 작용과 항균 진균 작용을 한다. 간염, 불면증, 관절질환 등에 사용된다.
- 주의사항   혈액이 부족한 자, 어혈이 없는 자
- 채취시기   봄과 가을
- 1회 복용량   6~20g

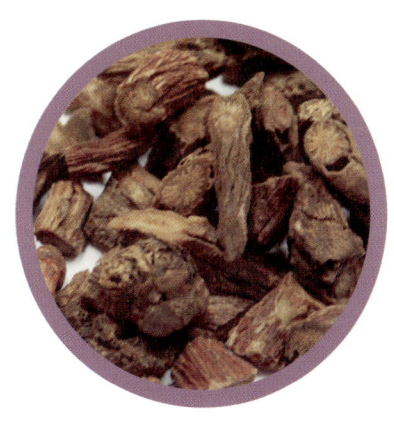

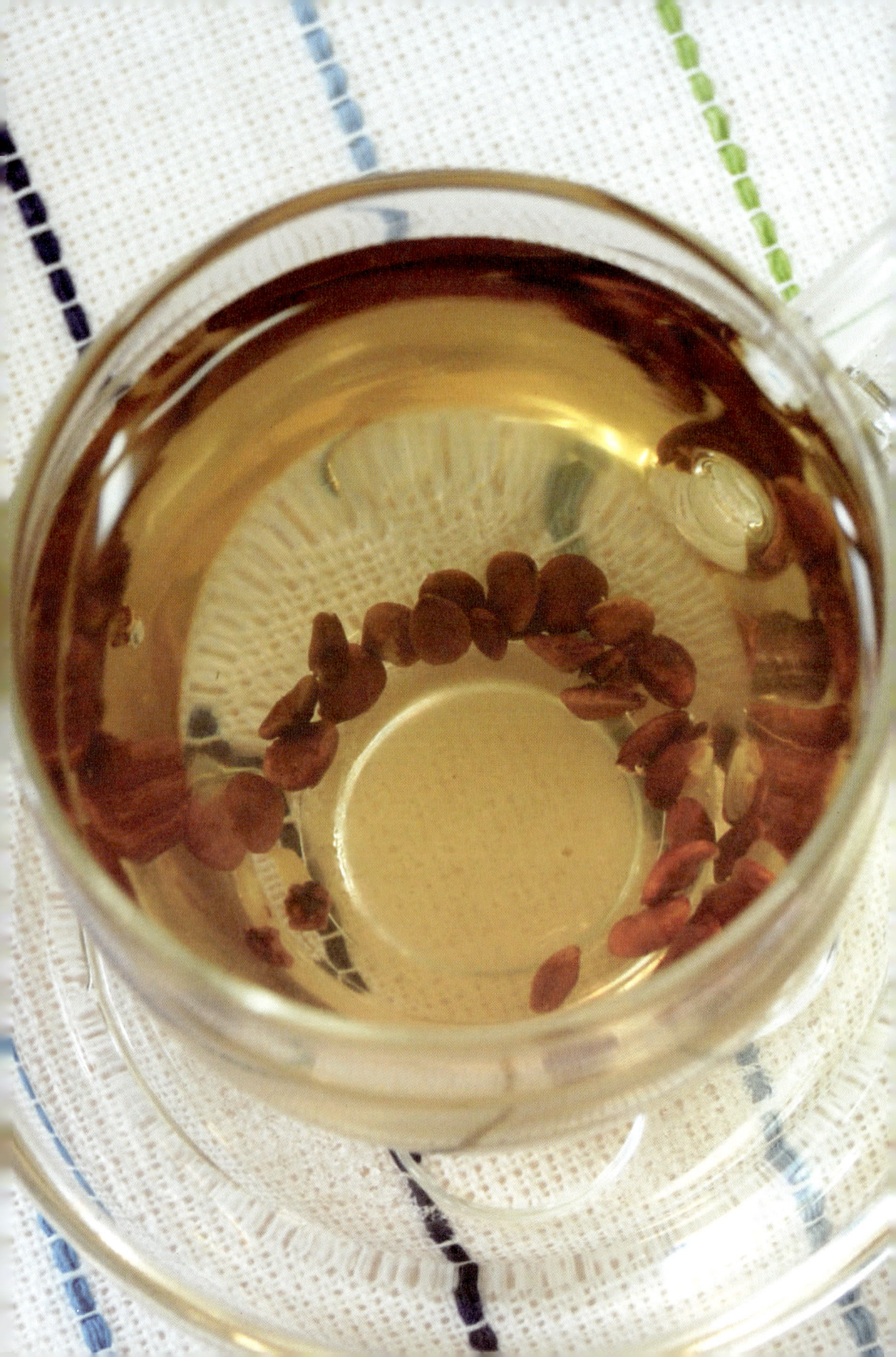

불면증에 좋은 한방차 묏대추나무씨차

- **한약명**: 산조인(酸棗仁)
- **사용부위**: 묏대추의 씨
- **성질과 맛**: 성질이 평하며, 맛이 달고 시다.
- **효능부위**: 심장, 간, 담낭, 비장
- **한약효능**: 산조인은 중국의 『신농본초경(神農本草經)』에 의하면 오랫동안 복용하면 장수한다는 약물로 기록되고 있다. 심장과 간, 담낭을 보강하는 약초로 단맛은 심장에 작용하여 정신을 안정시키고 불면증, 불안증, 다몽증, 건망증을 치료한다. 간에 혈액을 보충하므로 근육을 튼튼하게 하며, 몸이 허약해서 오는 땀이 나는 증상을 개선한다.
- **성분효능**: 중추신경 계통에 작용하여 불면증을 개선하며 심신을 안정시키는 대표적 약물이다. 항부정맥 작용, 항경련 작용, 체온강하 작용, 진통 작용, 심근 허혈개선 작용, 혈압 강하, 혈당 강하 작용도 한다. 가슴 두근거림 증상, 불안증, 불면증, 갱년기증후군에 효과적이다.
- **주의사항**: 간과 담낭의 열 때문에 두통이 심한 자
- **채취시기**: 9월~10월
- **1회 복용량**: 8~12g

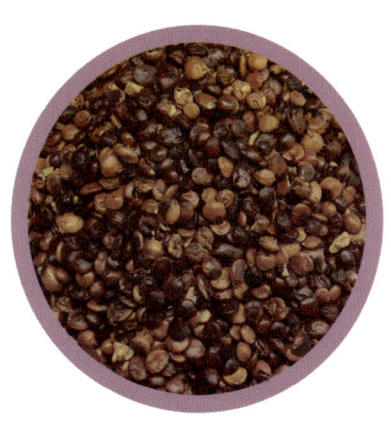

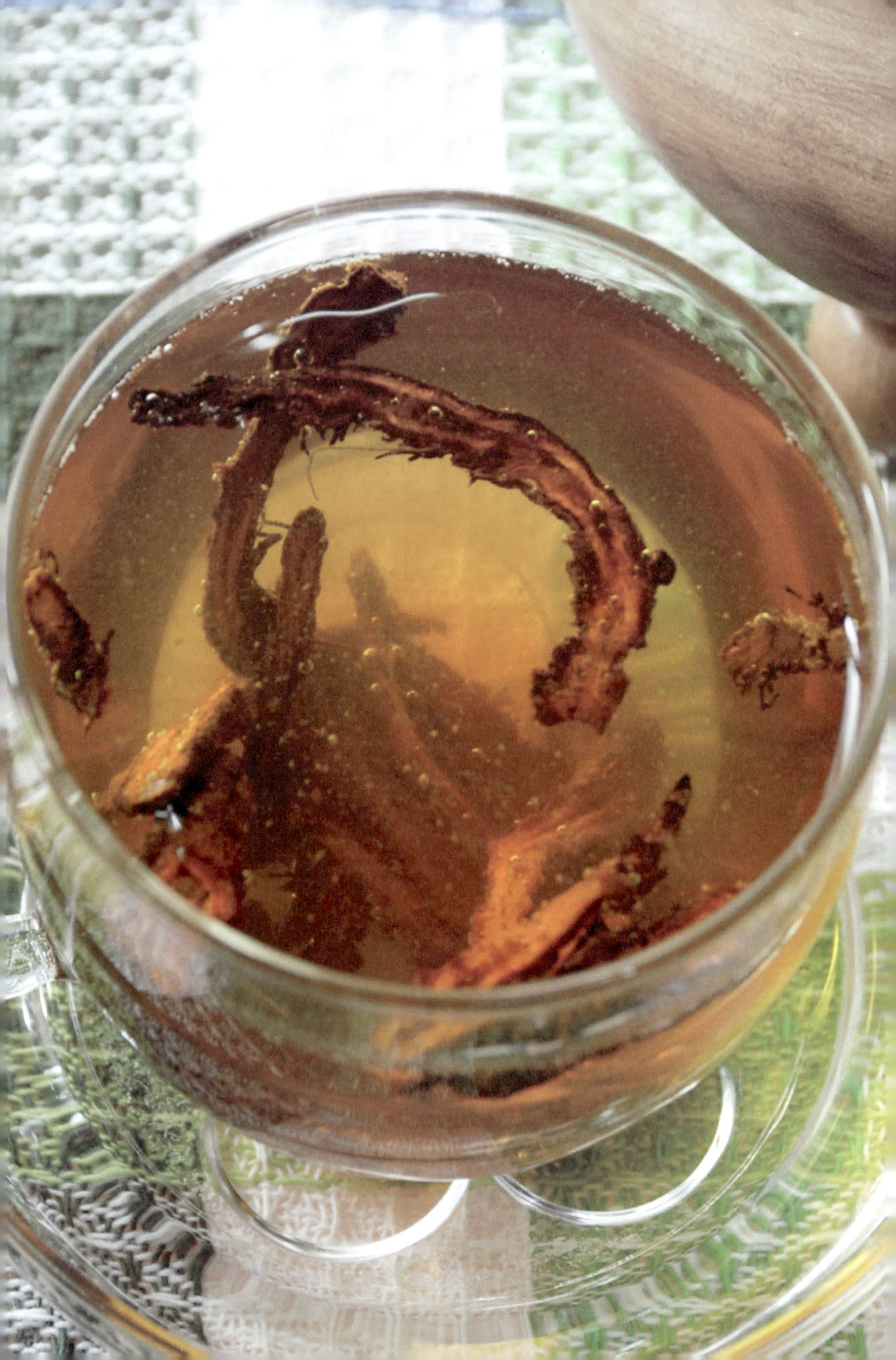

불면증에 좋은 한방차 황련차

- **한약명** 　　황련(黃連)
- **사용부위** 　황련의 뿌리를 거의 제거한 뿌리줄기
- **성질과 맛** 　성질이 대단히 차며, 맛이 매우 쓰다.
- **효능부위** 　심장, 간, 위장, 대장
- **한약효능** 　황련은 『본초신편(本草新編)』에 의하면 구토와 이질, 신물 나는 것을 멈춰주고, 갈증을 풀어 주며, 눈이 붉은 증상을 개선하고, 수면 중에 사정을 하는 증상을 치료하고, 마음을 안정시키며, 명치 밑이 답답하고 번조한 증상을 개선하는 약물로 기록되어 있다. 심장, 간, 위장, 대장의 열을 내려주는 약초이다. 성질이 차가워서 심장 열로 말미암은 불면증, 불안증, 가슴이 답답한 증상, 코피를 치료한다. 위장과 대장의 열로 말미암은 설사, 복통, 구토, 입 마름, 입 냄새, 구내염, 설염, 치은염에도 효과적이다.
- **성분효능** 　강력한 항균 작용이 있어 결핵균 대장균 등에 억균효과가 크며, 혈관확장 작용을 통해 혈압을 내리고, 열을 내리게 하는 해열 작용을 하며, 항염증, 항부정맥 작용, 혈당 강하, 면역 증강 작용을 한다. 고혈압, 부정맥, 당뇨병, 간염에 효과적이다.
- **주의사항** 　성질이 매우 차가워서 장기간 복용하면 소화기 손상이 올 수 있다. 찬 음식 섭취 시 설사하는 자
- **채취시기** 　가을
- **1회 복용량** 　4~6g

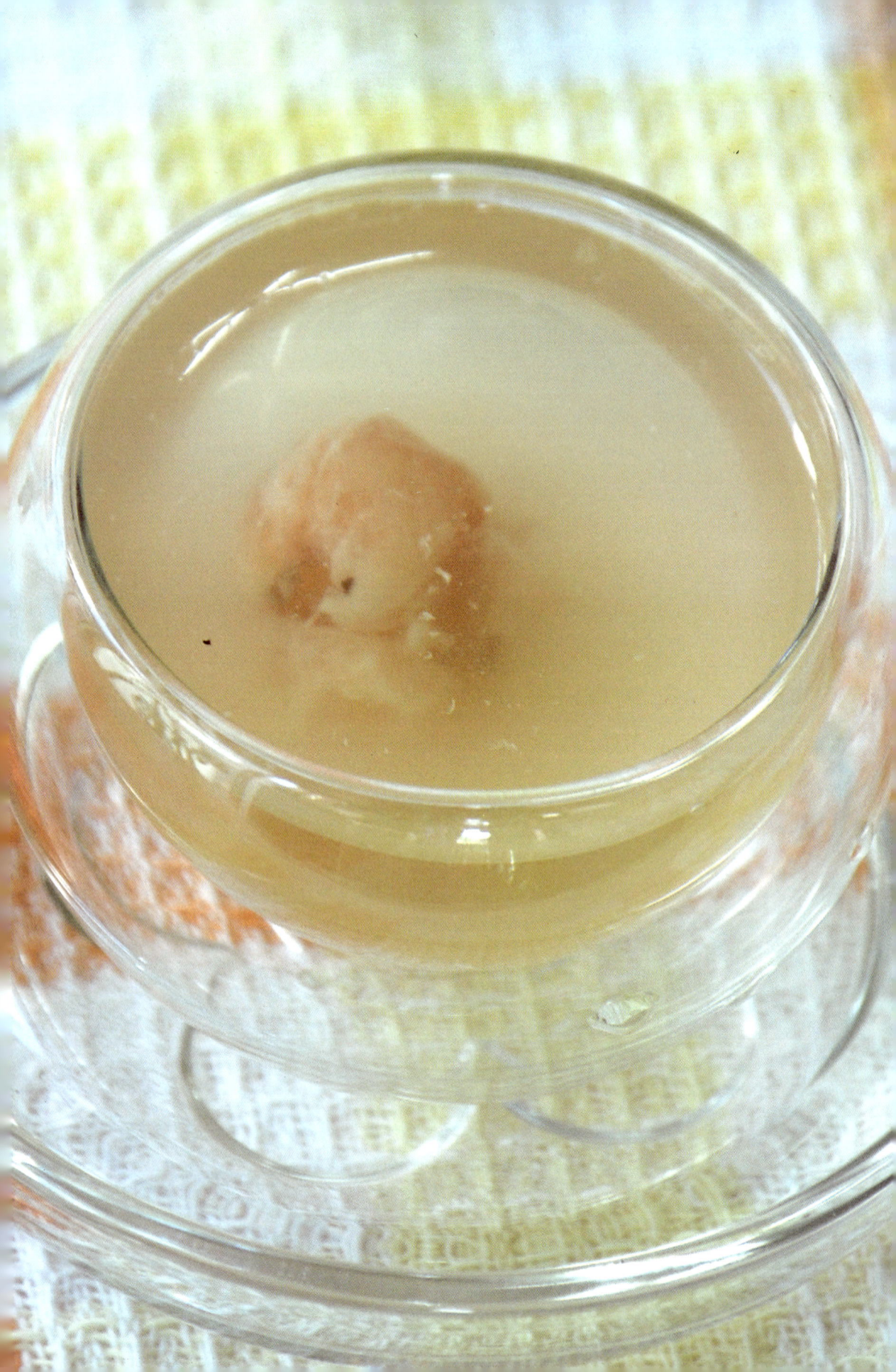

건망증에 좋은 한방차 용안육차

- 한약명　　용안육(龍眼肉)
- 사용부위　용안의 가종피
- 성질과 맛　성질이 따뜻하며, 맛이 달다.
- 작용부위　심장, 비장
- 한약효능　『본초강목』에 의하면 용(龍)의 눈(眼)처럼 생겼다하여 용안(龍眼)이라고 명명되었다고 기록되고 있다. 용안육은 달고 질이 연하고 윤택하여 독특한 향을 가지고 있으며 심장 비장에 작용하여 보강하는 작용을 한다. 심장에 작용하여 사려과도(思慮過渡)로 가슴 두근거림 증상, 불면증, 건망증을 개선해 준다. 비장에 작용하여 안색이나 손발이 누런 증상을 치료하고 식욕부진과 피로를 치료한다.
- 성분효능　진정 작용, 스트레스 억제 작용, 면역증강 작용, 항노화 작용, 항균 작용, 항암 작용을 한다. 관상동맥질환, 신경쇠약, 성 기능 장애에 효과적이다.
- 주의사항　부종이 많은 자
- 채취시기　7~10월 사이에 과실이 익으면 채취하여 햇빛에 말려 껍질을 벗겨 사용한다.
- 1회 복용량　6~12g

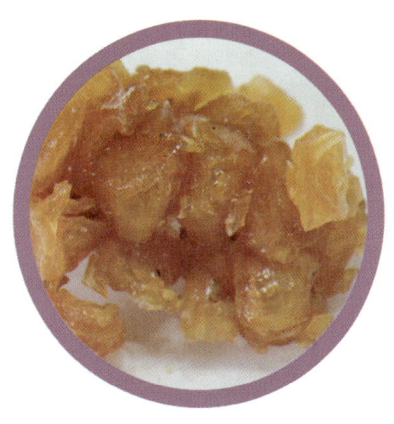

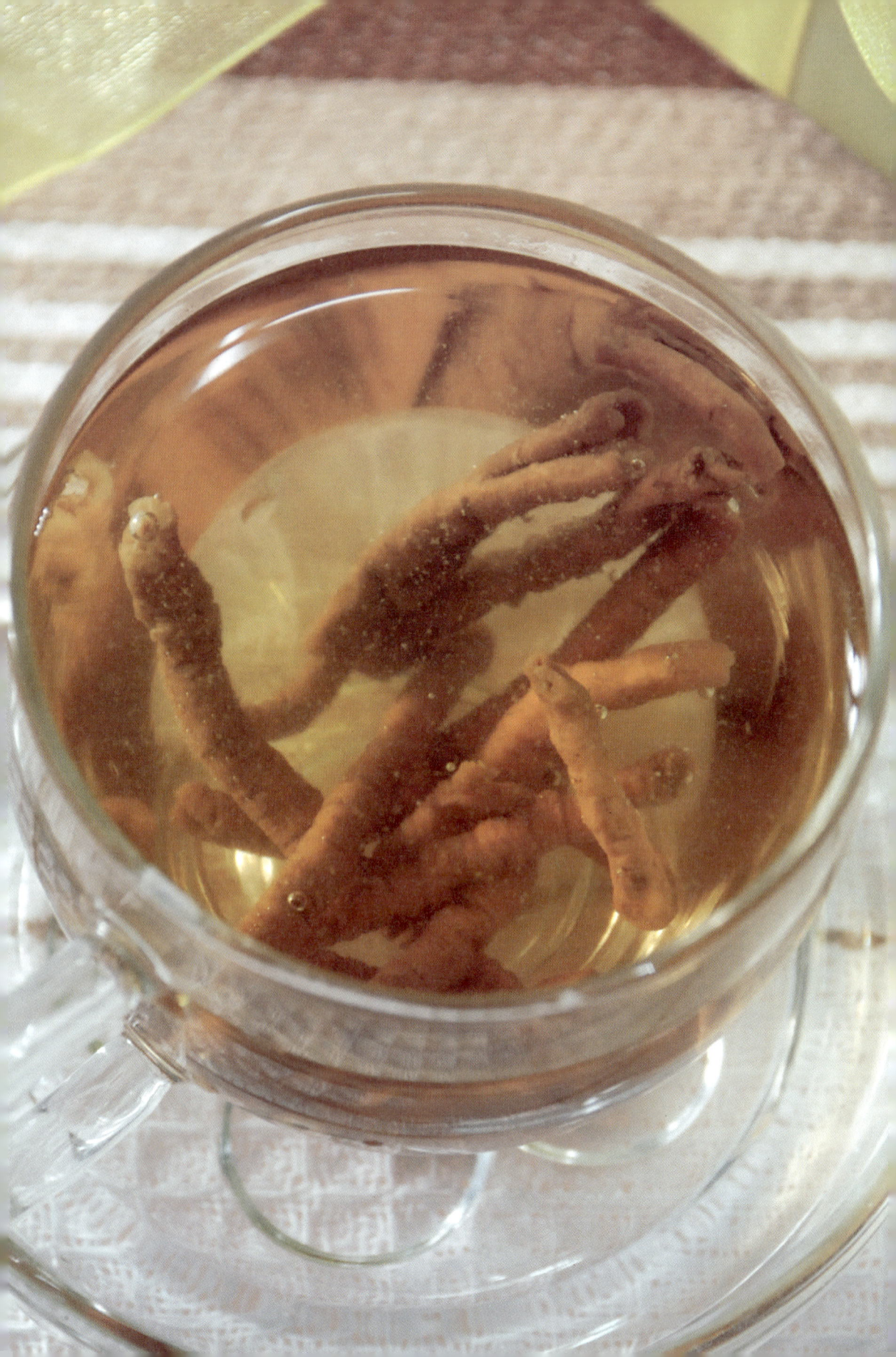

건망증에 좋은 한방차 원지차

- 한약명: 원지(遠志)
- 사용부위: 원지의 뿌리
- 성질과 맛: 성질이 약간 따뜻하며, 맛이 쓰고 맵다.
- 효능부위: 폐, 심장
- 한약효능: 기억력 증진에 좋은 약재 하면 원지가 대표적이다. 『동의보감』에 의하면 이 약을 먹으면 지혜를 돕고, 귀와 눈을 밝게 하며 건망증을 없애고, 의지(志)를 강하게 하고, 심기(心氣)를 진정시키고, 가슴 두근거림 증상을 멎게 하며 정신을 안정시킬 뿐 아니라 정신을 흐리지 않게 한다고 기록되고 있다. 원지의 쓴맛은 심기를 내려 주어 신장과 소통하게 하고, 매운맛은 열을 발산시켜 심장 부위가 답답한 증상을 풀어 주며, 따뜻한 성질은 심신을 도와 전신의 혈액순환을 촉진한다. 정신이 맑지 않거나 건망증이 있거나 기억력감퇴, 불면증에 효과적이며, 심신(心身)을 소통시켜 마음을 편안하게 한다.
- 성분효능: 거담 작용, 진정 작용, 혈압 강하 작용, 항균 작용, 소염 진통 작용을 한다. 관상동맥질환, 신경쇠약, 만성기관지염, 뇌 허혈에 효능이 있다.
- 주의사항: 몸에 열이 있는 자
- 채취시기: 봄과 가을
- 1회 복용량: 4~12g

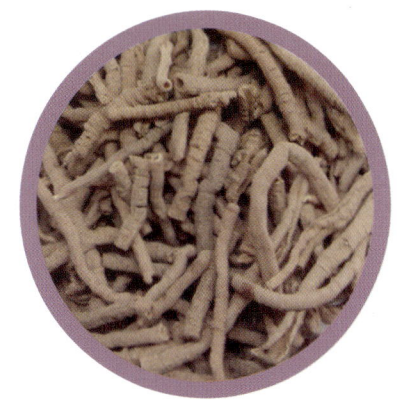

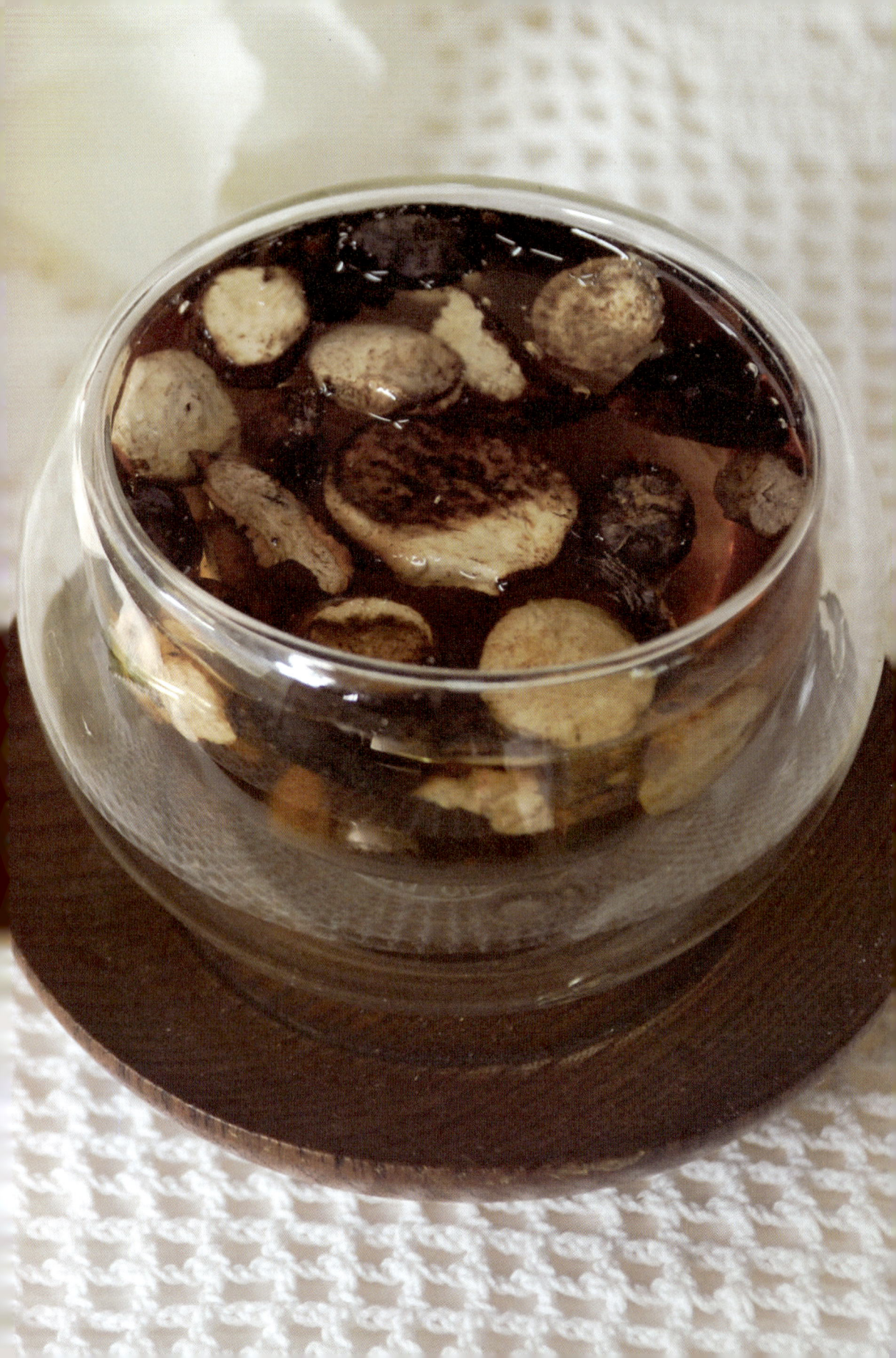

우울증에 좋은 한방차 향부자차

- 한약명: 향부자(香附子)
- 사용부위: 향부자의 가는 뿌리를 제거한 뿌리줄기
- 성질과 맛: 성질이 따뜻하며, 맛이 맵고 약간 달고 쓰다.
- 작용부위: 간, 비장
- 한약효능: 향부자는 방향성이 있으며 인체의 기를 잘 돌게 하는 신효한 약이다. 『동의보감』에는 기를 강하게 내리고, 가슴 속의 열을 없애며, 오래 먹으면 기를 보강하고, 기분을 좋게 하여 속이 답답한 것을 풀어 준다고 기록되고 있다. 매운맛은 간에 작용하여 정체된 기를 소통시켜 가슴 답답한 증상과 우울증을 치료한다. 쓴맛은 간의 기가 상승한 것을 내려 주어 생식기 통증, 유방통, 생리불순, 생리통, 옆구리가 붇어난 듯 뻐근한 통증, 산후복통, 폐경을 개선해 주는 부인과 질환에 대표적 약초이다.
- 성분효능: 소염 작용을 하고, 자궁근육긴장도 하강 작용, 진통 작용, 혈압 강하 작용, 성호르몬과 유사한 작용, 신경세포손상에 대한 보호 작용을 한다. 생리통, 위염에 효과적이다.
- 주의사항: 어혈이 없는 자, 허약자
- 채취시기: 10월~11월
- 1회 복용량: 8~16g

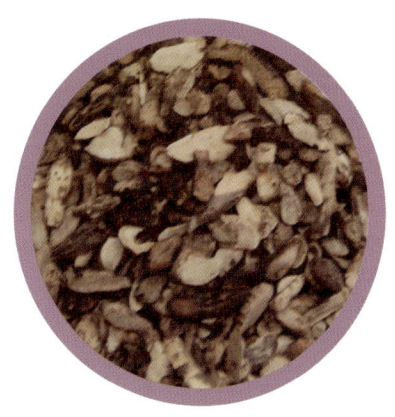

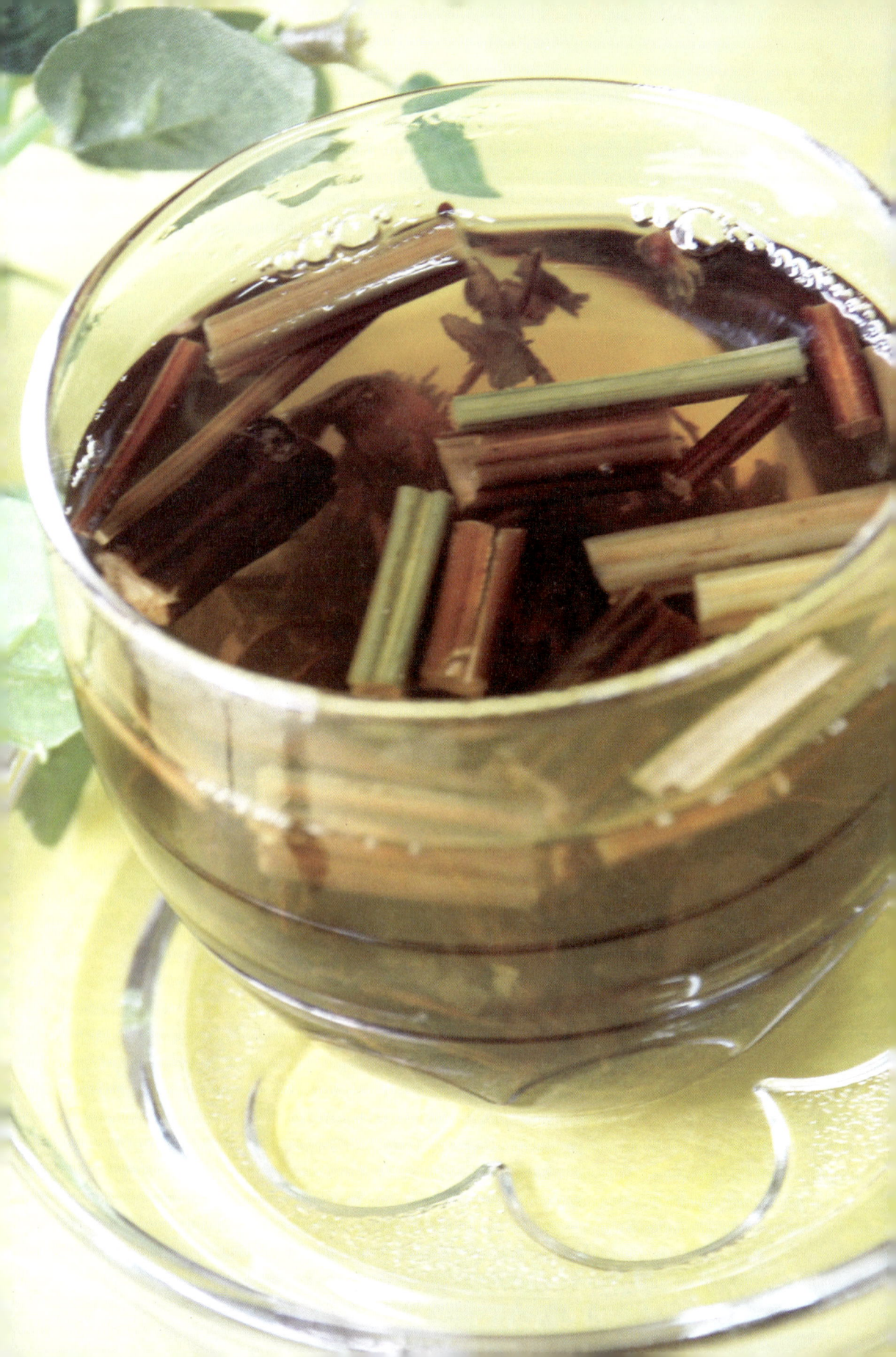

우울증에 좋은 한방차 차조기잎차

- **한약명** 자소엽(紫蘇葉)
- **사용부위** 소엽의 잎 및 끝가지
- **성질과 맛** 성질이 따뜻하며, 맛이 맵다.
- **작용부위** 폐, 위장
- **한약효능** 『본초경집주(本草經集注)』에는 기를 아래로 내려보내며, 소화기의 찬 기운을 제거하는 약초로 기록되어 있다. 들깻잎과 유사하게 생겼으며, 방향성이 강하고 매운맛이 있어 전신의 기를 잘 소통시킨다. 가슴과 복부가 답답한 증상, 목에 무언가 매달린 것 같은 증상을 치료한다. 폐에 작용하여 감기 초기의 오한, 발열, 전신 통증을 치료하며, 위장에 작용하여 어류를 먹은 후 발생하는 복통에 효과적이다.
- **성분효능** 진정 작용, 해열 작용, 항균 작용, 혈액응고 억제 작용, 항산화 작용, 항염증 작용, 항알레르기 작용을 한다. 만성기관지염, 자궁경부출혈 증상에도 사용할 수 있다.
- **주의사항** 오래 복용하면 기운을 손상하므로 몸이 허약한 자는 장기복용을 주의한다.
- **채취시기** 9월 말 잎이 무성하고 꽃이 피기 시작할 때
- **1회 복용량** 2~12g, 오래 끓이지 말아야 한다.

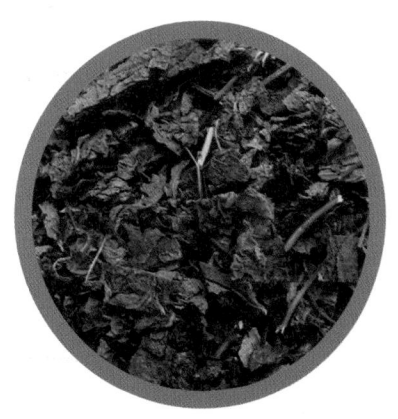

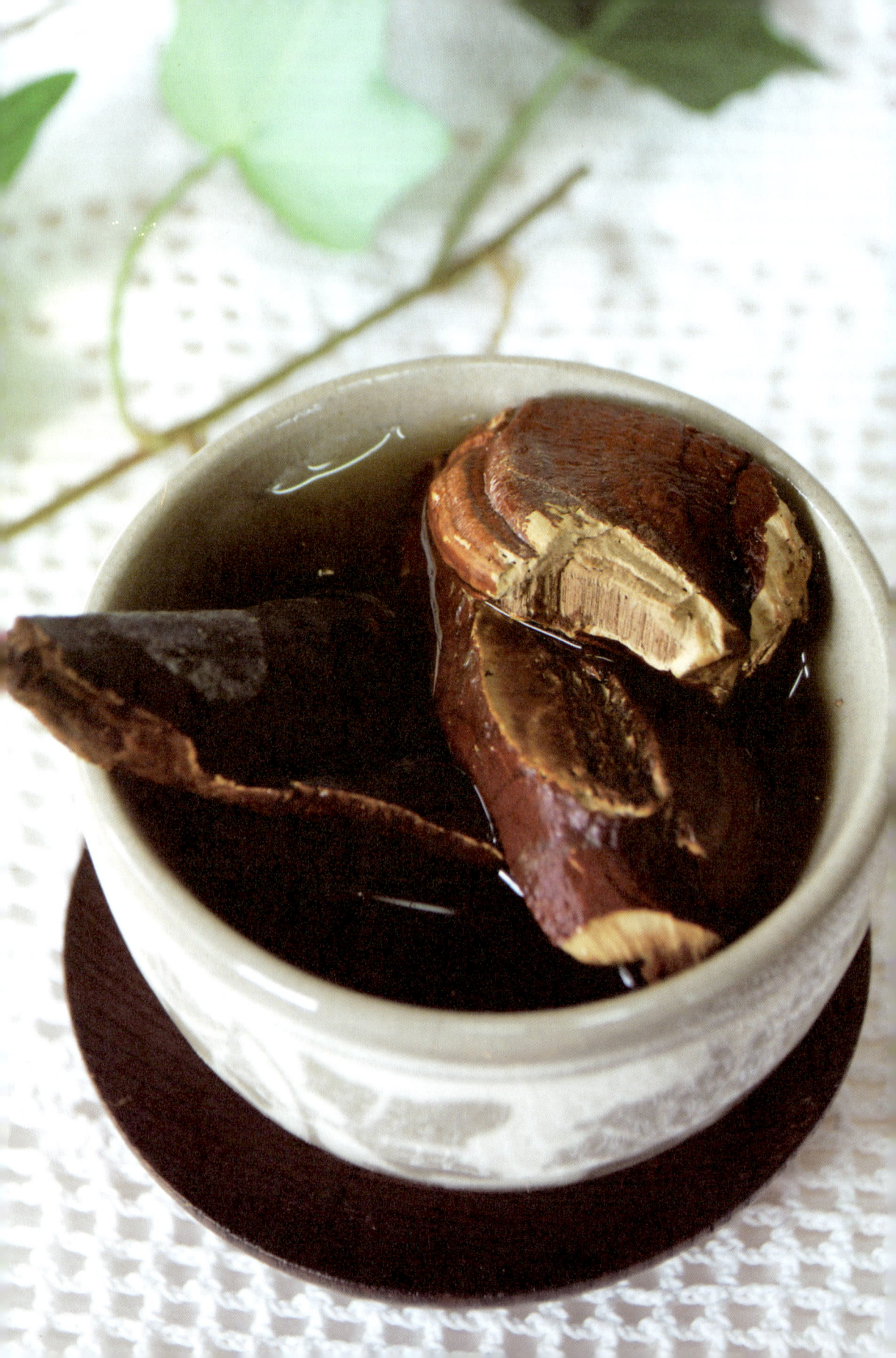

영지버섯차

공황장애에 좋은 한방차

- 한약명　　　영지(靈芝)
- 사용부위　　영지의 자실체
- 성질과 맛　　성질이 약간 차며, 맛이 쓰고 달다.
- 효능부위　　심장, 간, 폐, 비장, 신장
- 한약효능　　영지는 십이장생 중의 하나로 오래 살게 한다는 불로초(不老草)이다. 『신농본초경』에 의하면 귀를 밝게 하고, 관절을 이롭게 하며, 정신을 맑게 하고, 체력을 더해 주고, 근육과 골격을 튼튼하게 하고, 안색을 좋게 만든다고 기록되고 있다. 찬 성질과 쓴맛은 심장의 열을 내려 마음과 정신을 안정시키고, 불면증, 가슴 두근거림 증상, 놀라는 증상, 건망증을 치료한다. 폐에 작용하여 가래를 제거하고 기침, 숨이 찬 증상을 멎게 한다.
- 성분효능　　암세포 침투 전이에 대한 방어 작용, 항균 작용, 진정 작용, 진통 작용, 강심 작용을 한다. 협심증, 신경쇠약, 불면증을 개선하고, 간염을 치료하는 등 간 보호 및 해독 작용을 한다. 동맥경화, 당뇨병, 고지혈증, 십이지장궤양, 암 치료에도 도움이 된다.
- 주의사항　　소화기가 차가운 자
- 채취시기　　가을
- 1회 복용량　2~8g

- 영지버섯을 최대한 작게 자른다. 열 강화 유리용기에 영지 2g에 물 600cc를 부어 강한 불로 끓이다가 약한 불로 30분 더 끓인다. 달인 액을 다른 그릇에 놓아 두고, 다시 물 500cc를 넣고 끓여 처음과 같은 방법으로 끓인다. 두 가지 액을 혼합하여 총 액을 200cc가 되게 끓여서 1일 1~2회 마신다. 쓴맛을 완화하려면 대추나 감초를 넣고 달인다.

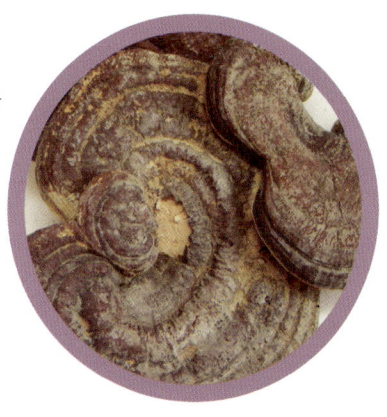

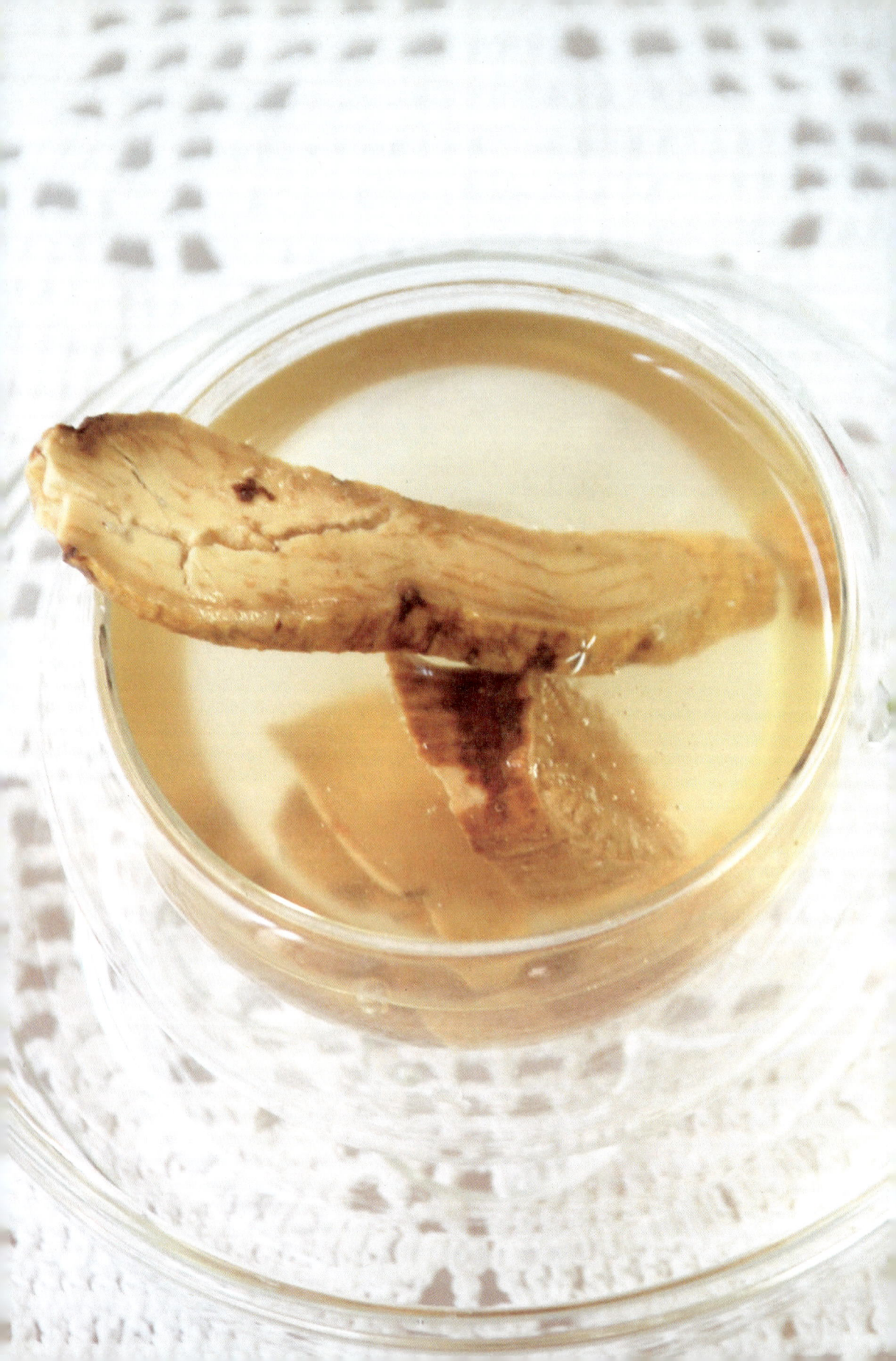

공황장애에 좋은 한방차 백수오차

- **한약명** 백수오(白首烏)
- **사용부위** 은조롱의 덩이뿌리
- **성질과 맛** 간, 심장, 신장
- **작용부위** 성질이 따뜻하며, 맛이 쓰고 달다.
- **한약효능** 『동의보감』에 의하면 하씨 성을 가진 사람이 이 약재를 먹고 머리가 검어졌다는 약재의 유래가 기록되고 있다. 하수오의 덩굴과 줄기가 서로 엉켜서 자라는 모습이 부부가 교합하는 것 같다 하여 교등(交藤), 야합(夜合)으로 명명된다. 따뜻한 성질은 혈액순환을, 단맛은 보강하는 효능을 가지고 있는데 간과 신장에 작용하여 근육을 이완시켜 허리, 무릎이 시큰거리는 통증을 개선한다. 머리를 검게 만들고, 발기력을 좋게 하며, 병후 허약자에게 좋다. 대장을 윤택하게 자윤시켜 변비를 개선해 준다.
- **성분효능** 골수 조혈간세포 수를 증가시키는 조혈 작용을 하고, 간 기능 보호 작용, 진정 작용, 혈중지질강하 작용, 항노화 작용을 한다. 정신분열증, 불면증, 고지혈증, 당뇨병, 알츠하이머 치료에도 효과적이다.
- **주의사항** 묽은 변을 보는 자, 설사를 자주 하는 자
- **채취시기** 10월~11월 가을과 겨울에 잎이 질 때 채취
- **1회 복용량** 10~20g

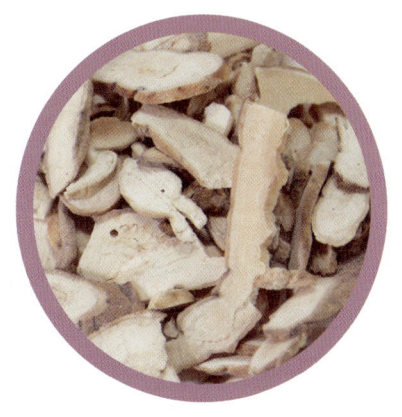

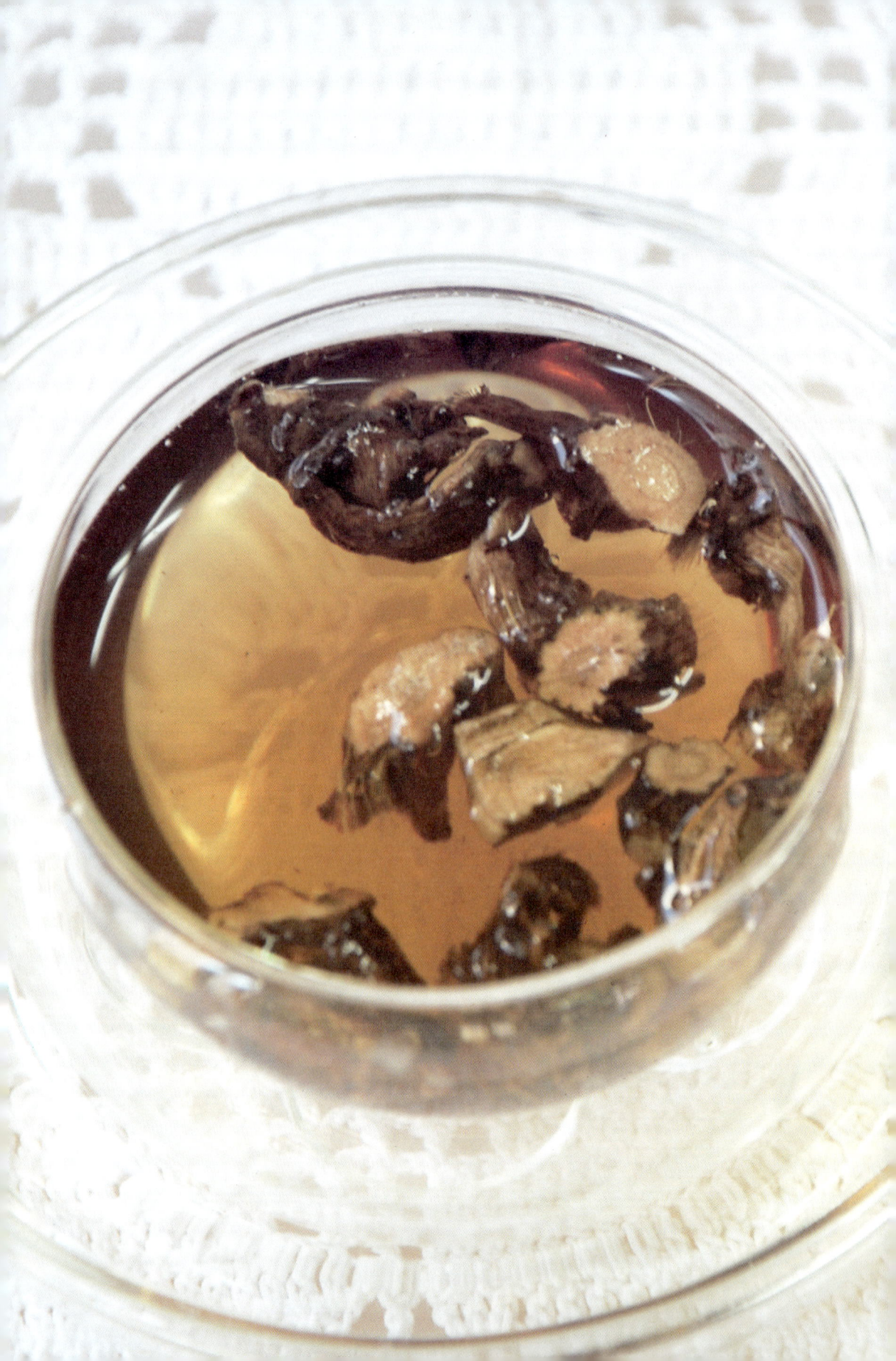

틱장애에 좋은 한방차 석창포차

- **한약명** 석창포(石菖蒲)
- **사용부위** 석창포의 뿌리줄기
- **성질과 맛** 성질이 따뜻하며, 맛이 맵고 쓰다.
- **작용부위** 심장, 위장
- **한약효능** 『동의보감』에 의하면 마음을 열어 주고, 오장을 보강하며, 9규(눈·코·귀·입 7개 구멍과 요도·항문)를 잘 통하게 하고, 귀와 눈을 밝게 하며, 목소리를 좋게 하고, 감각이 아둔해진 것을 치료한다고 기록되고 있다. 석창포는 방향성을 가지고 있으며, 심장에 작용하여 정신을 맑게 해 주고, 마음을 편하게 해 준다. 인체의 상반신을 소통시켜 눈 귀를 밝게 해 주며, 청력감퇴와 코막힘 증상 등을 치료한다. 위장에 작용하여 식욕부진, 소화불량에 효과적이다.
- **성분효능** 대뇌의 피질 신경세포 사멸에 대한 보호 작용, 불안억제 작용, 항경련 작용, 관상동맥 혈류량 증가 작용, 위액분비촉진 작용, 항균 작용, 지방세포형성 억제 작용, 혈당 강하 작용을 한다. 기억력감퇴, 불안증, 뇌졸중, 암질환, 간질, 천식성 기관지염, 치매, 어지럼증, 피부미용에도 사용된다.
- **주의사항** 몸에 체액이 부족한 자로서
  몸에 열이 많은 자
- **채취시기** 4월~5월
- **1회 복용량** 4~12g

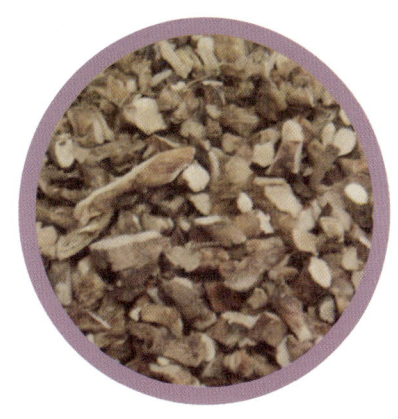

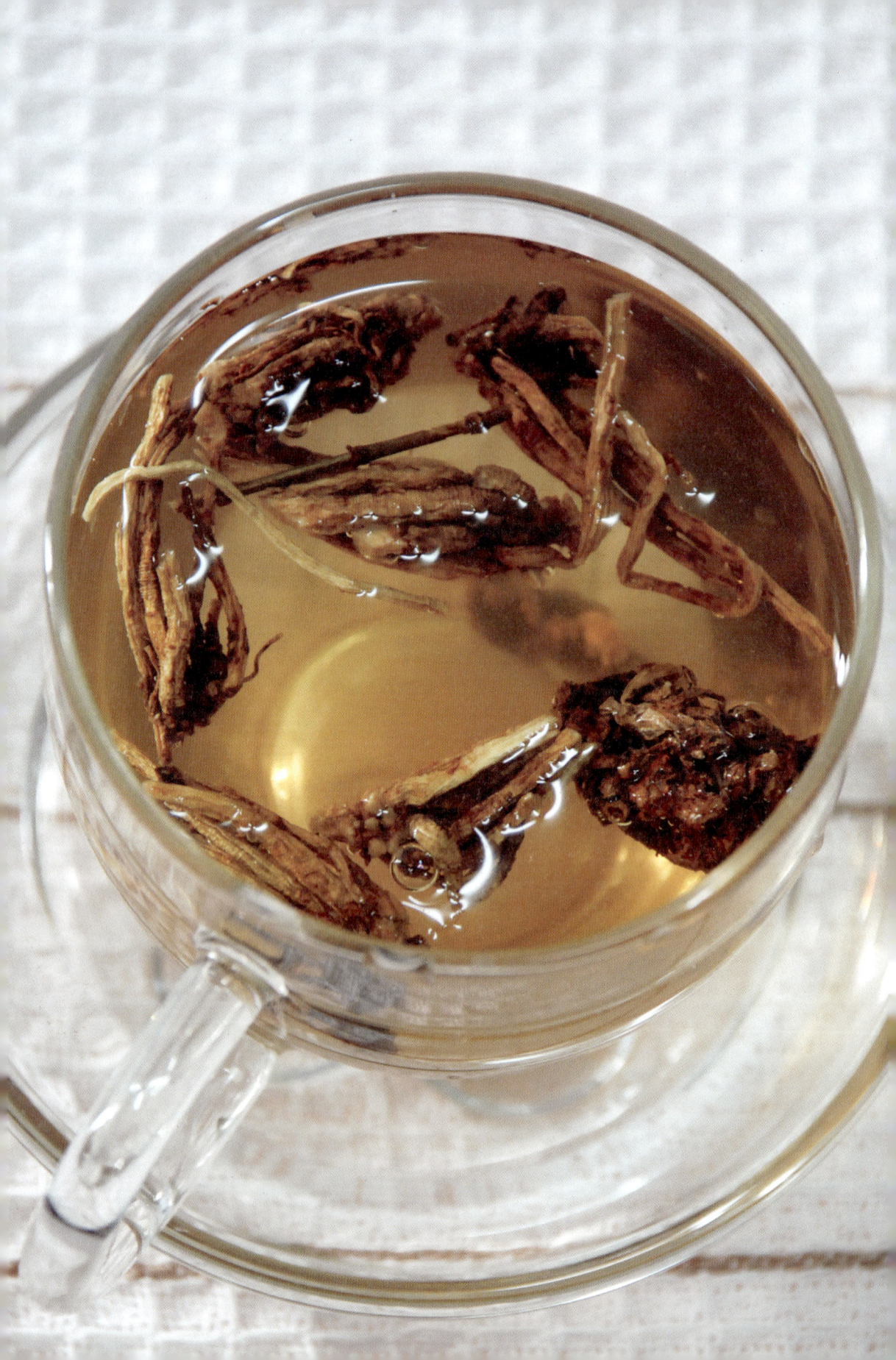

화병에 좋은 한방차 용담초차

- 한약명   용담(龍膽)
- 사용부위   용담의 뿌리 및 뿌리줄기
- 성질과 맛   성질이 차며, 맛이 쓰다.
- 효능부위   간, 담낭, 위장
- 한약효능   잎의 모양은 용규(龍葵, 까마중)라는 약재를 닮고 맛은 쓸개(膽)같이 써서 용담으로 명명되었다고 한다.『동의보감』에 의하면 간과 담낭의 기를 돕고, 놀라서 가슴이 두근거리는 것을 멎게 한다고 기록되고 있다. 용담의 찬 성질과 쓴맛은 간과 담낭 열로 인하여 생식기의 습진과 가려운 증상을 치료하며 눈 충혈, 두통, 귀에서 소리가 나는 증상, 입이 쓴 증상, 옆구리 통증에 사용된다. 이 외에도 습열로 인하여 황달, 고환염, 전립선염에도 이용된다.
- 성분효능   위장운동 강화 작용, 혈압 강하 작용. 간 기능 개선 작용, 소화불량개선, 항균 작용, 항염 작용, 항암 작용을 하며, 고미건위제로도 사용된다. 고지혈증, 간염, 간 경화, 위장장애에 효과적이다.
- 주의사항   소화기가 차가운 자
- 채취시기   10월~11월
- 1회 복용량   4~6g

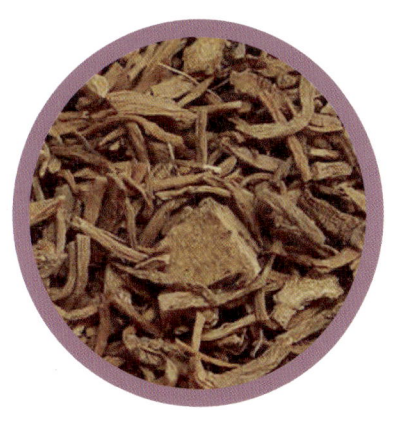

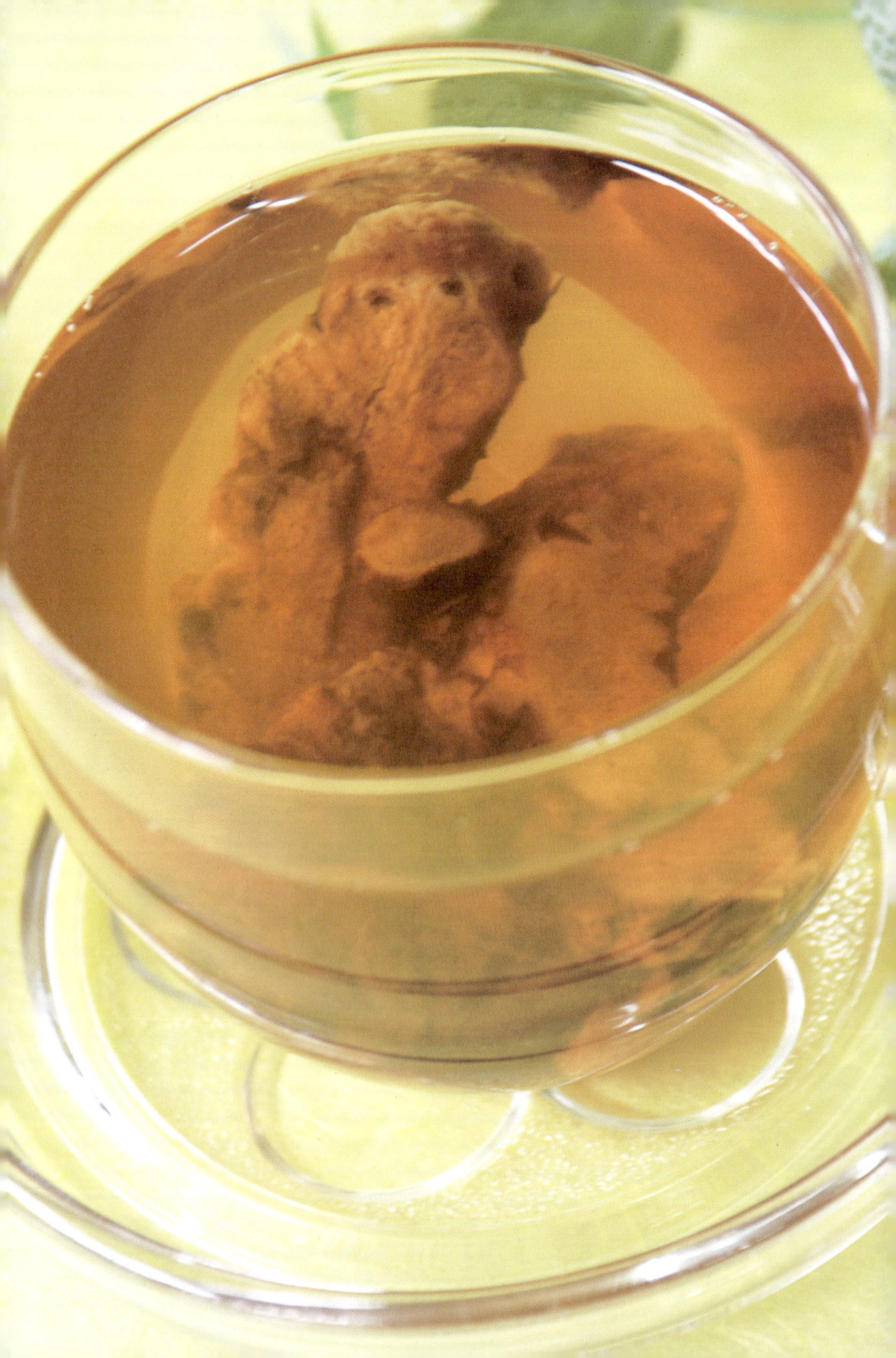

역류성 식도염에 좋은 한방차 백출차

- **한약명**   백출(白朮)
- **사용부위** 삽주 또는 백출의 뿌리줄기 또는 주피를 제거한 것
- **성질과 맛** 성질이 따뜻하며, 맛이 쓰고 달다.
- **효능부위** 비장, 위장
- **한약효능** 소화기에 사용하는 대표적인 약초이다. 『동의보감』에 의하면 비장과 위장을 튼튼하게 하고 소화를 잘 시키며, 명치 밑이 그득하고, 구토, 설사 증상이 나타날 때 치료한다고 기록되고 있다. 쓴맛은 체내의 나쁜 수분을 말려 주어 비위의 기능을 도와주며, 단맛은 보강하는 성질이 있어 비위를 튼튼하게 한다. 나쁜 수분 때문에 발생하는 가래, 비만증을 치료하며, 땀이 나는 증상도 개선한다. 임신 중의 입덧, 태동불안에도 효과적이다.
- **성분효능** 항위궤양 작용, 항균 작용, 항암 작용, 이뇨 작용, 혈압 강하 작용, 스트레스억제 작용, 암세포증식억제 작용, 담즙분비촉진 작용, 혈당 강하 작용, 멜라닌 생성 억제 작용, 항산화 작용을 한다. 당뇨병, 백혈병, 간질환 및 각종 위장질환에 효능이 있다.
- **주의사항** 체내에 나쁜 수분이 없는 자
- **채취시기** 11월~12월
- **1회 복용량** 4~12g

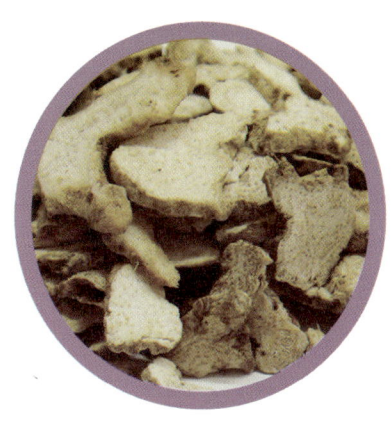

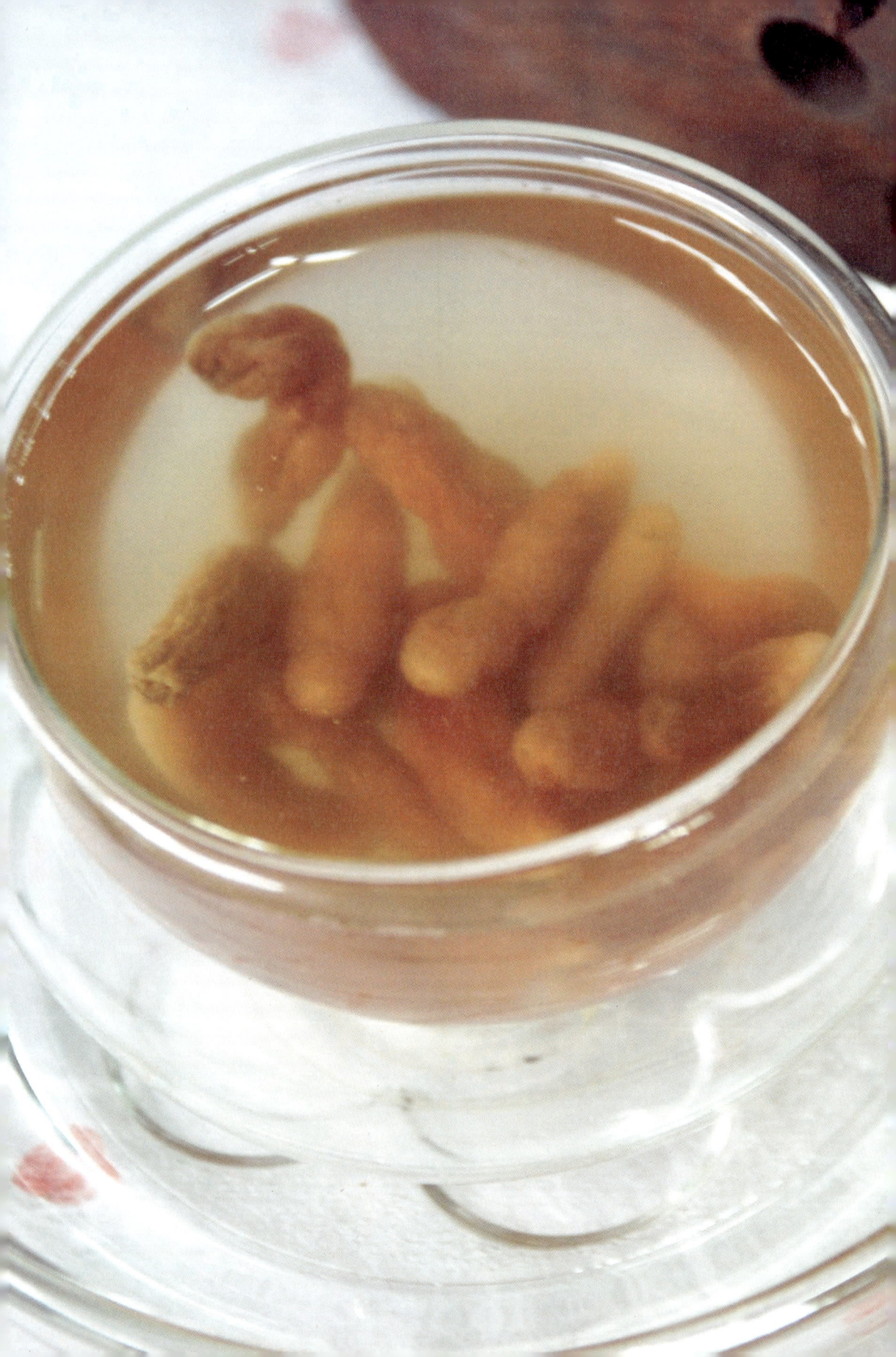

역류성 식도염에 좋은 한방차 맥문동차

- **한약명**: 맥문동(麥門冬)
- **사용부위**: 맥문동 또는 소엽맥문동 뿌리의 팽대부(膨大部)
- **성질과 맛**: 성질이 약간 차며, 맛이 달고 쓰다.
- **효능부위**: 폐, 위장, 심장
- **한약효능**: 폐에 열증상을 내리고, 폐를 보강하며, 심장열을 내리고, 체액을 생성시키는 약초이다. 『본초강목』에 의하면 오래 복용하면 몸이 가벼워지고 늙지 않는다고 기록되고 있다. 약재의 질이 윤택하여 인체의 체액을 보강하는데, 폐의 열증상으로 말미암은 기침가래를 치료하며 점액질이 많아 마른 기침을 개선한다. 심장열 때문인 가슴 두근거림 증상, 불안증도 치료한다.
- **성분효능**: 대식세포에 탐식 작용을 상승시키고, 비장무게를 증가시키므로 면역기능 촉진 작용을 하고, 혈당 강하 작용을 한다. 심장근육의 수축력을 향상하는 작용, 기억증진 작용, 항염증 작용, 인슐린 촉진 작용, 피로회복 작용, 항산화 작용을 한다. 피로, 당뇨병, 고혈압, 위염 등을 개선한다.
- **주의사항**: 소화기가 차가운 자
- **채취시기**: 4월
- **1회 복용량**: 4~16g

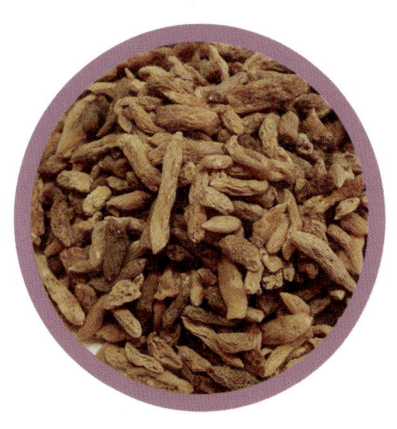

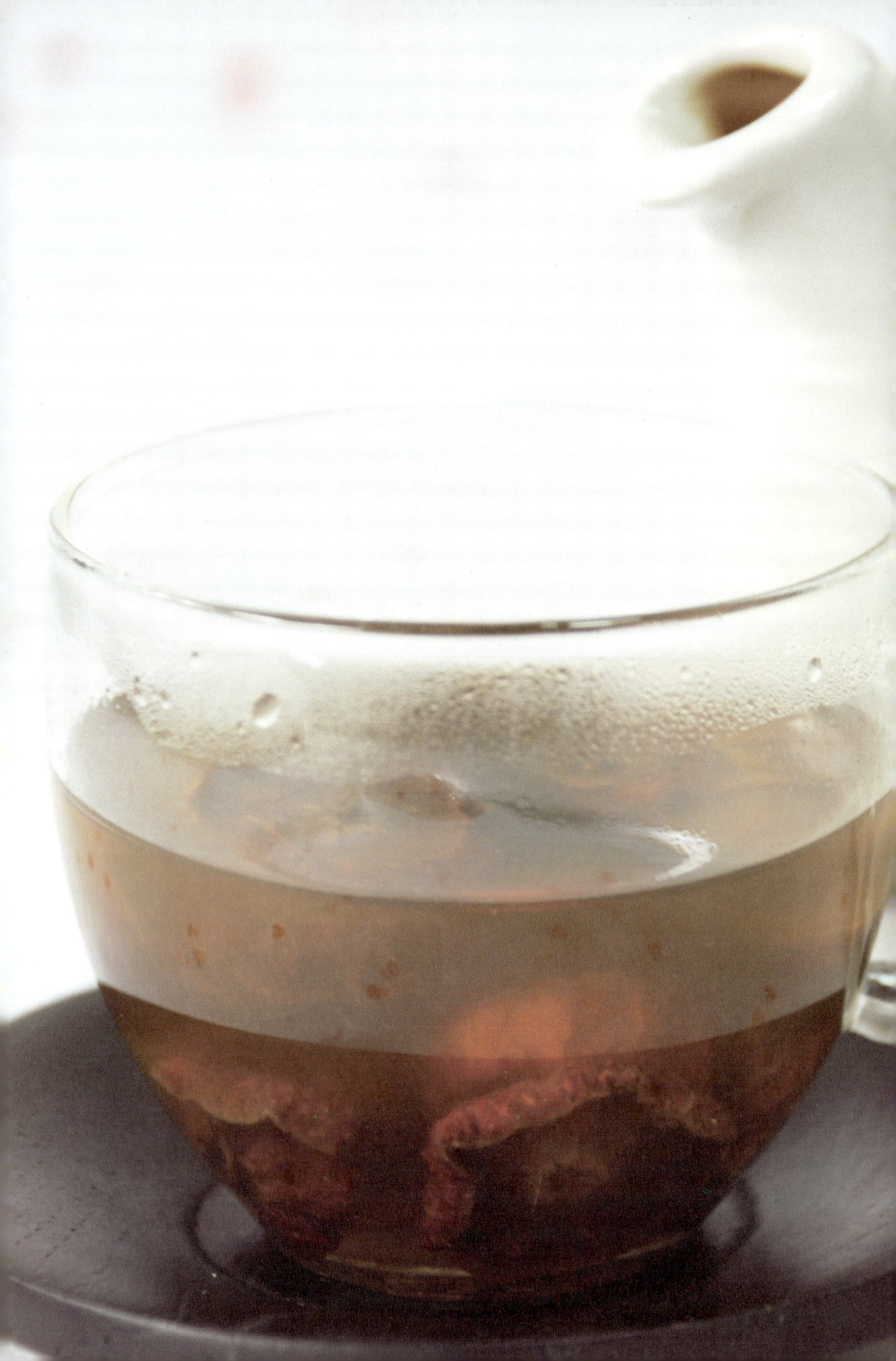

소화불량에 좋은 한방차 산사차

- **한약명**: 산사(山査)
- **사용부위**: 산사나무의 열매
- **성질과 맛**: 성질이 따뜻하며, 맛이 시고 달다.
- **효능부위**: 비장, 위장, 간
- **한약효능**: '아가위'라고도 불리며 특이한 향을 가지고 있다. 소화력을 촉진해 소화불량, 복통, 설사를 치료한다. 『동의보감』에 의하면 음식이 비장과 위장에 뭉친 것을 삭이고, 오랜 체기(滯氣)를 풀어 주며, 기(氣)가 몰린 것을 잘 돌아가게 하고, 비장(脾)을 튼튼하게 하여 가슴을 시원하게 한다고 기록되고 있다. 신물이 넘어오는 증상에 효능이 있으며, 기름진 음식을 먹고 소화가 안 될 때 달여서 복용하면 쉽게 개선이 된다.
- **성분효능**: 단백질 소화촉진 작용, 혈압 강하 작용, 항균 작용, 항암 작용, 자궁수축 작용, 항산화 작용, 항알레르기 작용, 지방세포 억제 작용, 혈관이완작용을 한다. 위염, 고지혈증, 고혈압, 간염, 황달에 효과가 있다.
- **주의사항**: 위장에 열이 있는 자, 식체가 없는 자
- **채취시기**: 10월~11월에 성숙한 과실을 채취하여 씨를 제거하고 사용한다.
- **1회 복용량**: 4~20g

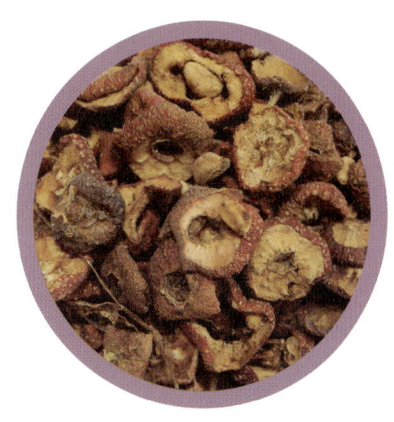

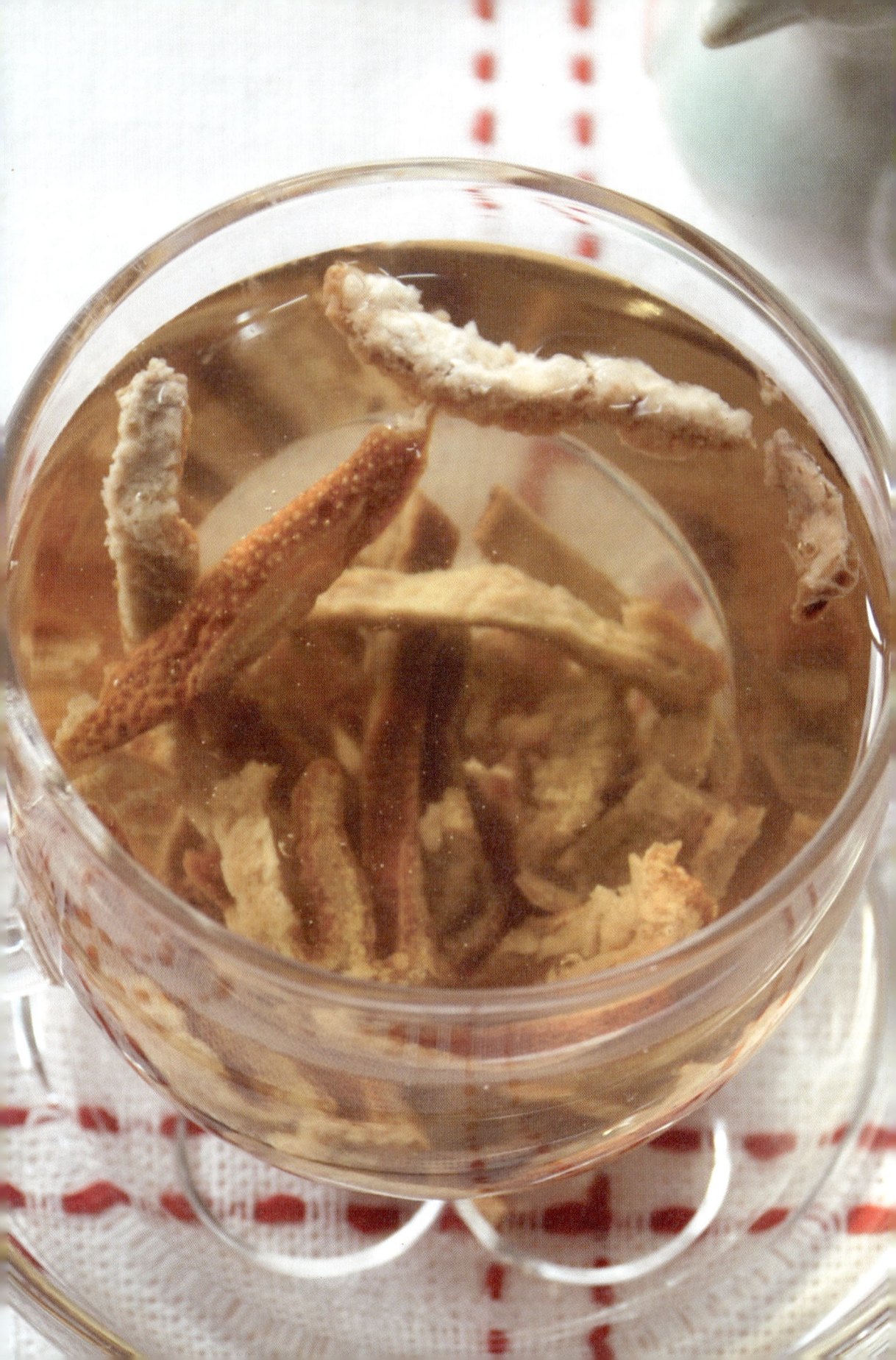

헛구역질에 좋은 한방차 귤껍질차

- 한약명   진피(陳皮)
- 사용부위   귤나무의 잘 익은 열매껍질
- 성질과 맛   성질이 따뜻하며, 맛이 쓰고 맵다.
- 효능부위   비장, 폐, 위장
- 한약효능   진피는 오래된 것일수록 좋다 하여 '진(陳)' 자를 써서 붙여진 이름이다. 『동의보감』에 의하면 가슴에 기가 뭉친 것을 치료하며, 식욕을 촉진하고, 소화를 잘 시키며, 가래를 삭이고, 기운이 위로 치미는 것과 기침을 하는 것을 낫게 하며, 구역을 멎게 하고, 대소변을 잘 통하게 한다고 기록되고 있다. 향이 강해 기(氣)를 잘 돌게 하는데 비장과 폐에 작용하여 가슴이 답답한 증상과 소화불량, 구토, 헛배 부르는 증상 및 호흡기 관련 질환을 치료한다.
- 성분효능   위액분비촉진 작용, 항궤양 작용, 위장 평활근 이완 작용, 담즙분비 촉진 작용을 한다. 담석증, 위장질환, 입덧에 효능이 있다.
- 주의사항   몸에 체액이 부족해서 기침이 많은 자
- 채취시기   11월
- 1회 복용량   4~16g

- 오래 묵혀서 사용하면 좋은 약재 중에 하나이다.

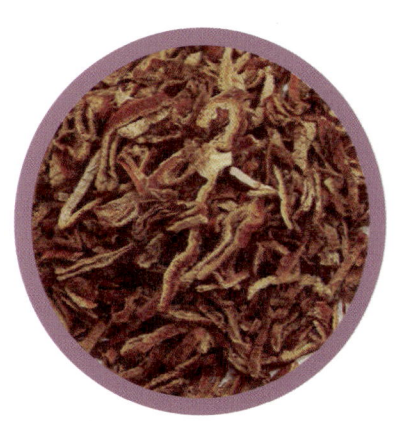

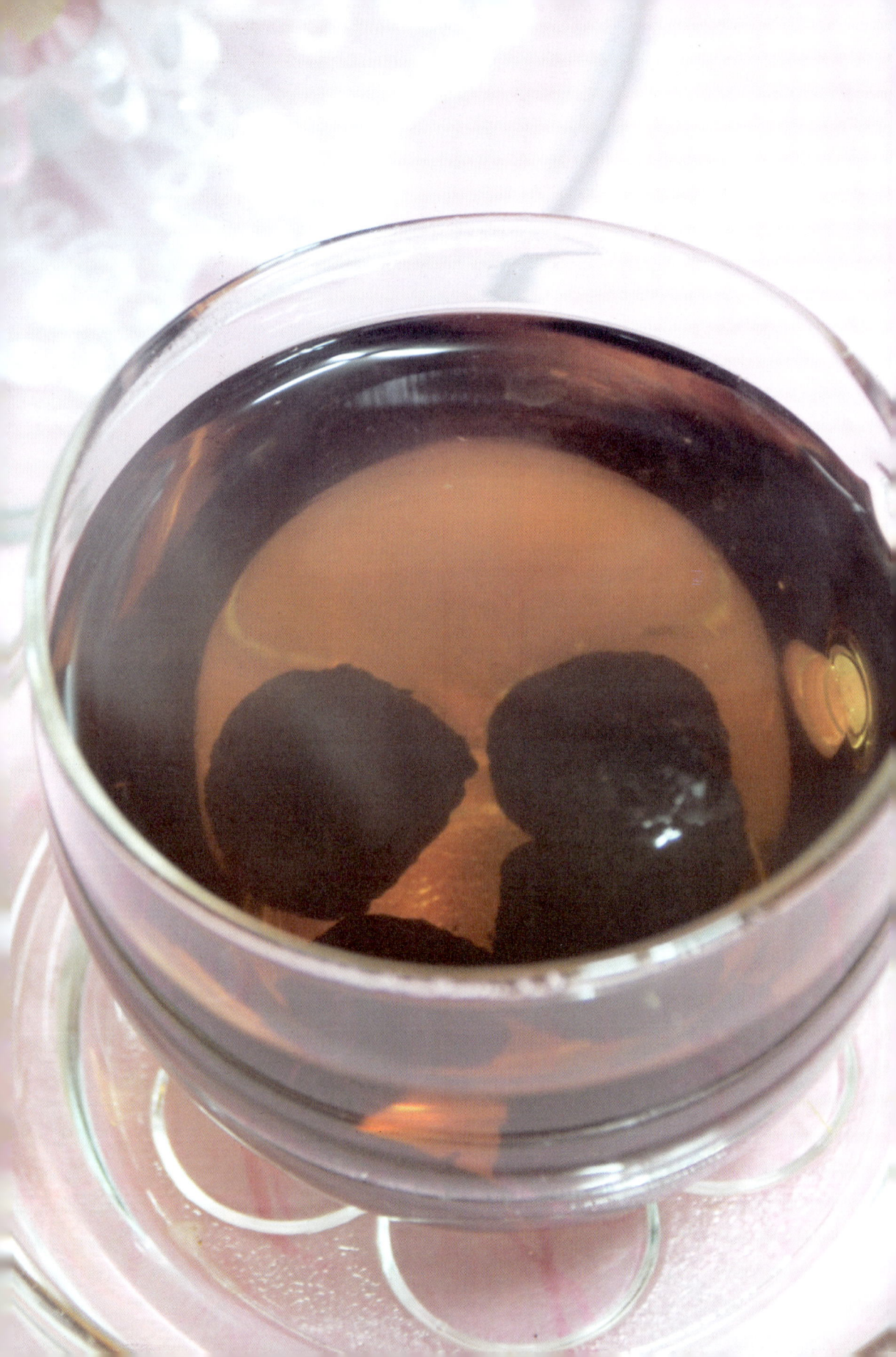

복통에 좋은 한방차 매실차

- **한약명**: 오매(烏梅)
- **사용부위**: 매실나무의 덜 익은 열매로서 연기를 쪼인 것
- **성질과 맛**: 성질이 따뜻하며, 맛이 시다.
- **효능부위**: 간, 비장, 폐, 대장
- **한약효능**: 『동의보감』에 의하면 가래를 삭이며 구토와 갈증을 치료하고, 술독을 풀어 준다고 기록되고 있다. 신맛은 폐를 수렴시켜 오랜 기침을 멎게 하고, 대장에 작용하여 설사를 멈추게 하며, 폐에 작용하여 인체의 체액을 생성시키고 갈증을 멎게 한다. 회충으로 인한 구역질과 복통에 효과가 있다.
- **성분효능**: 항균 작용, 항알레르기 작용, 항노화 작용, 혈당 강하 작용, 항산화 작용을 한다. 위장질환, 피로, 백혈병, 당뇨병, 간암, 자궁암, 티눈에 효과가 있다.
- **주의사항**: 급성질환이 있는 자, 열이 나는 증상이 있는 자
  익지 않은 푸른 매실의 씨에는 미량의 시안화수소산(hydrocyanic acid)인 청산이 함유하고 있으므로 불에 구워 말리거나 소금에 절이거나 설탕에 삭혀서 섭취한다.
- **채취시기**: 6월~9월
- **1회 복용량**: 8~16g

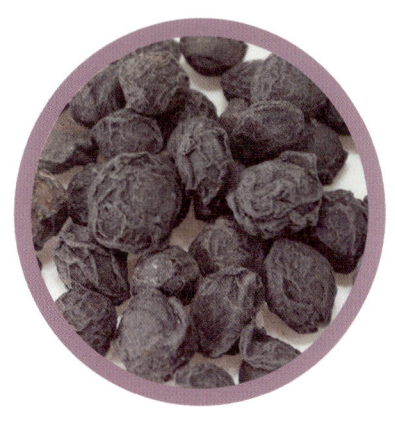

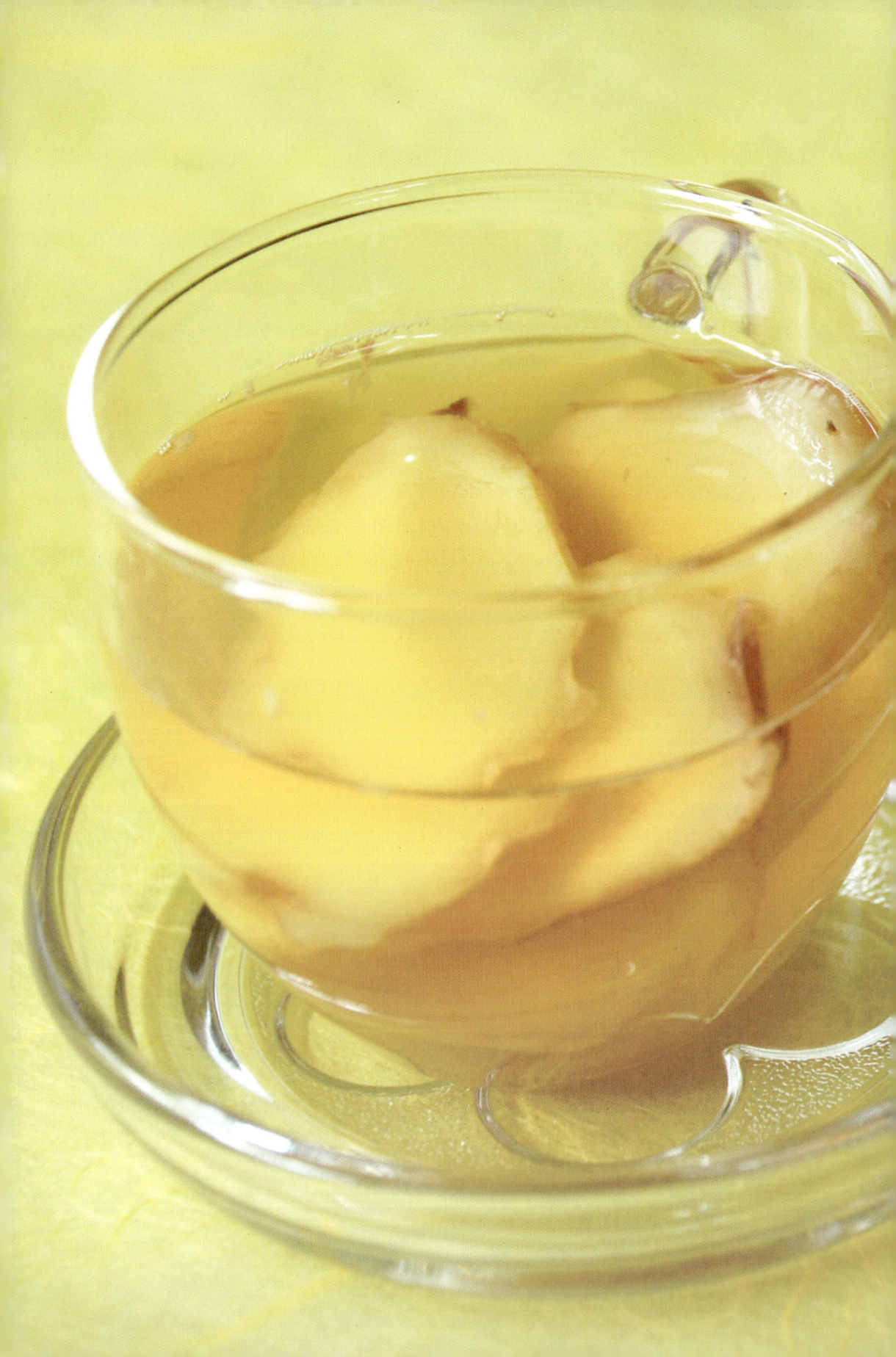

초기 감기에 좋은 한방차 생강차

- **한약명** 생강(生薑)
- **사용부위** 생강의 신선한 뿌리줄기
- **성질과 맛** 성질이 따뜻하며, 맛이 맵다.
- **효능부위** 폐, 비장, 위장
- **한약효능** 생강은 향신료로 많이 사용하지만 감기를 앓는다면 생강차부터 생각하게 된다. 『명의별록(名醫別錄)』에 의하면 감기의 증세를 제거하고, 두통, 코막힘 증상, 기침, 구토, 가래를 없애 준다고 기록되어 있다. 생강의 따뜻한 성질은 폐에 작용하여 찬 기운을 소실시켜 주고, 기침을 멈추게 하며, 가래를 삭여 주며, 체온을 조절해 주는 효능을 한다. 매운맛은 땀을 나게 하여 감기로 발생하는 으슬으슬 추운 오한 증상을 개선한다.
- **성분효능** 중추신경억제로 진정, 진통 작용을 하며 항경련 작용, 해열 작용, 소염 작용, 이담 작용, 구토억제 작용, 항산화 작용, 혈중콜레스테롤 억제 작용을 한다. 대장암, 암질환, 급성염증, 관절염 등을 치료한다.
- **주의사항** 몸에 열이 있는 자
- **채취시기** 가을에서 겨울 사이
- **1회 복용량** 4~12g

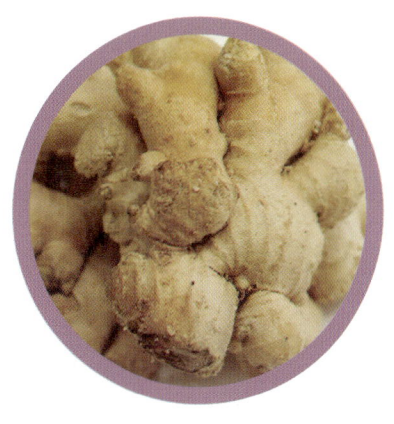

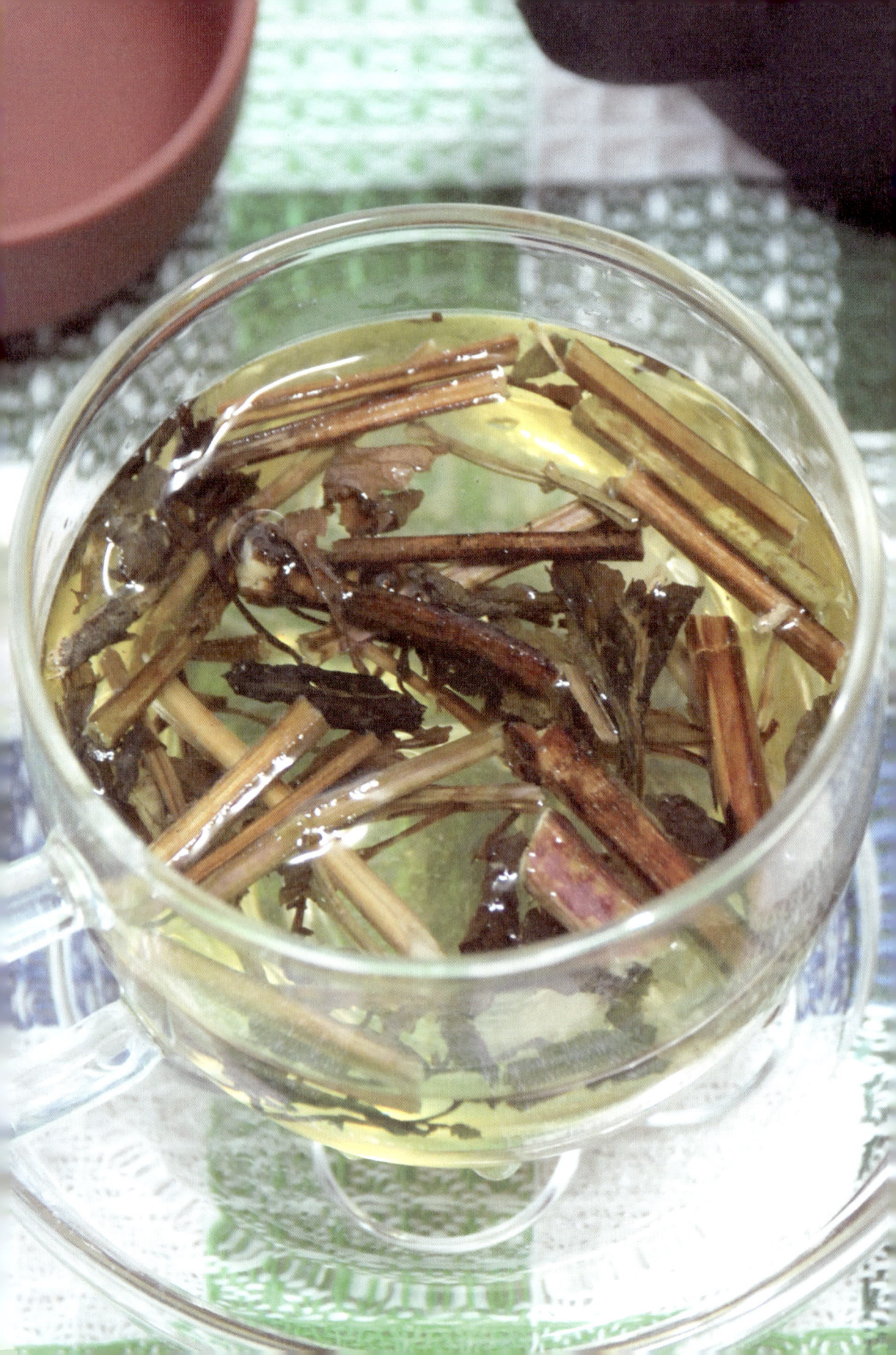

열성 감기에 좋은 한방차 박하차

- 한약명   박하(薄荷)
- 사용부위   박하의 지상부
- 성질과 맛   성질이 서늘하며, 맛이 맵고 약간 쓰다.
- 효능부위   폐, 간
- 한약효능   박하는 약재가 가벼워서 인체의 상반신에 작용하고 서늘한 성질이 폐(肺)에 열을 발산시킨다. 『동의보감』에 의하면 땀을 나게 하고, 독을 빠지게 하며, 감기로 말미암은 증상을 치료하고, 뼈마디를 잘 움직이게 하여, 몹시 피로한 것을 풀리게 한다고 기록되고 있다. 초기 감기에서 오는 두통, 코막힘 증상, 인후통, 눈 충혈에 효과적이다. 스트레스로 오는 두통에도 머리를 맑게 해 주는 효능이 있다. 간에도 작용하여 옆구리 통증, 헛배 부르는 증상, 목에 무언가 걸린 듯 답답한 증상(매핵기: 梅核氣)도 치료한다.
- 성분효능   비강 세정 효과, 소염 작용, 해열 작용, 이담 작용, 항균 작용, 임신 중 유산 작용, 항산화 작용, 면역조절 작용을 한다. 천식, 비염, 호흡기질환, 급성 유선염, 인후염, 감기에 효과적이다.
- 주의사항   체내 체액이 부족한 자, 땀이 많이 나는 자
- 채취시기   여름과 가을에 잎이 무성하고 꽃이 필 때
- 1회 복용량   2~8g

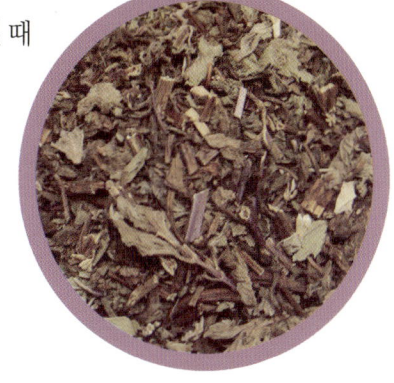

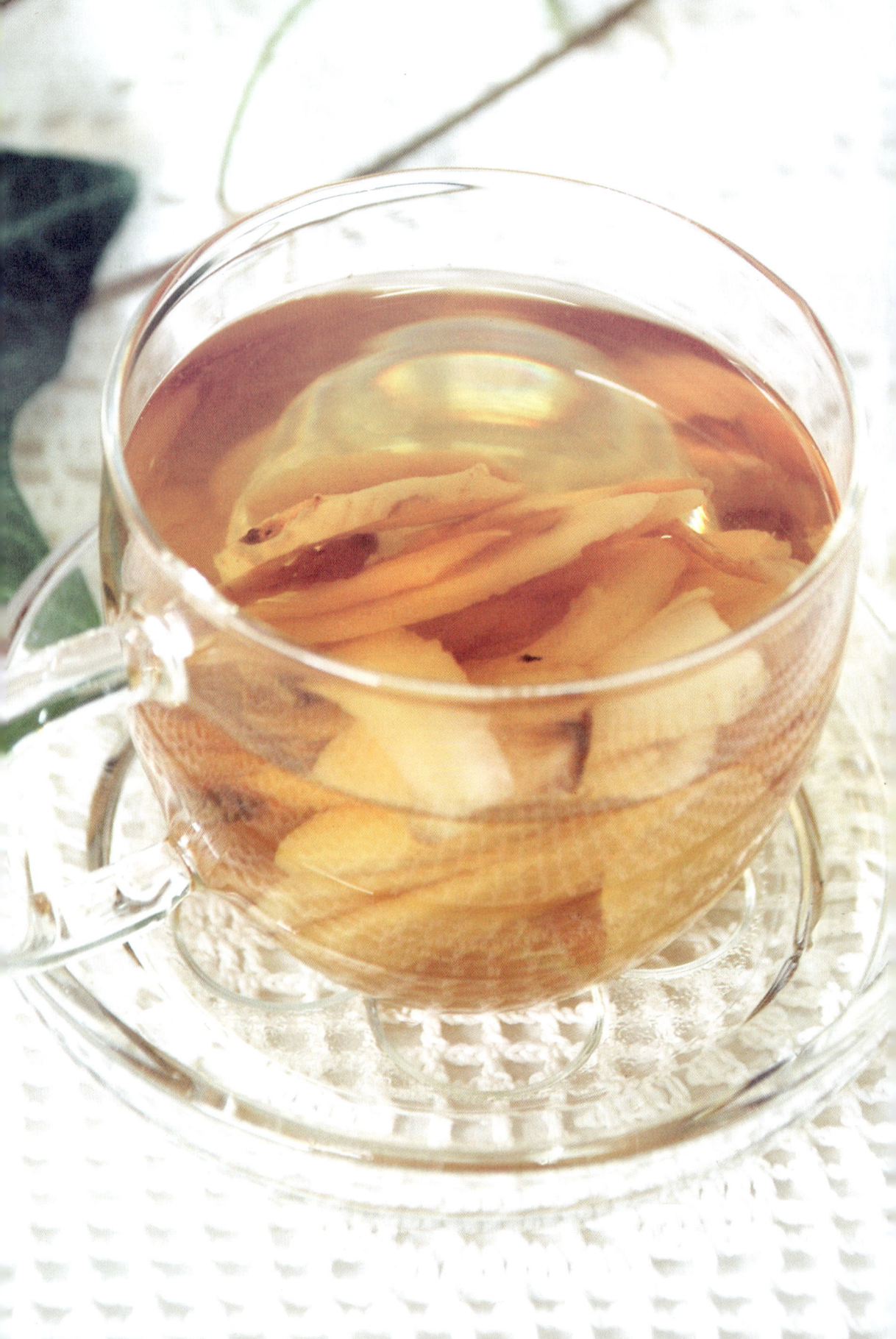

인후통에 좋은 한방차 도라지차

- **한약명**   길경(桔梗)
- **사용부위**   도라지의 뿌리 또는 주피를 제거한 것
- **성질과 맛** 성질이 따뜻하며, 맛이 맵고 쓰다.
- **효능부위**   폐, 심장, 위장
- **한약효능**   『본초강목』에 따르면 뿌리가 견실하고 경직(梗直)되어 있다 하여 이름 붙여졌다고 한다. 『동의보감』에서 도라지는 약기운을 끌고 위로 올라가면서 아래로 내려가지 못하게 하며, 기혈을 끌어올리고, 호흡기에 작용한다고 기록되고 있다. 길경은 매운맛은 발산시키고, 쓴맛은 기를 하강시키는데, 폐에 작용하여 폐의 열 증상과 가슴 답답함을 풀어 주며, 쓴맛은 기침을 멈추고, 담을 없애고, 인후통을 소실시켜 준다. 목이 잘 쉬고 인후가 건조할 때 쉽게 응용할 수 있으며, 급만성 인후질환에 효과적이다.
- **성분효능**   항염증 작용, 거담 작용, 진해 작용, 해열 작용, 혈압 강하 작용, 혈당 강하 작용, 항알레르기 작용, 항균 작용, 비만억제 작용, 인지기능개선 작용, 폐암 세포증식 억제 작용을 한다. 인후염, 호흡기질환, 천식, 당뇨병, 기억력 감퇴를 치료하며, 간 보호 효능도 가진다. 농(膿)을 배출하는 작용이 있어 종양질환에도 응용할 수 있다.
- **주의사항**   체액이 부족해서 기침이 있는 자
- **채취시기**   11월~12월
- **1회 복용량** 4~12g

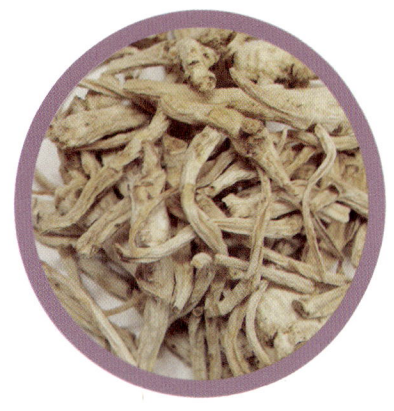

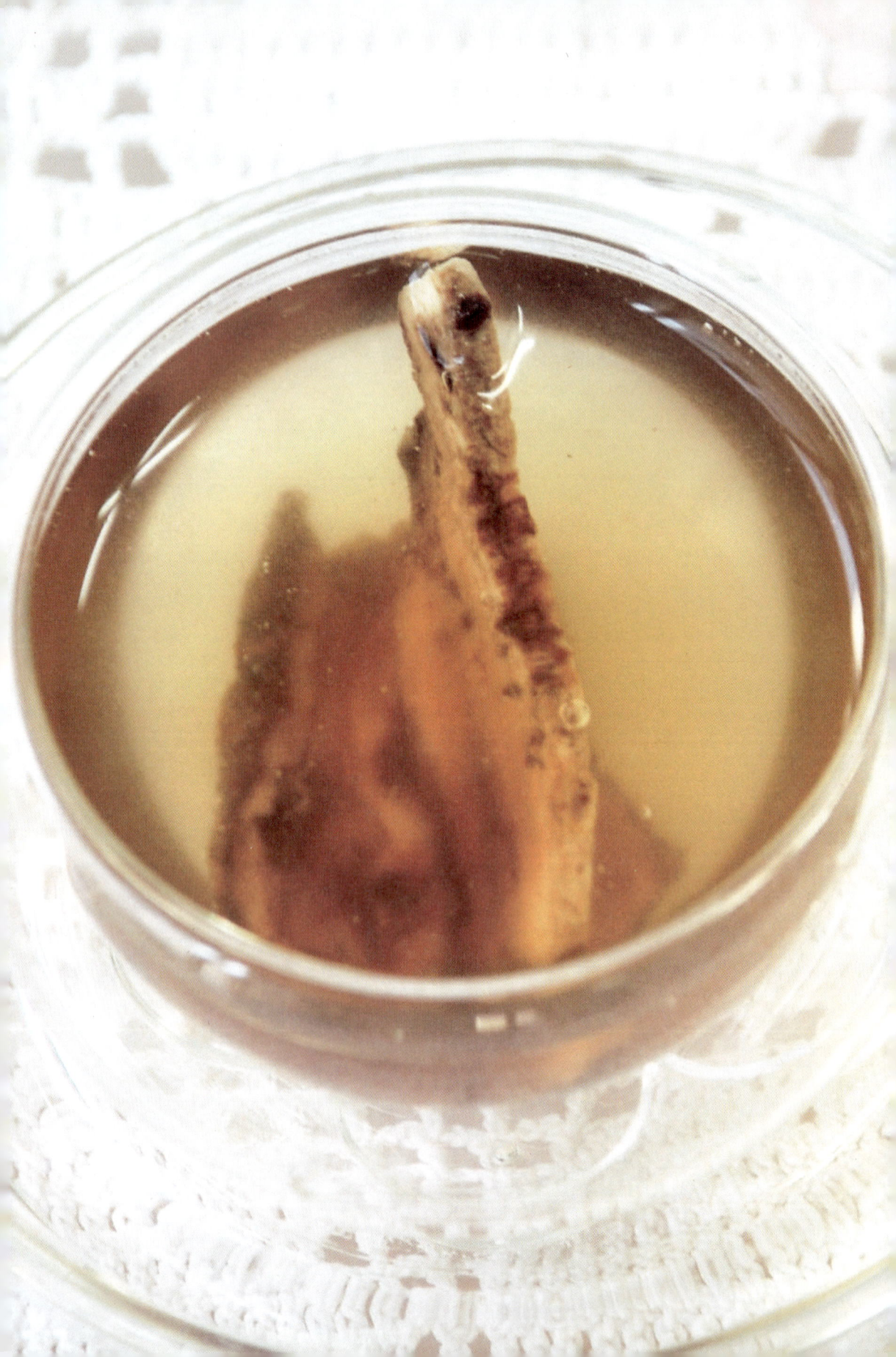

노란 가래에 좋은 한방차 전호차

- 한약명   전호(前胡)
- 사용부위 바디나물의 뿌리
- 성질과 맛 성질이 약간 차며, 맛이 맵고 쓰다.
- 효능부위 폐, 삼초
- 한약효능 『동의보감』에 의하면 나쁜 수분이 많은 것을 없애고, 기(氣)를 내리며 기침을 멈춘다고 기록되고 있다. 『명의별록(名醫別錄)』에 의하면 가래에 의한 흉복부의 답답한 증상과 감기로 말미암은 두통을 치료한다고 기록하고 있다. 전호의 찬 성질은 폐에 열 증상을 내려 주고, 기침을 멎게 하며, 쓴맛은 가래를 배설시킨다. 매운맛은 폐를 소통시켜 가슴 답답한 증상, 숨찬 증상도 개선한다.
- 성분효능 폐렴쌍구균, 황색포도상구균 등에 대한 항균 작용을 하고, 항바이러스 작용, 진해 작용, 이뇨 작용을 하여 호흡기질환에 효과적이다.
- 주의사항 몸에 열이 많아 체액이 부족한 자
- 채취시기 가을에 잎이 고사한 이후
- 1회 복용량 4~12g

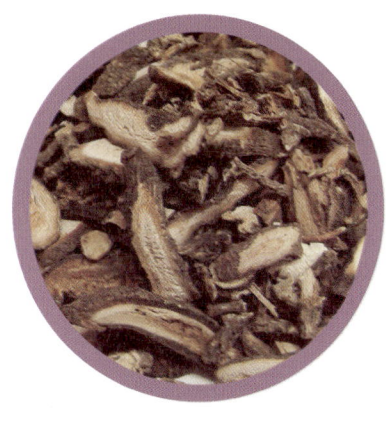

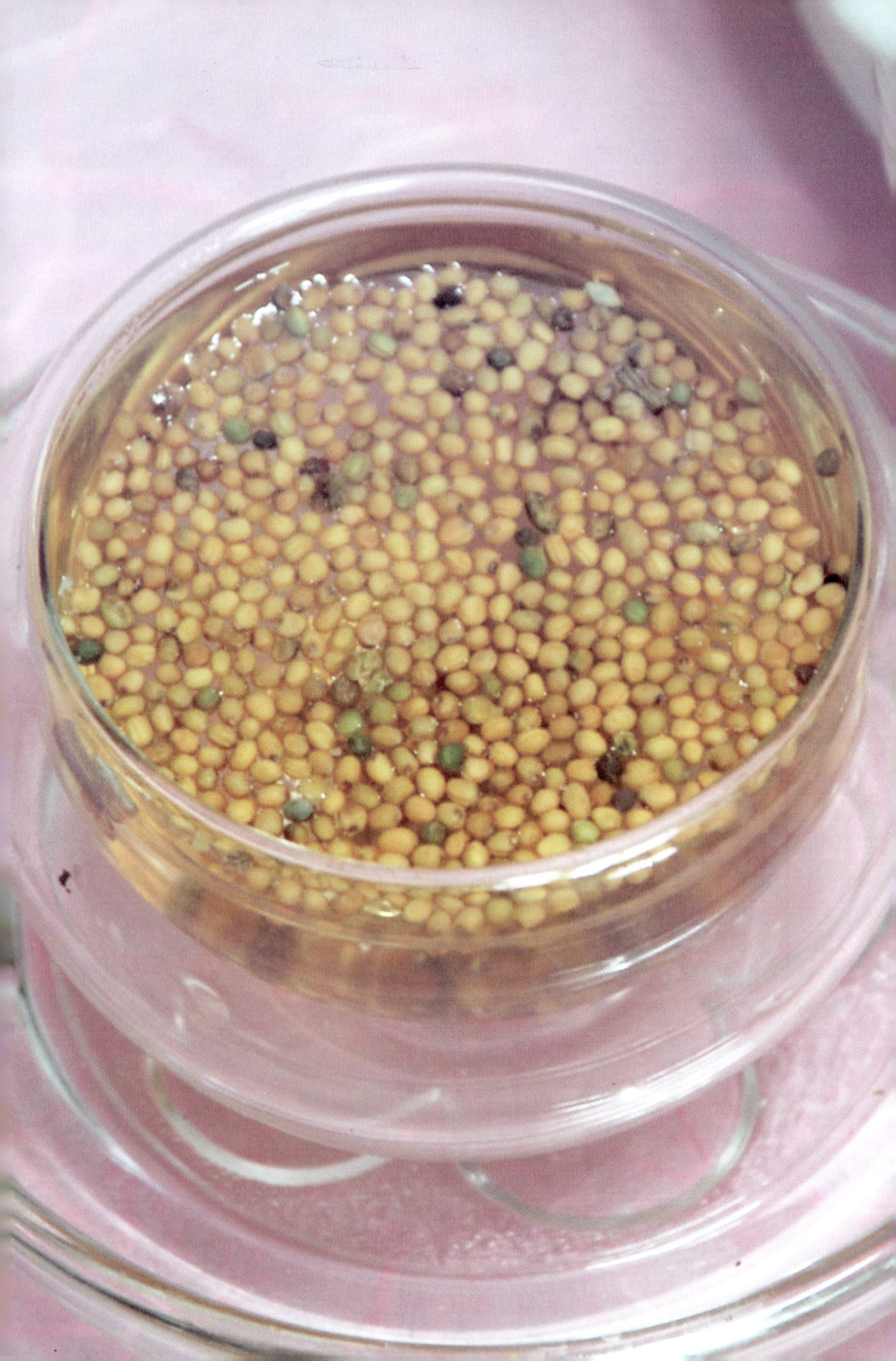

하얀 가래에 좋은 한방차 백개자차

- 한약명   백개자(白芥子)
- 사용부위   백개의 성숙한 씨
- 성질과 맛   성질이 따뜻하며, 맛이 맵다.
- 효능부위   폐
- 한약효능   『동의보감』에 의하면 기운이 치미는 것을 낮게 하고, 땀이 나게 하며, 가슴에 있는 나쁜 수분과 몸이 차가워서 얼굴이 누래진 것을 치료하는 등 나쁜 수분이 힘줄 밖에 있을 때 백개자를 쓰지 않으면 약의 기운이 그곳까지 도달하지 못한다고 기록되고 있다. 따뜻한 성질은 폐에 기를 소통시켜 가래를 배설시키고, 기침과 천식을 멈추게 한다. 매운맛은 근육이나 관절에 정체된 나쁜 수분을 말린다.
- 성분효능   비만억제 작용, 항균 작용, 진통 작용, 거담 작용을 하여 천식, 호흡기질환, 신경통, 관절염, 비만증, 두통에 효과가 있다.
- 주의사항   폐에 열 증상으로 기침이 많은 자, 몸에 열이 많은 자
- 채취시기   여름과 가을에 과실이 성숙할 때
- 1회 복용량   4~12g

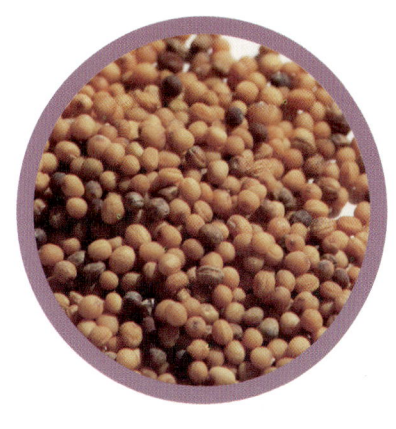

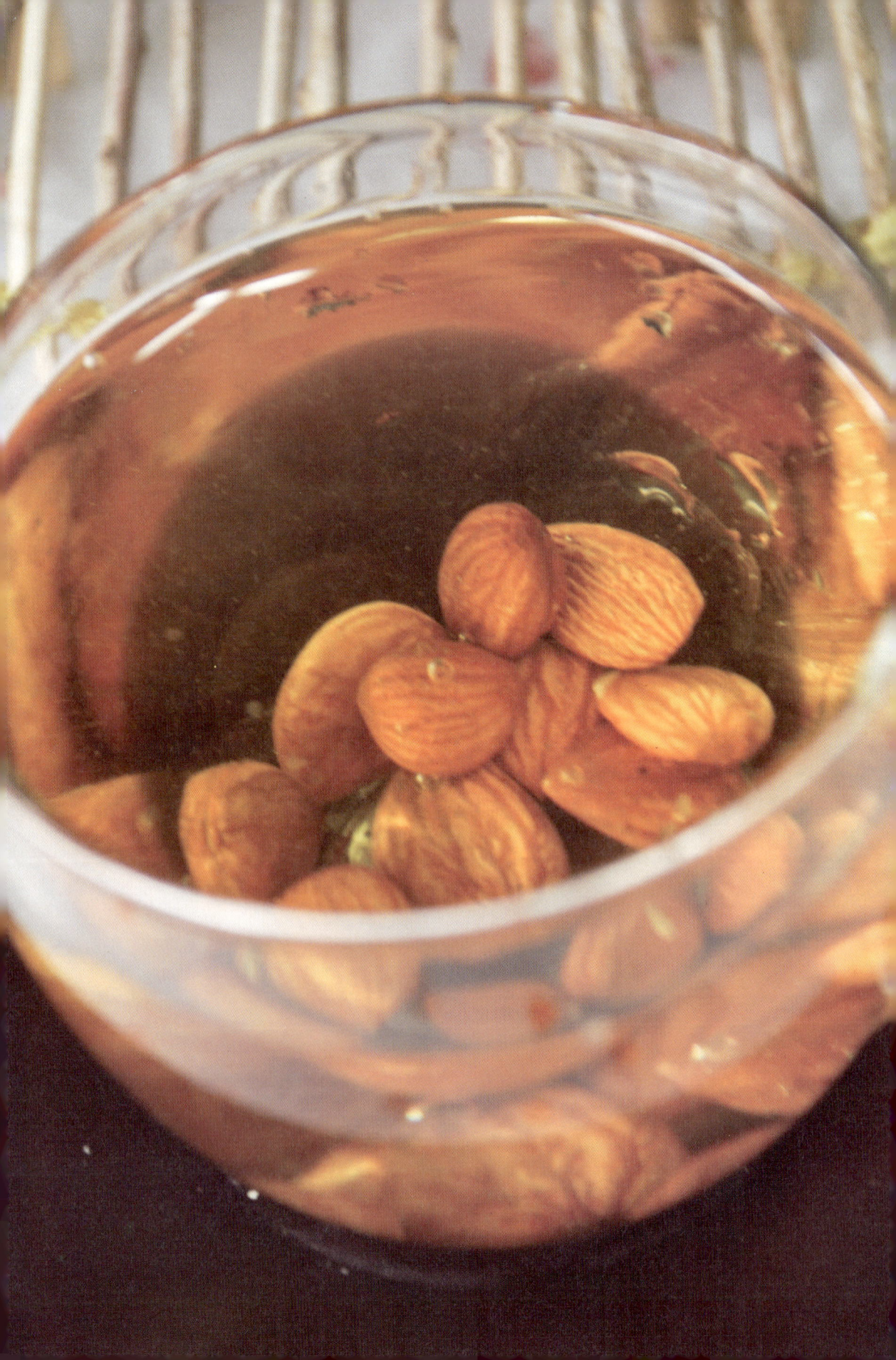

낮에 하는 기침에 좋은 한방차 살구씨차

- 한약명   행인(杏仁)
- 사용부위   살구나무 및 개살구나무의 씨
- 성질과 맛 성질이 따뜻하며, 맛이 맵고 쓰다.
- 효능부위   폐, 대장
- 한약효능   『동의보감』에 의하면 기침이 나면서 기가 치미는 것, 숨이 찬 것 등을 치료하고 피부의 땀구멍을 풀어 주어 땀이 나게 한다고 기록되고 있다. 행인의 쓴맛은 기를 하강시키는데 폐기가 치솟아 발생하는 천식과 같은 호흡기질환에 좋은 효과를 보인다. 가을에 발생하는 마른 기침을 치료하며, 기름기가 풍부하여 대장의 연동운동을 원활하게 하므로 변비에 좋다.
- 성분효능   아미그달린은 시안화합물로서 많은 양을 복용하면 중추신경의 호흡마비를 일으킬 수 있지만 가열하면 대부분 분해된다. 진해 작용, 평천 작용, 혈당 강하 작용, 소염진통 작용, 항알레르기 작용, 항산화 작용, 미백 효과 작용을 한다. 폐결핵, 기관지 확장증, 천식, 위암에 효과적이다.
- 주의사항   몸에 체액이 부족하여 기침이 있는 자
- 채취시기   여름에 과실이 성숙할 때
- 1회 복용량 2~12g

- 살구의 열매를 채취하여 열매의 껍질과 과육을 제거하고 남은 핵에서 껍질을 제거한다. 채취한 종자를 끓는 물에 넣어서 불린 다음 종자의 피첨을 제거하고 생것을 사용하거나 혹은 약한 불을 사용하여 볶는다.

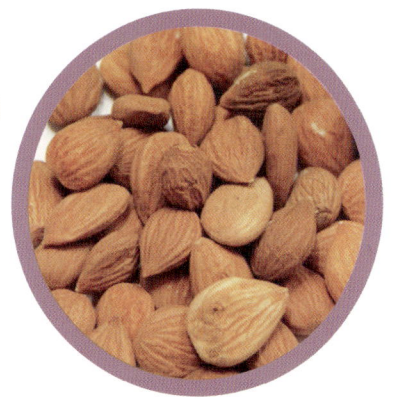

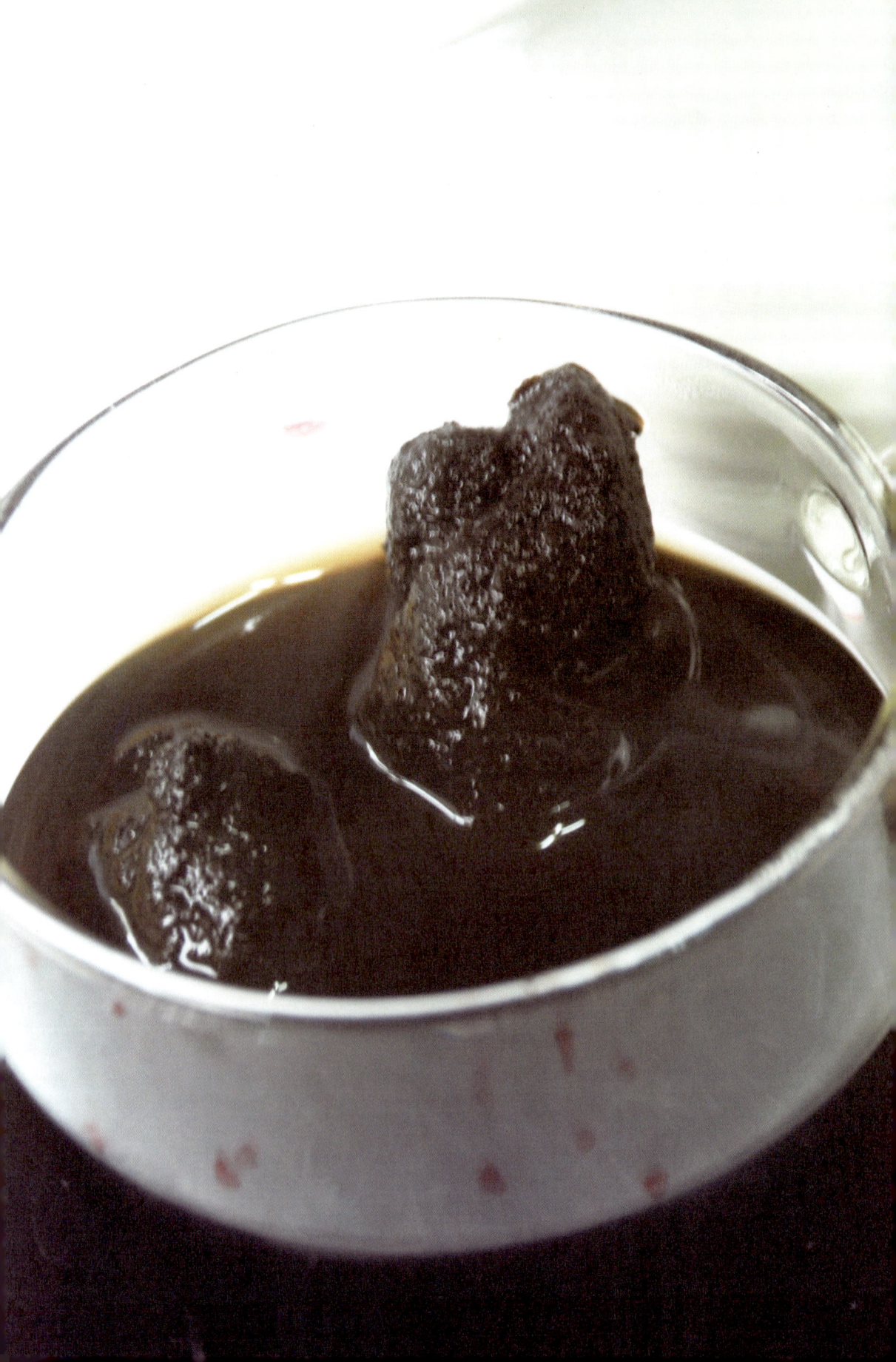

밤에 하는 기침에 좋은 한방차 숙지황차

- **한약명**: 숙지황(熟地黃)
- **사용부위**: 생지황의 뿌리를 포제 가공한 것
- **성질과 맛**: 성질이 약간 따뜻하며, 맛이 달다.
- **효능부위**: 간, 신장
- **한약효능**: 숙지황은 음중에 양을 가진 약물이다. 『동의보감』에 의하면 부족한 혈액을 크게 보강하고, 수염과 머리털을 검게 하여 골수를 보강해 주고, 살찌게 하며, 근육과 뼈를 튼튼하게 하고, 허손을 보충하고, 혈맥을 통하게 해 기운을 더 나게 하고, 귀와 눈을 밝게 한다고 기록되고 있어 보약 중의 하나로 보았다. 약재의 질이 무거워 하강하는 성질이 있고, 윤택하여 인체의 체액과 혈액을 보충하므로 신장에 좋은 보약이다. 신장기능 허약으로 오는 밤기침, 허리와 무릎의 통증, 식은땀, 갈증에 좋은 효과를 나타낸다. 단맛은 체내의 혈액순환과 체액생성을 도와 갈증과 허약성, 열성 질병을 치료한다.
- **성분효능**: 혈당 강하 작용, 항노화 작용, 항산화 작용, 조혈 작용, 스트레스 억제 작용을 한다. 당뇨병, 고혈압, 관절질환, 골다공증, 우울증에도 효과가 있다.
- **주의사항**: 소화기 허약자, 설사가 많은 자, 식체가 많은 자, 소화불량인 자
- **채취시기**: 11월~12월
- **1회 복용량**: 4~20g

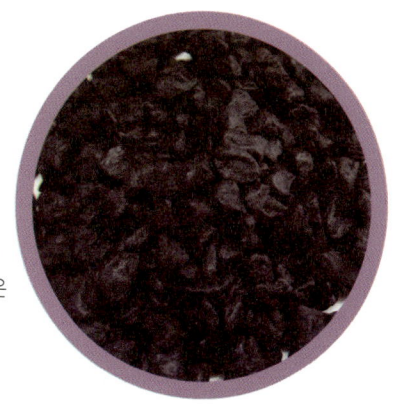

- 숙지황 만드는 법 : 지황의 양품(良品)을 선택하여 솥에 삼발이를 놓고 청주를 부어 찐 후 건조한다. 이와 같은 방법을 9번 반복하여 제조하는데 이런 방법을 구증구폭(九蒸九爆)이라고 한다.
- 좋은 지황 품질 구분법 : 지황의 날것을 물에 담갔을 때 물에 뜨는 것은 천황(天黃), 반쯤 뜨고 반쯤 가라앉는 것을 인황(人黃), 완전히 가라앉는 것은 지황(地黃)이다. 좋은 품질은 물에 완전히 가라앉는 것이다.

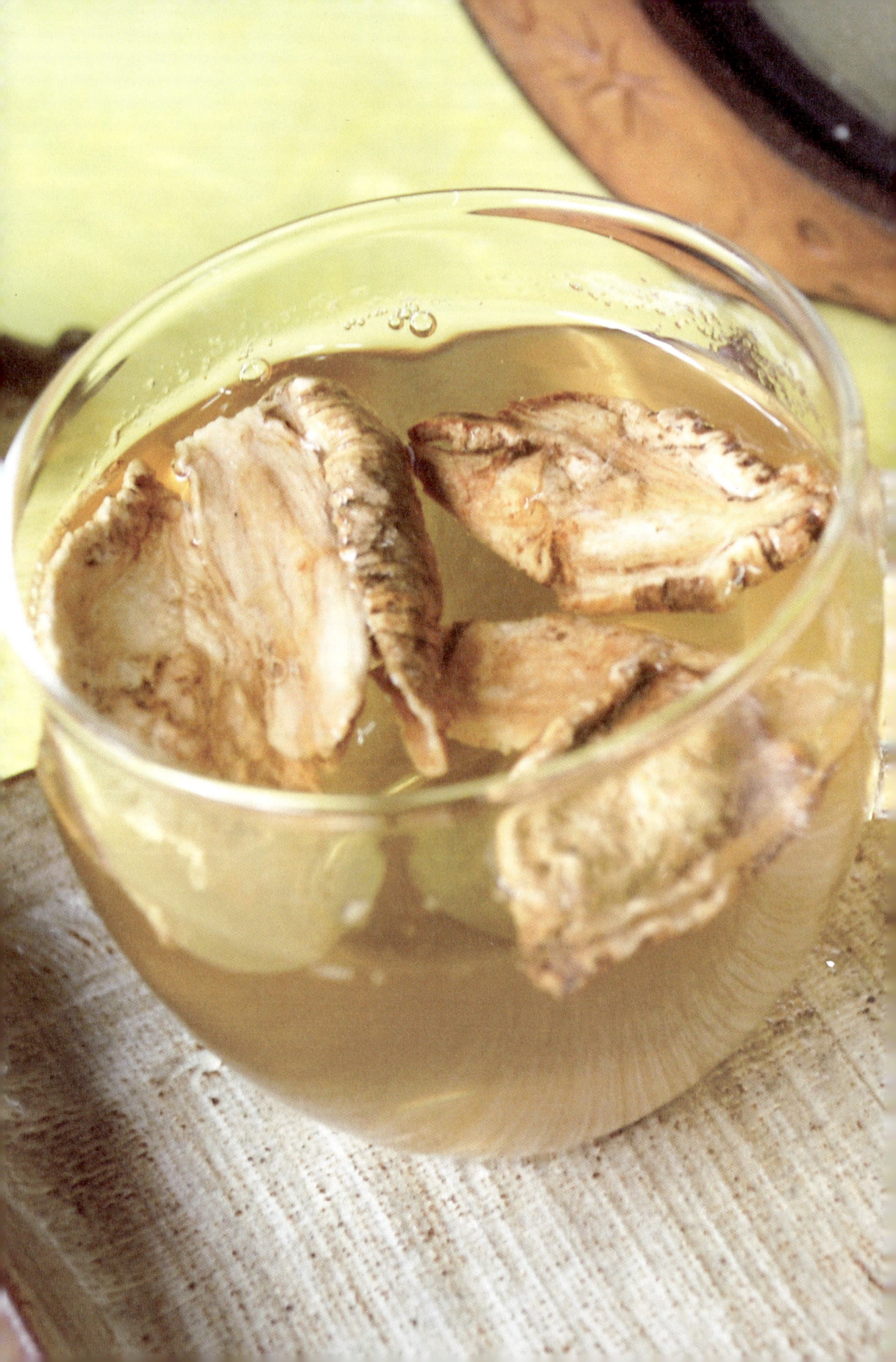

마른 기침에 좋은 한방차 잔대차

- 한약명   사삼(沙蔘)
- 사용부위   잔대의 뿌리
- 성질과 맛   성질이 약간 차며, 맛이 달다.
- 효능부위   폐, 위장
- 한약효능   『본초강목』에는 폐에 열을 치료하고 오래된 기침을 치료한다고 기록되어 있으며, 『신농본초경』에는 소화기를 보강해 주고 폐를 튼튼하게 하며 오래 복용하면 건강한 사람이 된다고 언급되고 있다. 체액을 보강해 주고 열증상을 내리는 약초이다. 사삼의 찬 성질과 쓴맛은 폐에 열을 제거하여 가래를 없애고, 마른 기침을 안정시키며, 코막힘 증상, 코 건조 증상을 치료하고, 폐를 윤택하게 한다. 위장에 작용하여 위장에 열 증상으로 말미암은 체액 부족과 갈증, 인후 건조증, 변비에도 좋다.
- 성분효능   항진균 작용, 강심 작용, 거담 작용, 항혈전 작용, 간 보호 작용, 항산화 작용을 하며, 만성기관지염에 효과가 있다. 베타시토스테롤은 콜레스테롤을 흡수하여 동맥경화를 치료하는 효능을 가지고 있다.
- 주의사항   몸이 차가운 자
- 채취시기   가을
- 1회 복용량   4~20g

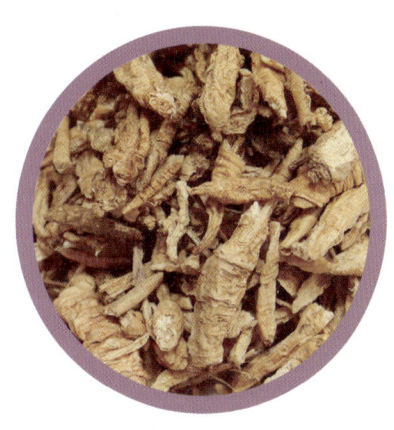

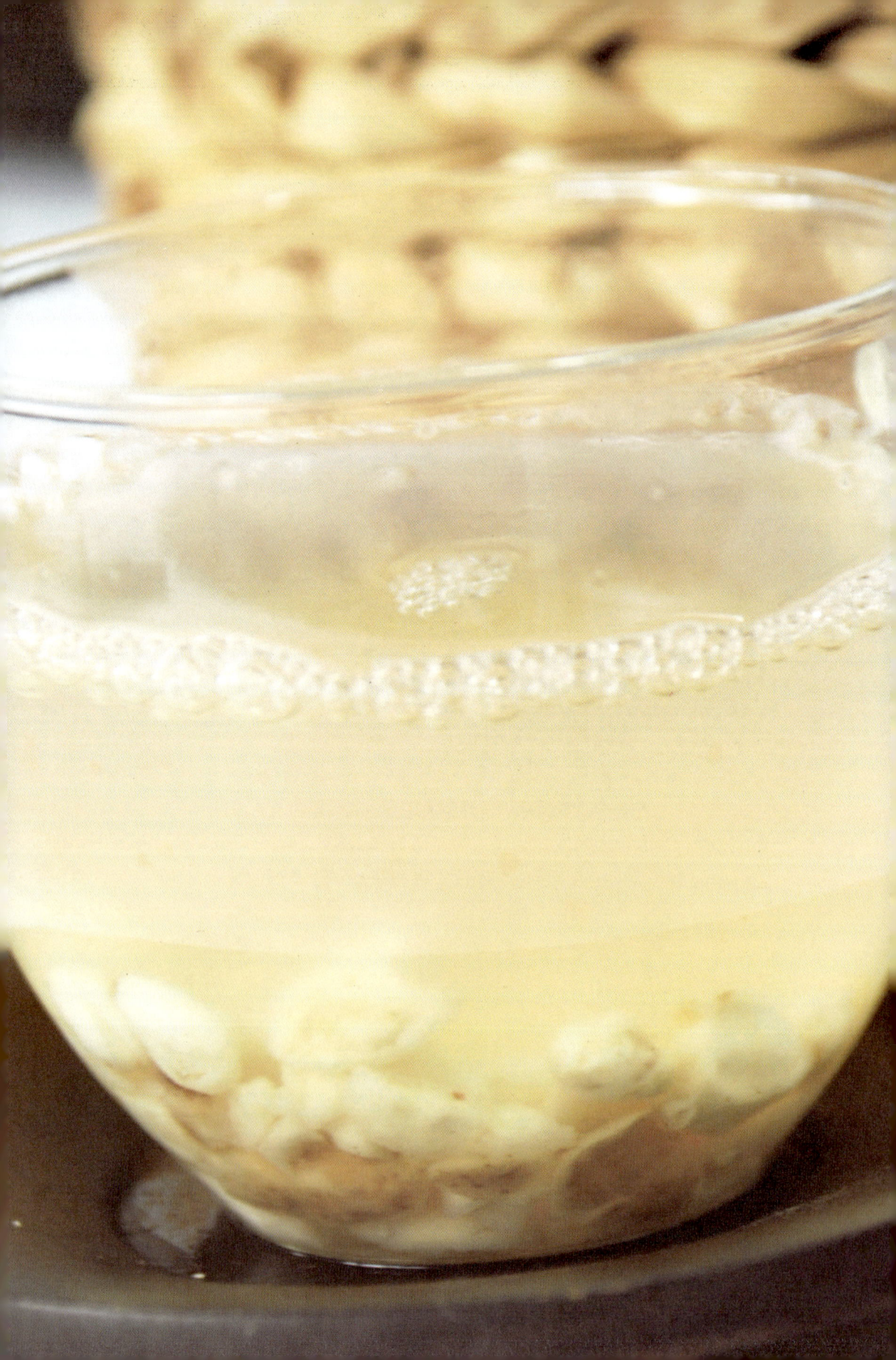

가래 기침에 좋은 한방차 반하차

- 한약명: 반하(半夏)
- 사용부위: 반하의 코르크층을 제거한 덩이줄기
- 성질과 맛: 성질이 따뜻하며, 맛이 맵다.
- 효능부위: 비장, 위장, 폐
- 한약효능: 『본초강목』에 의하면 여름의 절반에 이를 때에 반하가 난다고 하여 떨어진조각 반(半) 여름 하(夏)를 써서 '반하(半夏)'라 한다고 기록하고 있다.『동의보감』에는 명치 아래 나쁜 수분이 있는 것과 그득하게 몰린 것, 기침하고 숨찬 증상을 치료하며 가래를 삭인다고 기록되고 있다. 반하의 따뜻하고 건조한 성질은 가래를 말려 주고 기침을 멎게 한다. 위장이 차가워서 오는 가래, 구토, 트림, 딸꾹질에 효과적이다. 매운맛은 발산하여 목에 이물감 및 가슴이 답답한 증상을 개선한다.
- 성분효능: 진해 작용, 구역억제 작용, 이담 작용, 신경세포사 억제 작용, 항염증 작용을 한다. 두통, 구토 및 위장질환에 사용된다.
- 주의사항: 몸에 체액 부족으로 갈증이 있고 열이 있는 자
- 채취시기: 7월~8월
- 1회 복용량: 4~12g

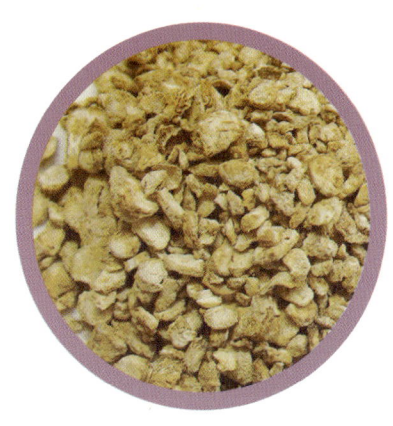

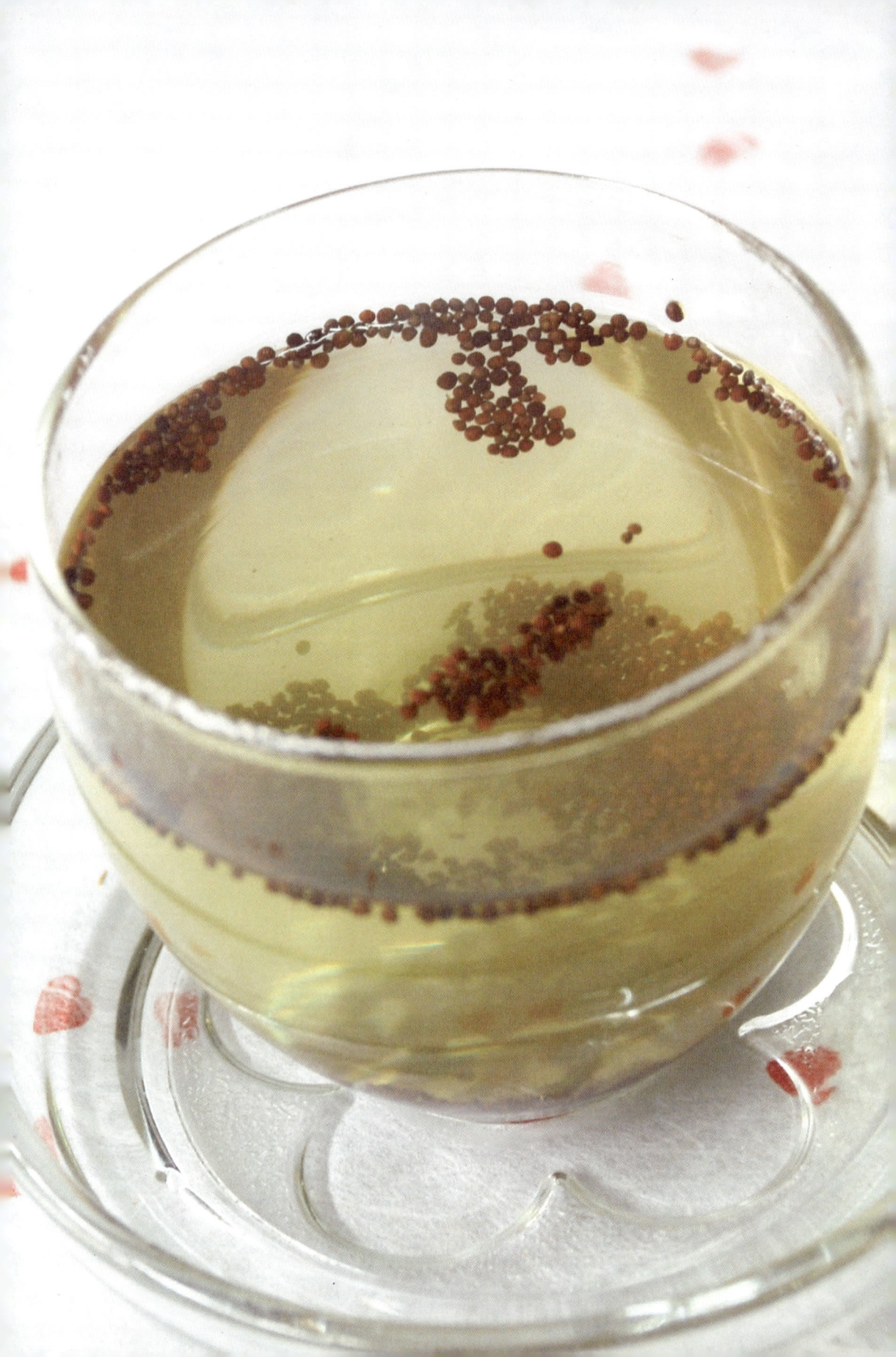

기관지 천식에 좋은 한방차 차조기씨차

- 한약명   자소자(紫蘇子)
- 사용부위   소엽 또는 주름소엽의 씨
- 성질과 맛   성질이 따뜻하며, 맛이 맵다.
- 효능부위   폐, 대장
- 한약효능   『동의보감』에 의하면 소자는 기운이 치밀어 오르며 딸꾹질이 나는 것을 치료하며, 대소변을 잘 나오게 하고, 기침을 멎게 한다고 기록되고 있다. 『본초강목』에 의하면 풍(風)을 치료하고 기(氣)를 잘 돌게 하며, 흉격을 소통시키고, 대장을 소통하게 하며, 물고기와 게의 독(毒)을 해독한다고 언급하고 있다. 소자의 따뜻한 성질은 기침 가래를 멈춰 주고, 숨이 찬 증상을 멎게 하며, 매운맛은 가슴이 답답한 증상을 소통시켜 준다. 대장을 윤활하게 하여 변비를 개선한다.
- 성분효능   단백질, 지방산과 비타민(vitamin B1)을 함유하고 있으며, 항산화 작용, 혈압 강하 작용, 진해 작용, 항균 작용을 한다. 호흡기질환, 고혈압에 효과가 있다.
- 주의사항   몸에 체액 부족으로 발생하는 숨찬 증상이 있는 자
- 채취시기   가을
- 1회 복용량   6~12g

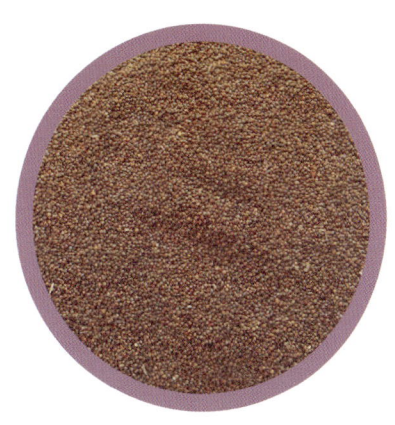

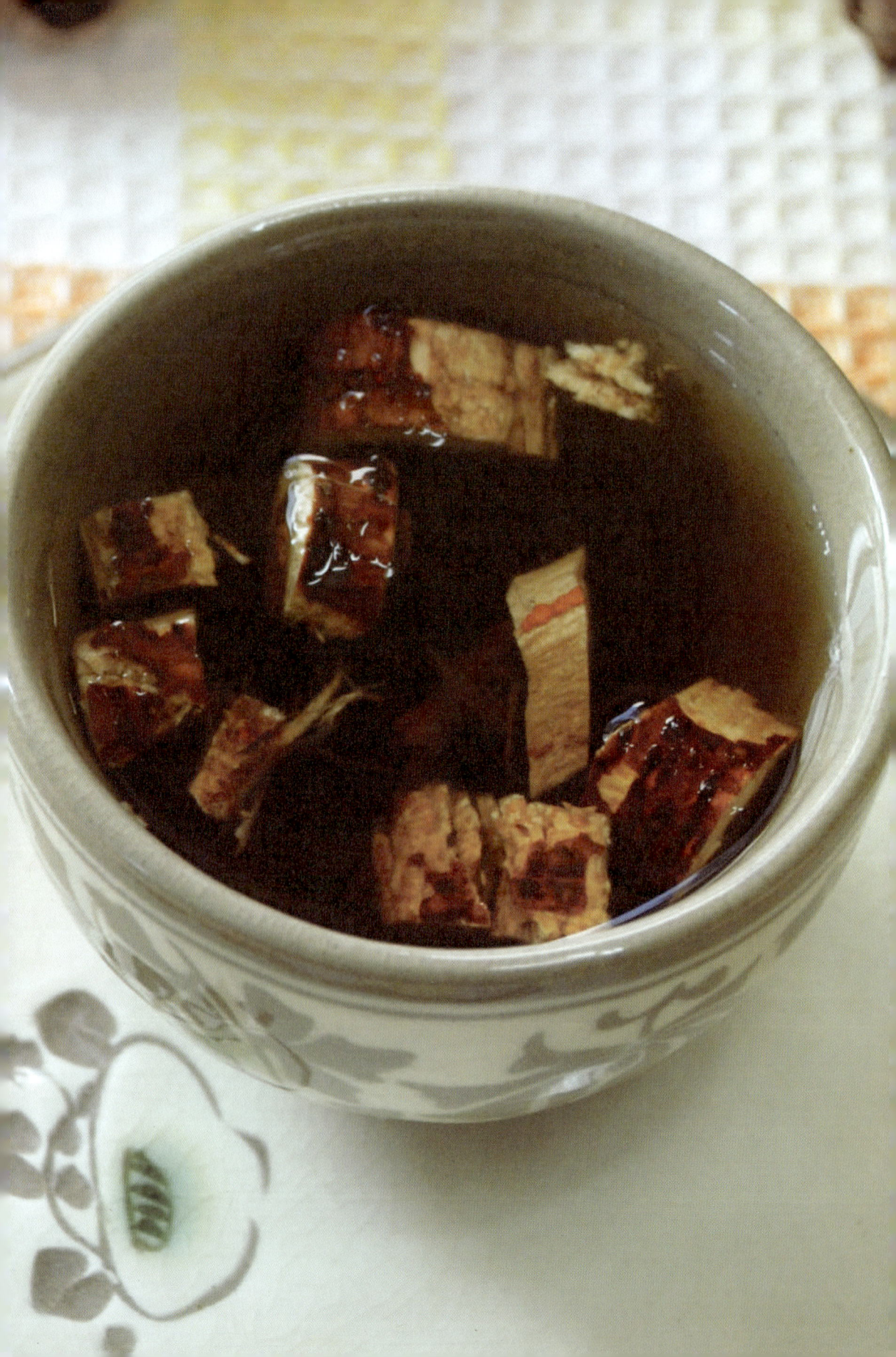

기관지 천식에 좋은 한방차 뽕나무껍질차

- 한약명   상백피(桑白皮)
- 사용부위   뽕나무의 뿌리껍질
- 성질과 맛   성질이 차며, 맛이 달다.
- 효능부위   폐
- 한약효능   『동의보감』에 의하면 폐기(肺氣)로 숨이 차고 가슴이 그득할 때 가래를 삭이고, 갈증을 멈춘다고 기록되고 있다. 『명의별록』에 의하면 폐(肺) 내에 수기(水氣)나 혈액이 섞인 가래, 열성질환에 의한 갈증, 수종, 복부가 팽창되는 통증을 제거하고, 수액의 운행을 이롭게 한다고 기록하고 있다. 상백피의 찬 성질은 폐에 열 증상으로 말미암은 기침, 가슴 답답한 증상을 개선한다. 부종과 소변이 잘 안 나오는 증상에도 소변을 시원스럽게 나오게 하는 효과가 있다.
- 성분효능   항천식 작용, 이뇨 작용, 혈압 강하 작용, 진정 작용, 항경련 작용, 항균 작용, 혈당 강하 작용, 항산화 작용, 미백 작용을 한다. 고혈압과 호흡기 질환, 당뇨병에 효과적이다.
- 주의사항   폐가 허약해서 기침이 있는 자
- 채취시기   겨울
- 1회 복용량   2~12g

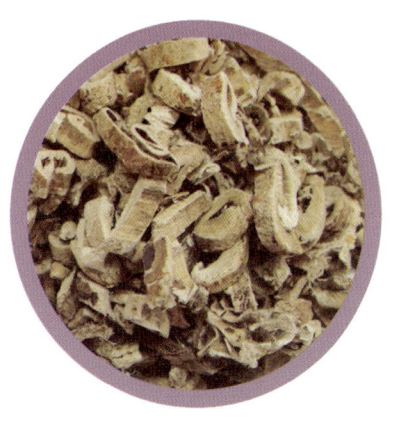

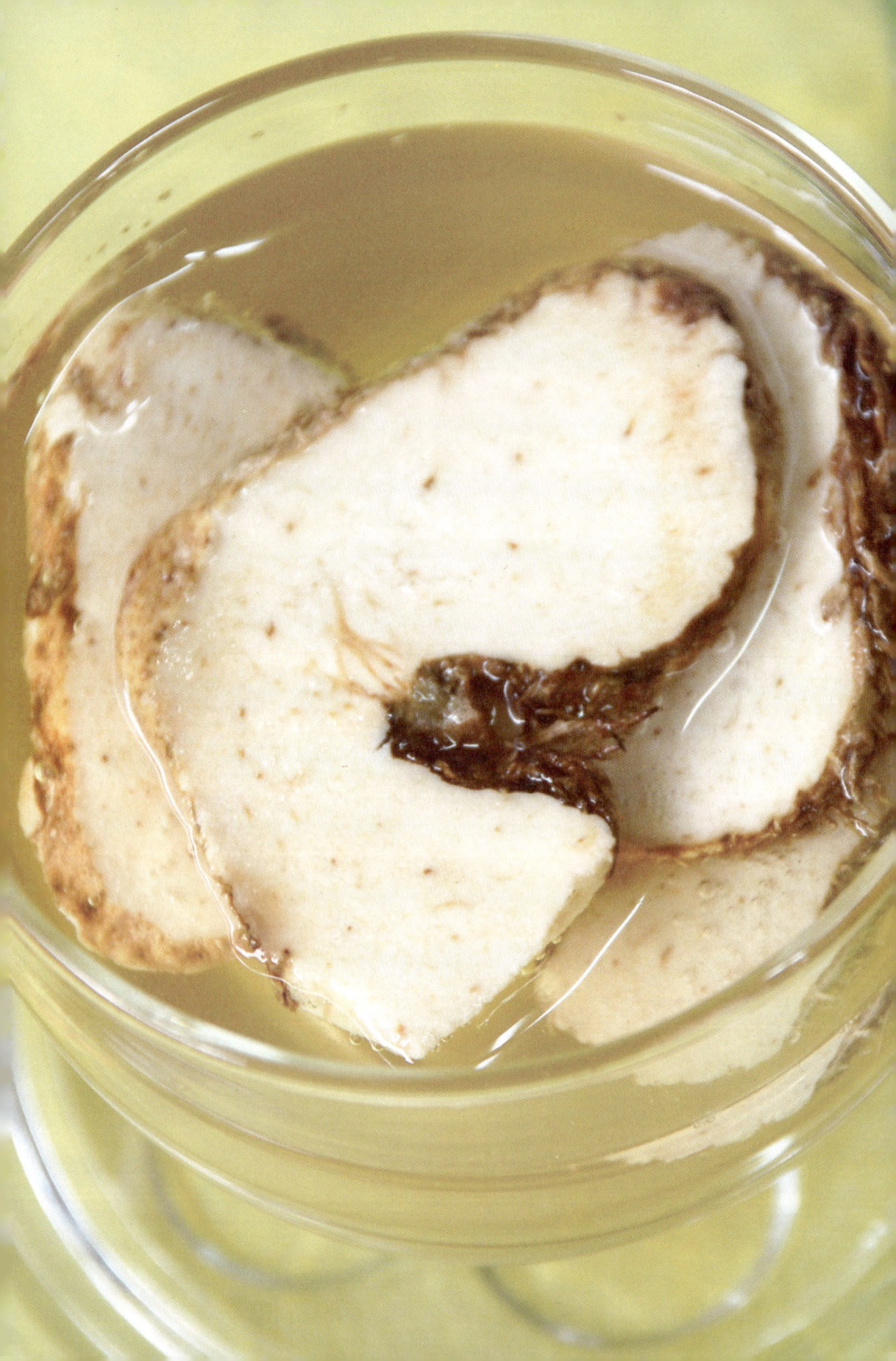

부종에 좋은 한방차 택사차

- 한약명   택사(澤瀉)
- 사용부위 질경이택사의 덩이줄기로서 잔뿌리 및 주피를 제거한 것
- 성질과 맛 성질이 차며, 맛이 달다.
- 효능부위 신장, 방광
- 한약효능 『동의보감』에 의하면 방광에 몰린 소변을 잘 나가게 하며, 방광의 열을 없애며, 방광과 소장을 잘 통하게 하여 소변이 방울방울 떨어지는 것을 멎게 한다고 기록되고 있다. 택사는 성질이 차가워서 신장과 방광에서 발생하는 열을 제거하고, 체내의 수분대사 이상 증상을 치료하는 약초이다. 몸이 잘 붓거나 소변이 잘 안 나올 때, 소변량이 적고 소변볼 때 배가 아픈 증상을 다스린다. 생식기 부위의 축축한 낭습이나 유정 및 다리가 붓고 아픈 증상에 효과적이다.
- 성분효능 오줌 속에 나트륨 배설량을 증가시키며, 혈중 콜레스테롤을 현저히 감소시킨다. 혈소판응집억제 작용, 간 보호 작용, 혈당 강하 작용, 항알레르기 작용을 한다. 지방간, 고지혈증, 고혈압, 당뇨병, 부종에 효과적이다.
- 주의사항 신장에 열이 없는 자
- 채취시기 11월~2월
- 1회 복용량 6~12g

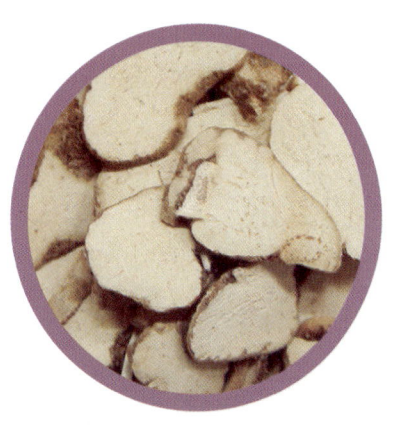

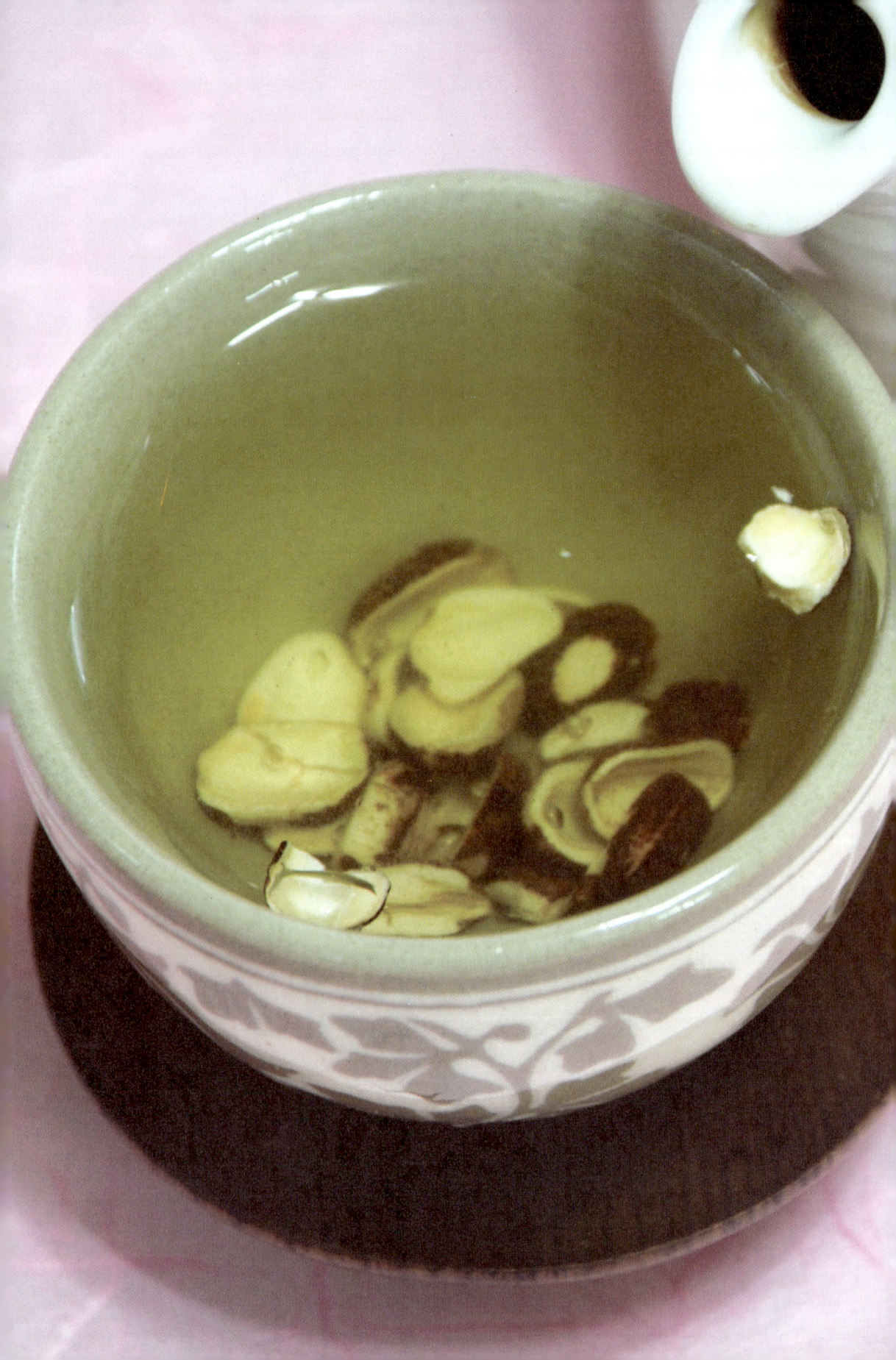

과민성 방광염에 좋은 한방차 연씨차

- 한약명　　　연자육(蓮子肉)
- 사용부위　　연꽃의 씨로서 종피(씨 껍질)를 벗긴 것
- 성질과 맛　　성질이 평하며, 맛이 달다.
- 효능부위　　비장, 신장, 심장
- 한약효능　　『본초강목』에 의하면 심장과 신장을 서로 소통하게 하고, 대장과 위장을 튼튼하게 하며, 정기(精氣)를 강화하고, 근육과 뼈를 보강하며, 허약성에 도움이 되고, 귀와 눈을 이롭게 하며, 체내의 차고 따뜻한 증상을 소실시킨다고 기록되고 있다. 단맛은 비장의 기운을 북돋아 수분의 대사를 도와 설사가 나오는 것을 멎게 한다. 신장에 작용하여 유정증과 여성의 냉·대하를 치료하며, 심장에 작용해 마음을 편안하게 해 주고 가슴 두근거림 증상, 잘 놀라는 증상, 불면증을 개선한다.
- 성분효능　　혈압 강하 작용, 항우울 작용, 항산화 작용, 스트레스 억제 작용, 항경련 작용을 한다. 심근경색증, 우울증, 경련증을 개선한다.
- 주의사항　　소화불량이 있는 자, 변비가 있는 자
- 채취시기　　가을
- 1회 복용량　 8~20g

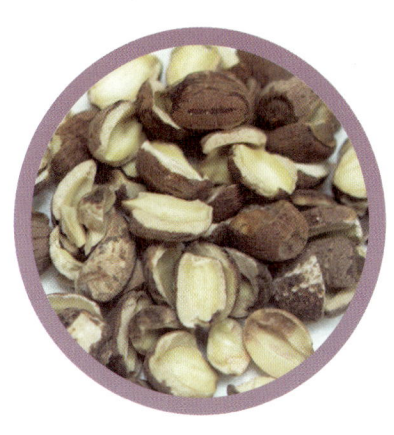

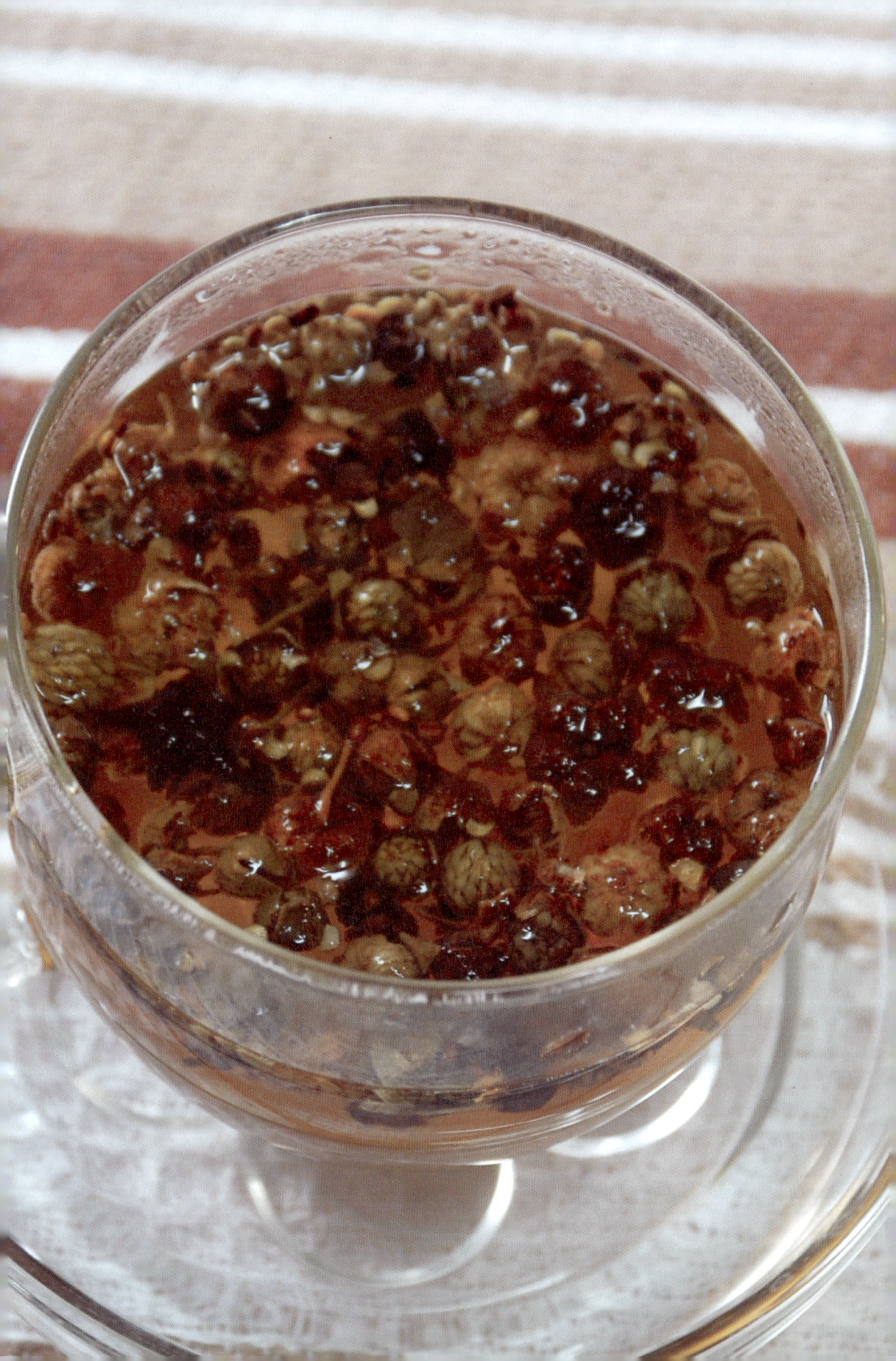

복분자차

전립선 비대증에 좋은 한방차

- 한약명   복분자(覆盆子)
- 사용부위   복분자 딸기의 채 익지 않은 열매
- 성질과 맛   성질이 따뜻하며, 맛이 달고 시다.
- 효능부위   간, 신장, 방광
- 한약효능   『동의보감』에 의하면 신장의 정력을 보강해 주고, 소변이 잦은 것을 멈추게 하는데 그 효능이 요강을 엎어 버렸다고 하여 엎을 복(覆) 동이 분(盆) 써서 '복분자(覆盆子)'라고 했다고 기록되고 있다. 남자의 정력을 북돋아 주는 강장제로 알려진 대표적 약재이다. 따뜻한 성질은 신장에 작용하여 소변이 자주 나오는 증상과 소변이 시원하게 잘 안 나오는 증상을 치료한다. 단맛은 보강하는 효능을 나타내는데 신체가 허약해서 발생하는 남자의 발기부전을 개선한다. 여성이 복용하면 불임증을 치료할 수 있다.
- 성분효능   항균 작용, 항염증 작용, 항피로 작용, 항산화 작용, 기억력 감퇴개선 작용, 스트레스 억제 작용을 한다. 테스토스테론 증강효과가 있어 성 기능 장애와 유뇨증, 야뇨증, 기억력 저하에도 사용한다.
- 주의사항   신장 열로 말미암은 몸에 열이 많은 자
- 채취시기   초여름
- 1회 복용량   8~16g

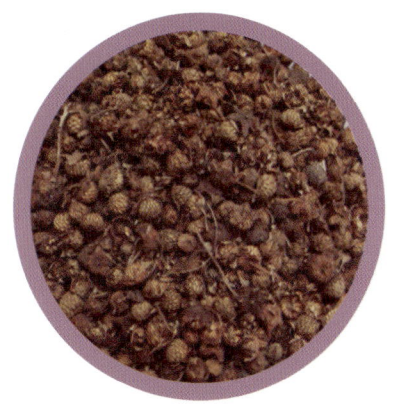

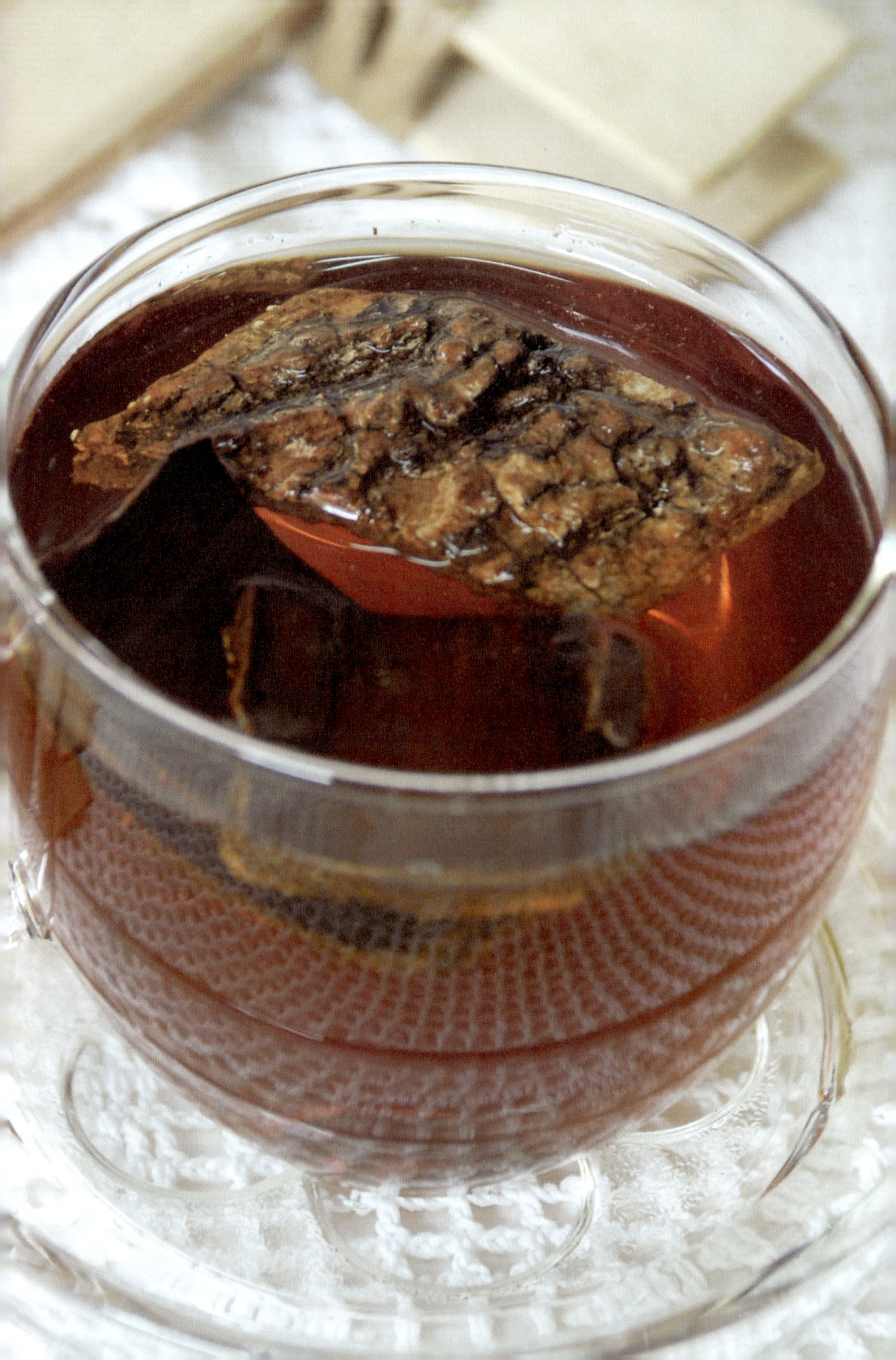

발기부전에 좋은 한방차 두충차

- **한약명** 두충(杜仲)
- **사용부위** 두충의 수피(나무 껍질)
- **성질과 맛** 성질이 따뜻하며, 맛이 달고 맵다.
- **효능부위** 간, 신장
- **한약효능** 두충은 한자로 두중(杜仲)인데 옛날에 두중(杜仲)이라는 사람이 이 약을 먹고 득도(得道)하였다 하여 붙여진 이름이다. 두충을 꺾어 보면 실 같은 것이 나오는데 사람의 몸에 근육과 인대를 강화해 주는 효능을 가지고 있으며, 따뜻한 성질이 간과 신장에 작용하여 근골을 튼튼하게 한다. 신체허약으로 말미암은 허리와 무릎이 차고 시릴 때, 다리에 힘이 없는 증상, 성 기능 장애, 소변이 잘 안 나오거나 잔뇨감이 많이 남는 증상에 뛰어난 효과가 있다. 기억력을 향상하며 임산부의 태아를 안정시키는 기능도 가지고 있다.
- **성분효능** 성 기능 개선 작용, 혈압 강하 작용, 혈관확장 작용, 진정 진통 작용, 이뇨 작용, 자궁이완 작용, 항암 작용, 항산화 작용을 한다. 발기부전, 관절염, 기억력저하, 고혈압, 접촉성 피부염에 효과가 있다.
- **주의사항** 몸에 열이 많은 자
- **채취시기** 5월~6월
- **1회 복용량** 8~12g

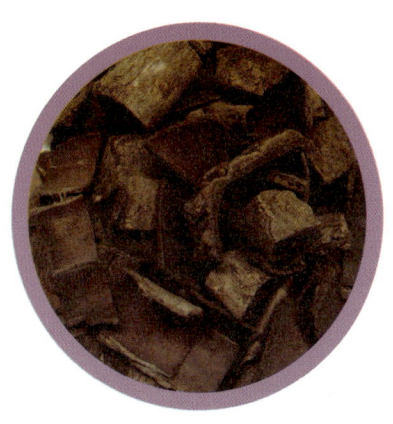

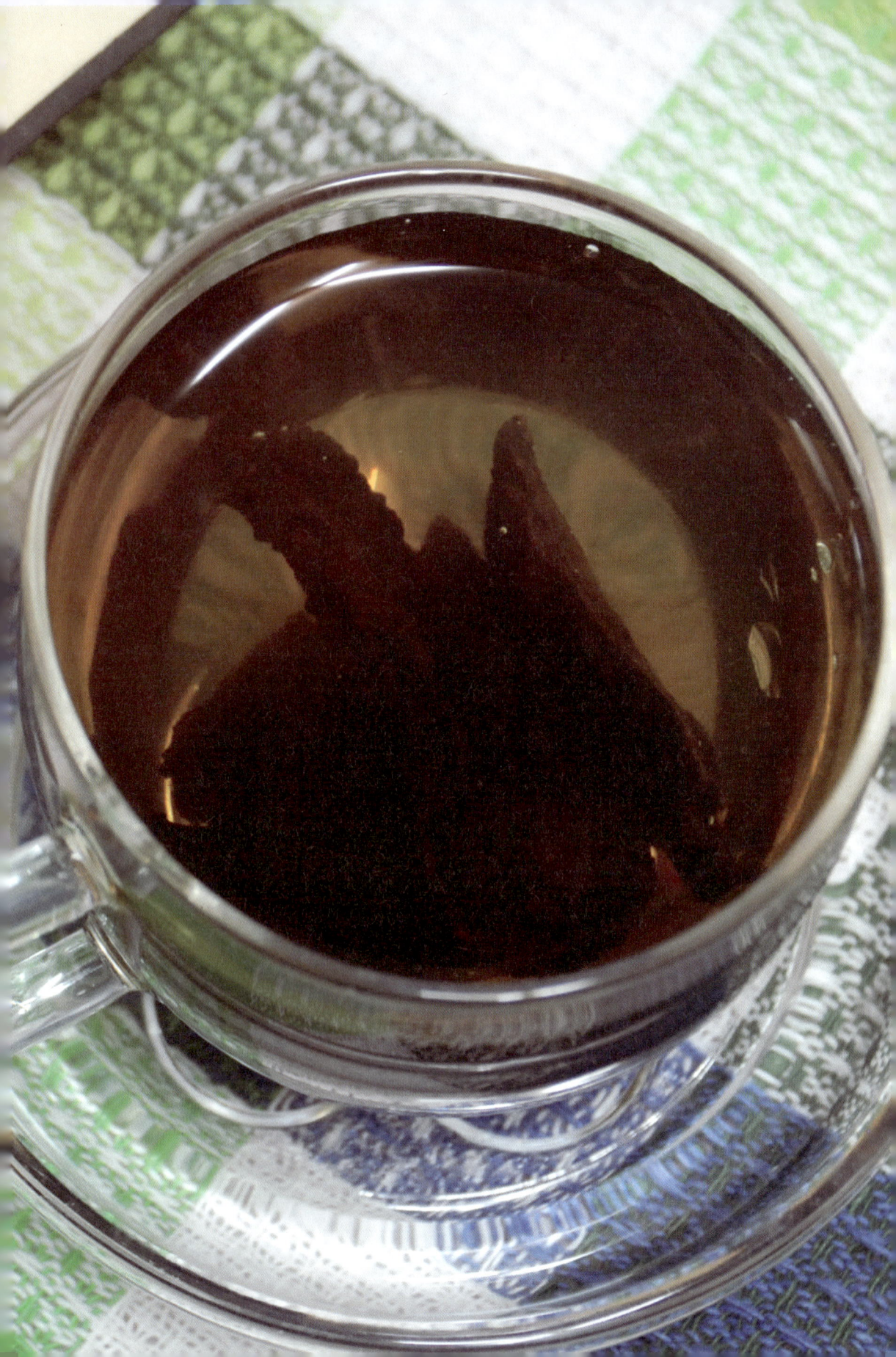

발기부전에 좋은 한방차 육종용차

- 한약명   육종용(肉從蓉)
- 사용부위   육종용의 육질경(肉質莖)
- 성질과 맛   성질이 따뜻하며, 맛이 달고 시고 짜다.
- 효능부위   신장, 대장
- 한약효능   『동의보감』에 의하면 양기(陽氣)를 세게 하고, 정력을 강하게 하여 아이를 많이 낳게 하며, 남자의 양기가 끊어져서 발생되는 음위증(陰痿症)과 여자의 음기(陰氣)가 끊어져서 임신하지 못하는 것을 치료한다고 기록되고 있다. 따뜻한 성질은 신장에 양기를 크게 보강하여 정력 감퇴를 개선하며, 허리와 무릎이 아픈 증상을 치료한다. 여성의 경우 불임증 치료에도 좋다. 약재의 질이 윤택하고 시큼한 맛을 가지고 있어 체내에 체액생성을 도와 대장을 자윤시켜 노인성 변비, 허약자 변비를 개선하다.
- 성분효능   정유성분과 알칼로이드를 함유하고 있어 혈압 강하 작용을 하고, 성 기능개선 작용, 피로회복 개선 작용을 한다. 성 기능 장애, 골다공증, 면역 기능 저하에 효과적이다.
- 주의사항   몸에 열이 많고 변비가 있는 자
- 채취시기   봄과 가을
- 1회 복용량 4~20g

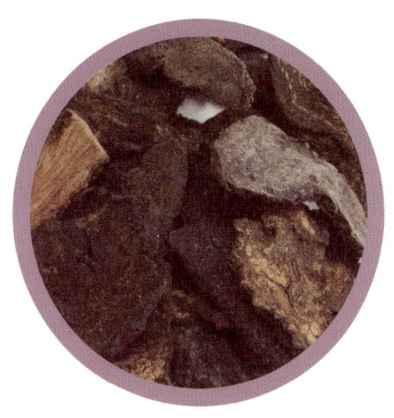

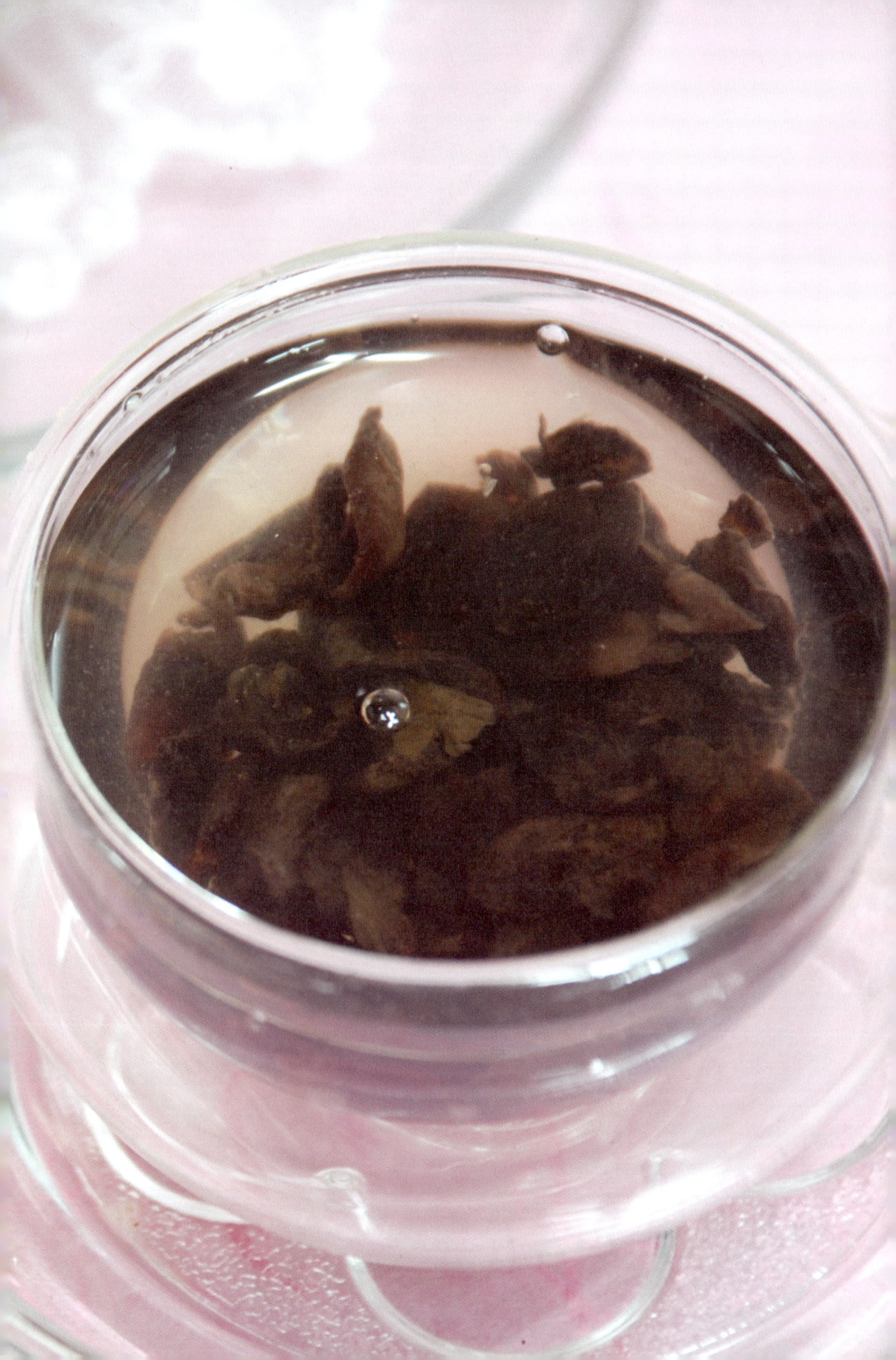

조루증에 좋은 한방차 산수유차

- **한약명**: 산수유(山茱萸)
- **사용부위**: 산수유나무의 과육(果肉)으로 씨를 제거한 것
- **성질과 맛**: 성질이 따뜻하며, 맛이 시고 떫다.
- **효능부위**: 간, 신장
- **한약효능**: 『동의보감』에 의하면 신장의 정력과 기를 보강하고, 성 기능을 높이며, 음경을 딴딴하고 크게 하고, 허리와 무릎을 강화해 준다고 기록되고 있다. 산수유의 신맛은 간과 신장에 기운을 북돋아 근육과 뼈를 튼튼하게 해 준다. 허리와 무릎이 시큰하고 아픈 증상, 다리에 힘이 없는 증상, 소변을 자주 보는 증상을 비롯한 남성의 성 기능 장애를 개선한다. 신장은 귀와 연결이 되어 있어 신장 허약으로 귀에서 소리가 나거나 소리가 잘 안 들리는 증상, 야간에 땀이 많이 나는 증상을 치료한다.
- **성분효능**: 대식세포의 탐식기능을 높이므로 면역기능을 향상하고, 혈당 강하 작용, 항바이러스 작용, 항균 작용, 기억력증진 작용, 항노화 작용을 한다. 고혈압, 내분비기능 장애, 중풍질환을 치료한다.
- **주의사항**: 신장의 열로 말미암아 몸에 열이 많은 자
- **채취시기**: 10월~11월 사이 과피가 홍색으로 변한 것을 채취하여 물에 약간 삶아 핵을 제거한다. 『동의보감』에 의하면 산수유의 과육은 원기를 세게 하며, 정액을 굳건하게 한다. 그런데 씨는 정(精)을 미끄러져 나가게 하므로 쓰지 않는다.
- **1회 복용량**: 8~16g

6부 신장내과질환(신장·방광)

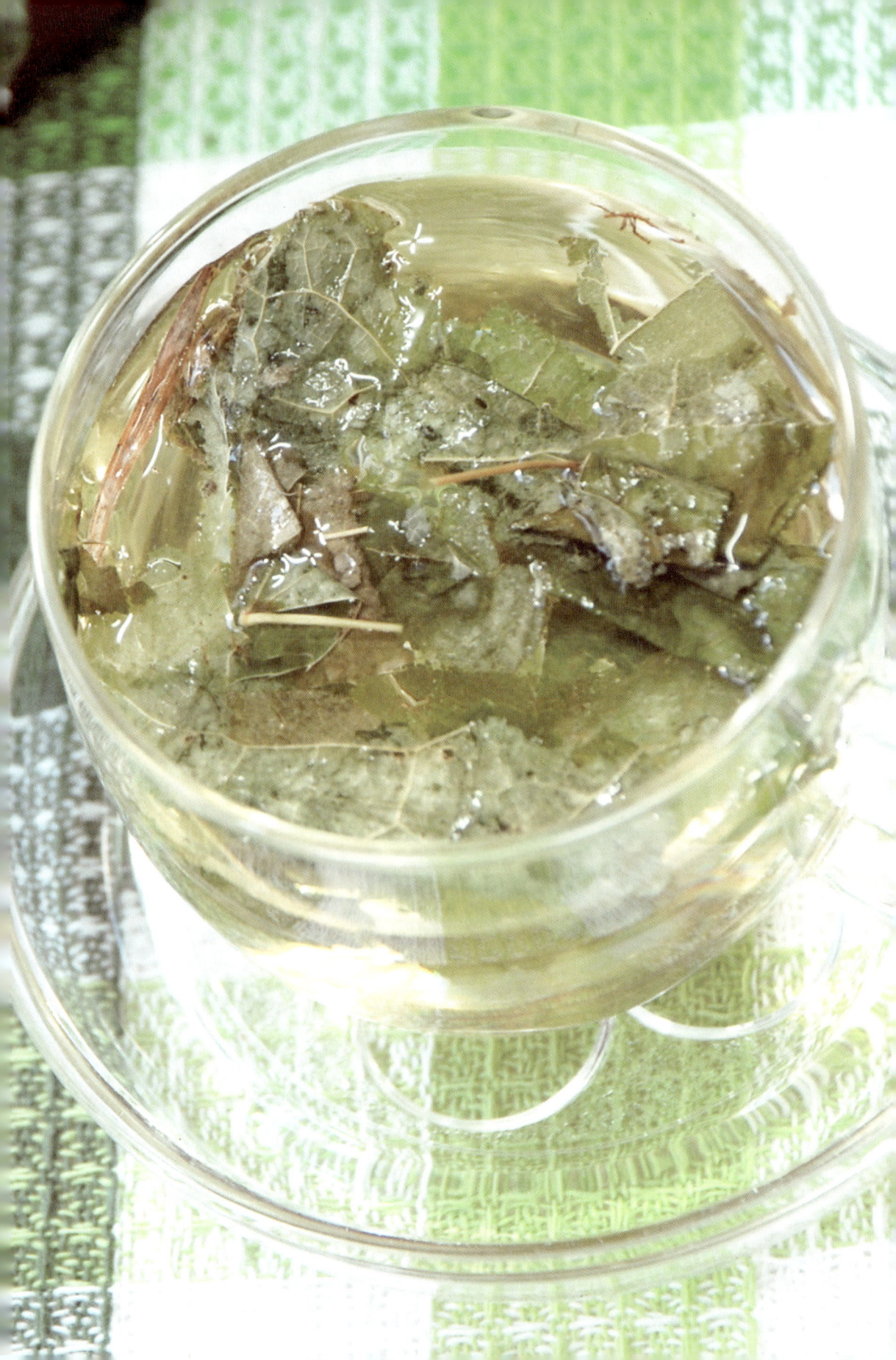

조루증에 좋은 한방차 삼지구엽초차

- 한약명: 음양곽(淫羊藿)
- 사용부위: 삼지구엽초의 지상부
- 성질과 맛: 성질이 따뜻하며, 맛이 맵고 달다.
- 효능부위: 신장, 간
- 한약효능: 『동의보감』에 의하면 남자가 양기가 끊어져 음경이 일어나지 않을 때, 늙은이가 정신이 없고 기력이 쇠약했을 때, 중년의 건망증, 발기부전 등에 효과가 있다고 기록되고 있다. 하루에 100번 교미하는 양(羊)이 있었는데 교미 후 이 잎을 먹고 나서 정력을 회복하여 다시 암놈과 교배를 시작했다는 데서 음양곽(淫羊藿)이라는 이름이 유래되는데, 음탕함이 가득한 풀로 알려졌다. 약초의 생김새가 3개의 가지 위에 또 3가지가 나누어져 있고, 그 위에 잎이 붙어 있다 하여 삼지구엽초라고 한다. 신장에 기운을 보강하여 남성의 정력을 강화시키며 발기부전을 치료하고, 여성의 자궁발달 부전을 치료한다. 또한, 중풍으로 말미암은 마비증을 개선한다.
- 성분효능: 면역증강 작용, 정액분비촉진 작용, 혈압 강하 작용, 항노화 작용, 항산화 작용을 한다. 성 기능 개선, 고혈압, 요통, 피부미용, 골다공증, 당뇨병에 효과가 있다.
- 주의사항: 몸에 열이 많은 자
- 채취시기: 5월~6월
- 1회 복용량: 4~12g

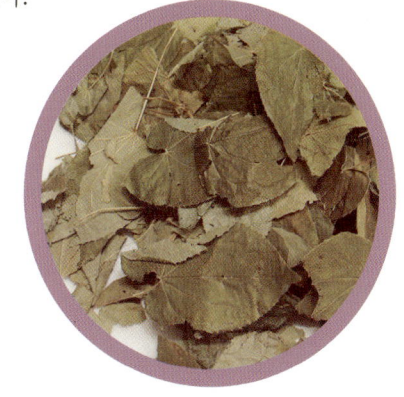

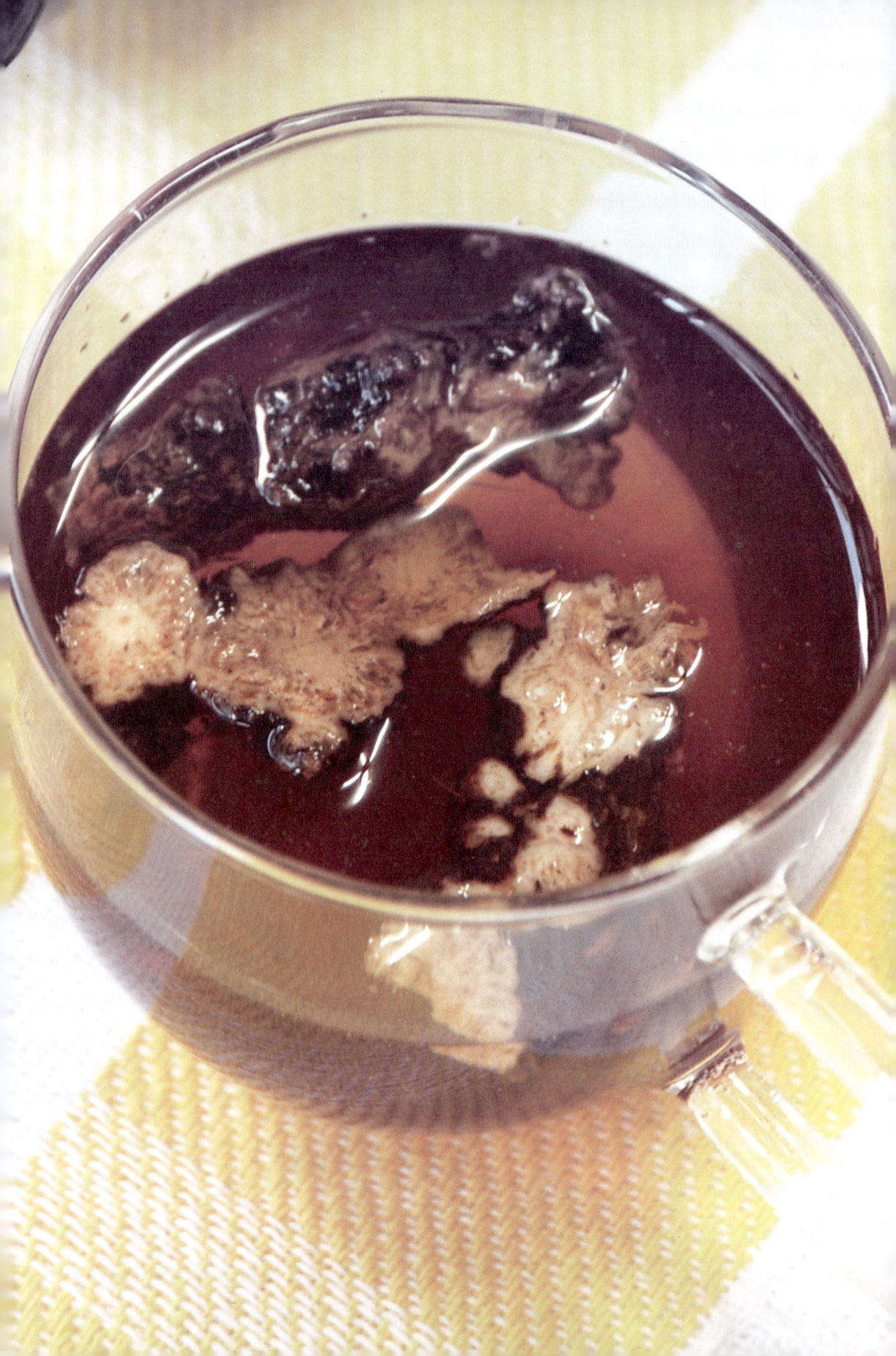

통풍에 좋은 한방차 창출차

- 한약명   창출(蒼朮)
- 사용부위   모창출(茅蒼朮) 또는 북창출(北蒼朮)의 뿌리줄기
- 성질과 맛 성질이 따뜻하며, 맛이 맵고 쓰다.
- 효능부위   비장, 위장, 간
- 한약효능   『동의보감』에 의하면 몸 전체의 나쁜 수분을 발산시켜 땀을 나게 하여 관절질환을 치료한다고 기록되고 있다. 방향성이 있어서 수분을 말리므로 몸을 가볍게 하고, 비장과 위장에 적체된 수분을 배설시켜 식후 배가 더부룩한 증상, 구토, 묽은 대변을 배설하는 증상, 손발이 무겁고 힘이 없는 증상을 치료한다. 매운맛은 땀을 발산하게 하여 각종 관절질환을 개선하며, 간에 작용하여 밤에 눈이 어두운 증상과 안구건조증도 치료해 주고 눈을 밝게 해 준다.
- 성분효능   항경련 작용, 진통 작용, 진정 작용, 이담 작용, 혈당 강하 작용을 한다. 야맹증, 피부병에도 효과가 있다. 습기가 많은 공간에서 태우면 균에 대한 멸균 효과를 나타낸다.
- 주의사항   몸에 열이 있는 자, 땀이 많은 자
- 채취시기   봄과 가을
- 1회 복용량 4~19g

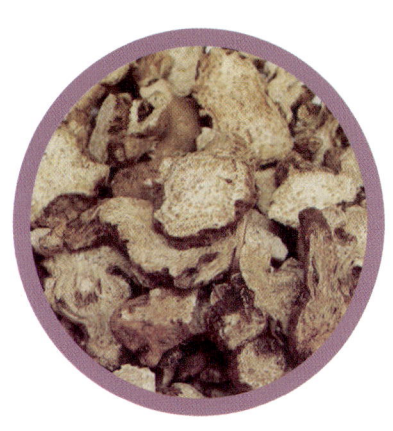

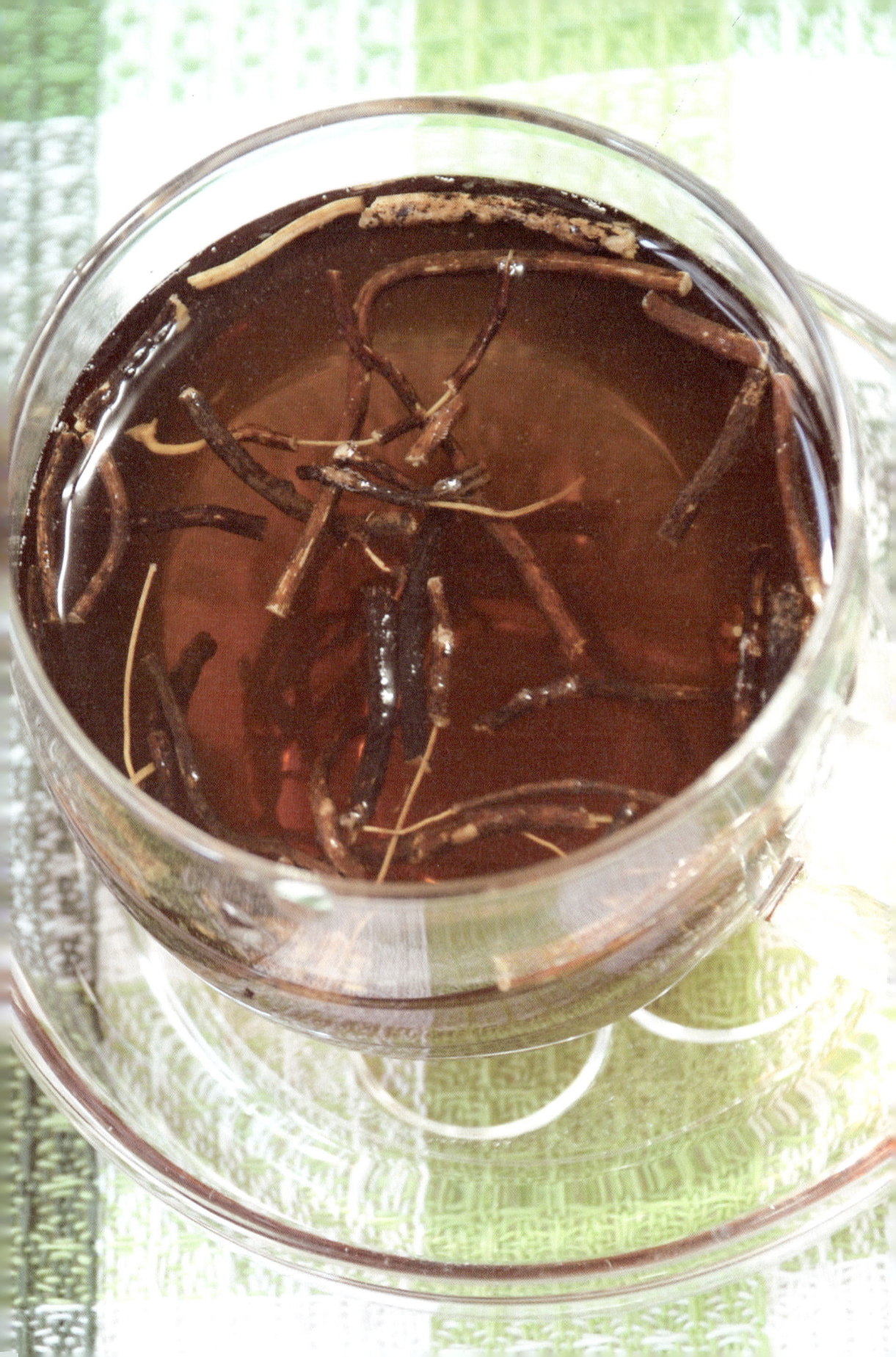

오십견에 좋은 한방차 위령선차

- 한약명   위령선(威靈仙)
- 사용부위   으아리의 뿌리
- 성질과 맛   성질이 따뜻하며, 맛이 맵고 짜다.
- 효능부위   방광
- 한약효능   『동의보감』에 의하면 통증을 멎게 하는 중요한 약으로 기록되고 있다. 위령선은 약성이 강하여 전신에 막힌 곳을 뚫어 주므로 지통 작용이 대단히 강하다. 손발의 마비증, 관절의 굴신이 어려울 때, 경련이 있을 때 사용되어 통증을 완화해 준다. 특히 견비통, 반신불수, 허리와 무릎이 차가운 증상, 관절이 붓고 아픈 증상을 치료한다. 목에 걸린 뼈 가시도 제거한다.
- 성분효능   진통 작용, 항염증 작용, 해열작용, 평활근 이완 작용, 항이뇨 작용을 한다. 류머티즘, 골관절염, 당뇨병, 식도암, 치통, 담결석에 효과가 있다.
- 주의사항   몸이 허약한 자
- 채취시기   가을
- 1회 복용량   4~12g

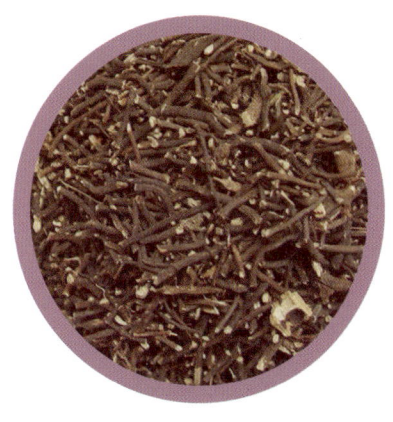

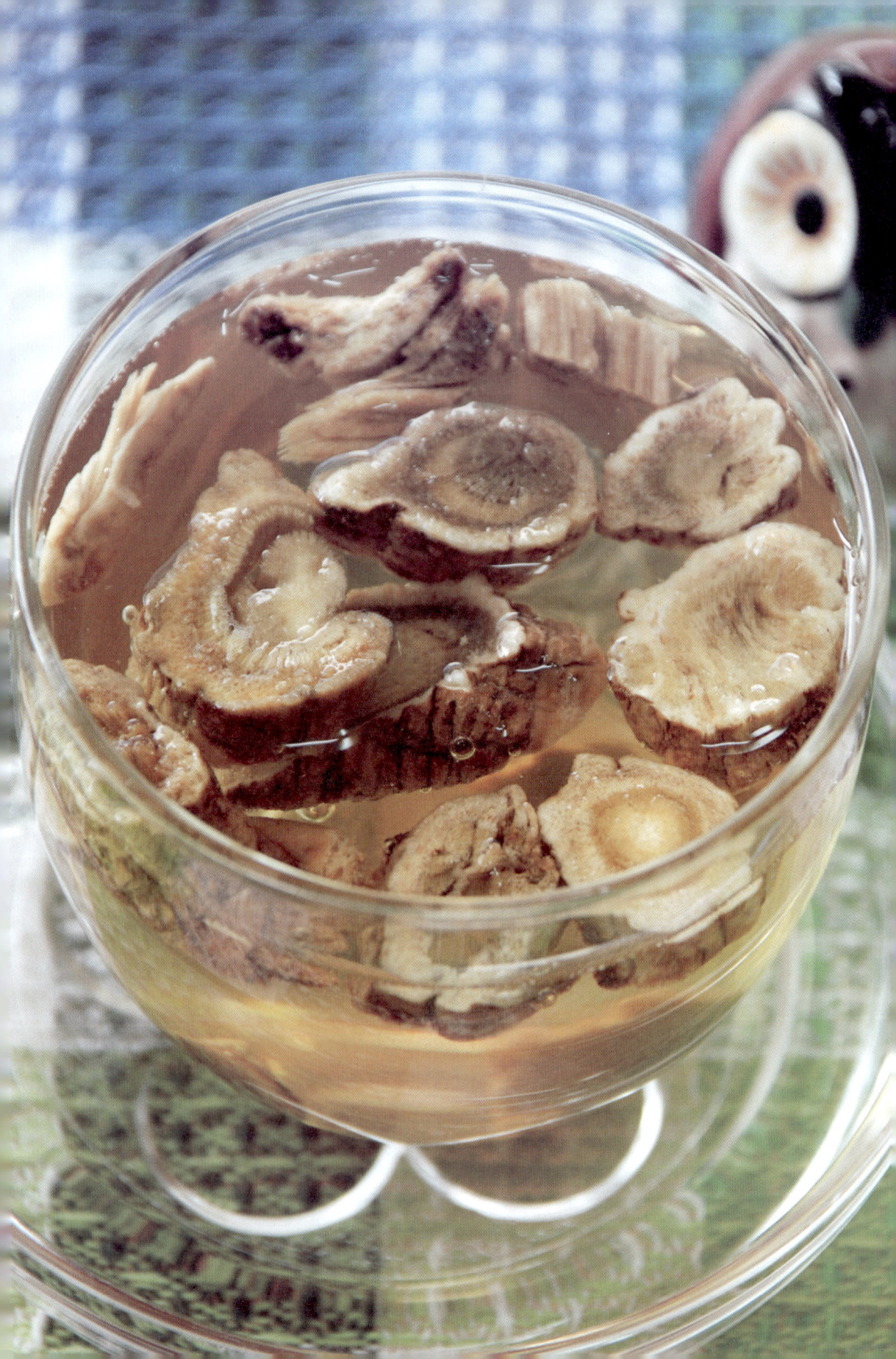

추간판 탈출증에 좋은 한방차 독활차

- **한약명**: 독활(獨活)
- **사용부위**: 독활의 뿌리
- **성질과 맛**: 성질이 따뜻하며, 맛이 맵고 쓰다.
- **효능부위**: 신장, 방광
- **한약효능**: 허리와 무릎의 혈액순환을 돕는 대표적 약초이다. 『동의보감』에 의하면 줄기는 하나로 곧게 서서 바람에도 흔들리지 않으므로 홀로 독(獨) 활달할 활(活)을 써서 '독활(獨活)'이라 한다고 기록되고 있다. 또한 두 다리가 한습으로 생긴 관절질환(비증: 痞證)에 의하여 움직이지 못하는 것은 이것이 아니면 치료할 수 없다고 언급되어 그 중요성을 말해 준다. 따뜻한 성질과 매운맛은 혈액순환을 도와 관절의 굴신이 어렵거나, 사지가 저리고 아플 때, 전신에 통증이 있을 때 효과적이다. 특히 쓴맛은 하반신에 작용하여 다리에 힘이 없거나 허리와 무릎으로 발생하는 질환에 다양하게 사용된다.
- **성분효능**: 독활에는 독특한 향이 나는데 피넨성분 때문이다. 항혈전 작용, 항산화 작용, 항균 작용, 진통 작용, 소염 작용을 한다. 류머티즘 관절염, 신경통 질환, 퇴행성질환, 뇌질환에 효과적이다.
- **주의사항**: 혈액이 부족한 자, 체액이 부족한 자
- **채취시기**: 10월~11월
- **1회 복용량**: 4~12g

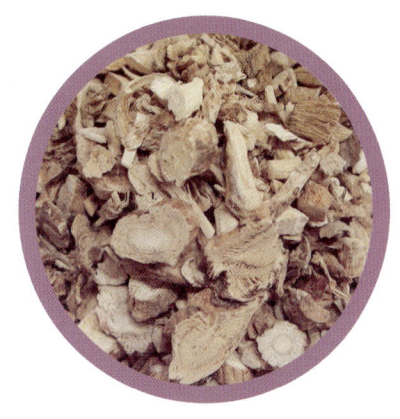

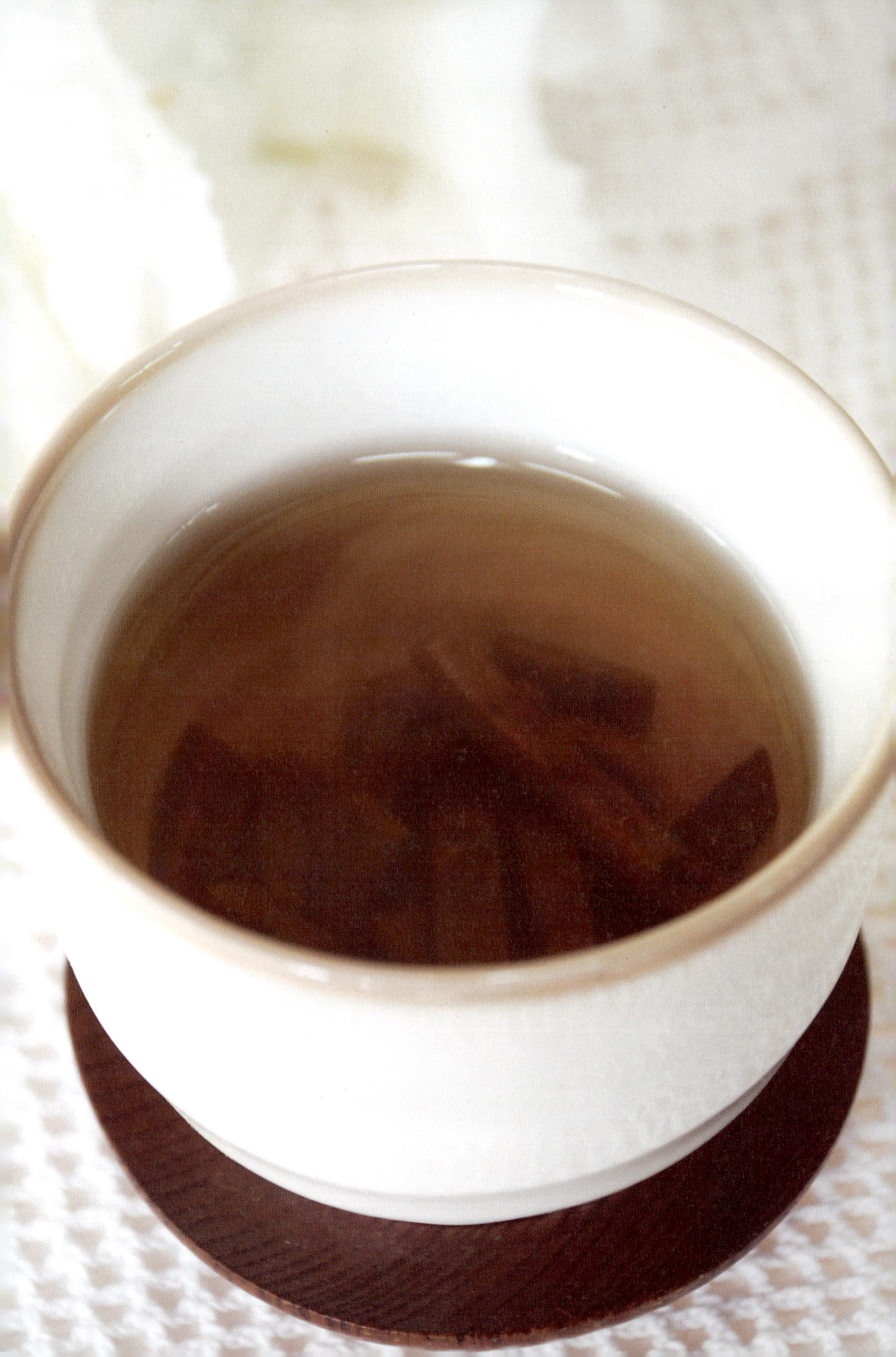

관절염에 좋은 한방차 엄나무차

- 한약명 해동피(海桐皮)
- 사용부위 엄나무의 껍질
- 성질과 맛 성질이 평하며, 맛이 쓰고 맵다.
- 효능부위 간
- 한약효능 『동의보감』에 의하면 허리나 다리를 쓰지 못하는 것과 마비되고 아픈 것을 낫게 한다고 기록되고 있다. 『본초강목』에 의하면 경락을 통해서 아픈 부위를 능히 치료하며, 혈액에 작용하여 중풍을 제거한다고 언급하고 있다. 쓰고 매운맛은 간에 작용하여 경락을 소통시켜 통증을 멈추게 한다. 손발이 저리거나 아픈 증상, 허리와 무릎이 아픈 증상을 치료한다. 피부 가려움증과 습진에도 사용된다.
- 성분효능 칼로파낙스사포닌은 강한 항염증 작용이 있어 류머티즘성 관절질환에 효과적이다. 항진균 작용, 진정 작용, 진통 작용, 소염 작용, 혈당저하 작용, 항산화 작용을 하며, 관절질환과 당뇨병에 사용된다.
- 주의사항 혈액이 부족인 자
- 채취시기 5월~6월의 초여름에 가시를 긁어내고 사용한다.
- 1회 복용량 4~14g

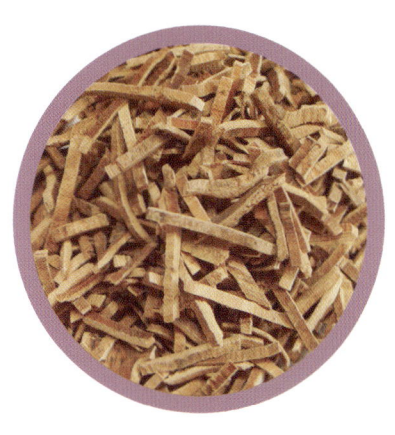

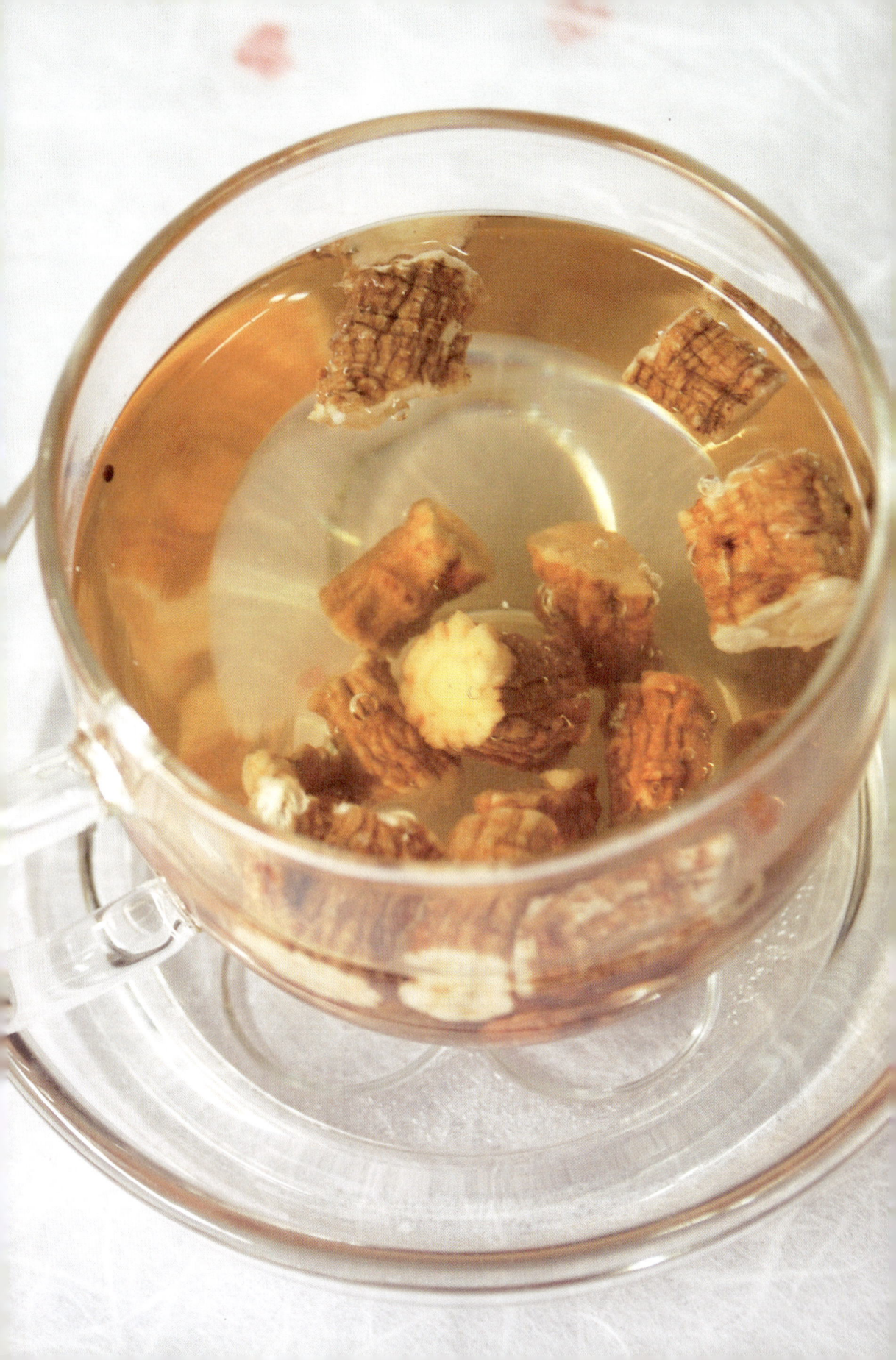

중풍 후유증에 좋은 한방차 방풍차

- 한약명   방풍(防風)
- 사용부위   방풍의 뿌리 및 뿌리줄기
- 성질과 맛   성질이 따뜻하며, 맛이 맵고 달다.
- 효능부위   방광, 간, 비장
- 한약효능   중풍치료의 대표적인 약초로 막을 방(防) 바람 풍(風)을 써서 바람을 막는 약이라 하여 '방풍(防風)'으로 불리고 있다. 『동의보감』에 의하면 36가지 풍증(風症)을 치료하며 오장을 좋게 한다고 기록되고 있다. 따뜻한 성질은 땀을 나게 하여 몸이 차가워서 오는 사지 저림증, 마비증, 뒷목이 뻣뻣한 증상, 뼈마디가 아픈 증상, 경련이 있는 증상, 근육이 수축하는 증상 등을 개선한다. 머리가 어지럽고 눈이 잘 보이지 않을 때도 사용한다. 노랗게 볶아서 사용하면 지혈 작용도 나타낸다.
- 성분효능   해열 작용, 진통 작용, 항경련 작용, 항염증 상승 작용, 항알레르기 작용을 한다. 감기, 치통, 비만증, 안면신경마비증 등을 치료한다.
- 주의사항   혈액이 부족한 자
- 채취시기   11월~12월
- 1회 복용량   2~12g

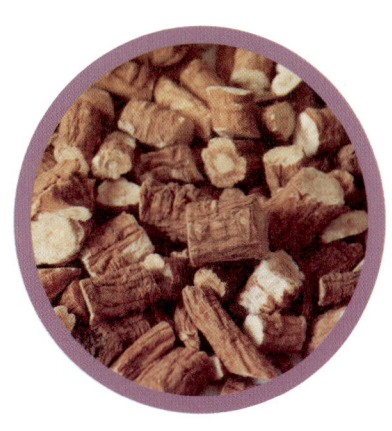

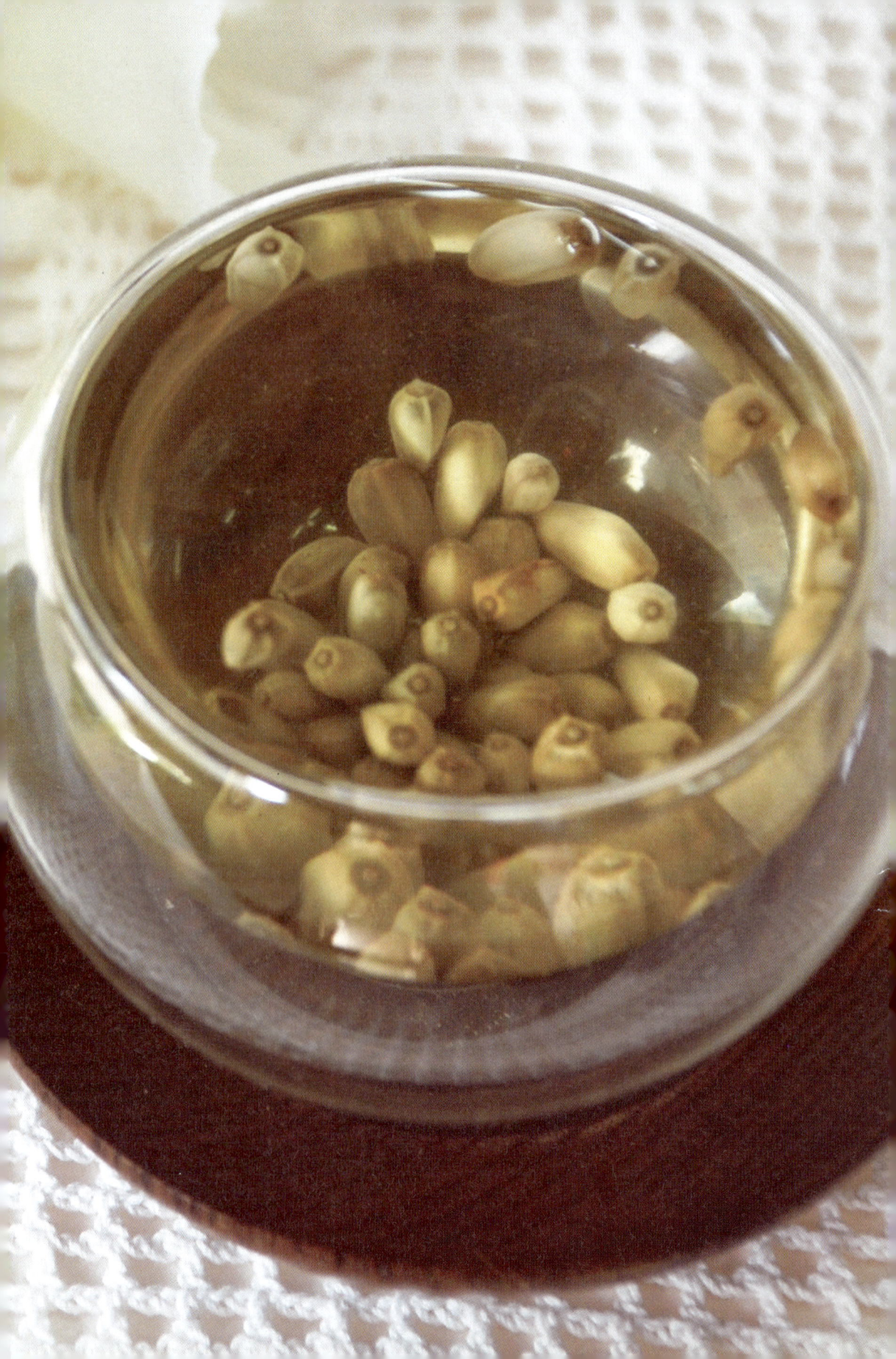

골다공증에 좋은 한방차 홍화씨차

- **한약명** 홍화자(紅花子)
- **사용부위** 잇꽃의 열매
- **성질과 맛** 성질이 따뜻하며, 맛이 맵다.
- **효능부위** 심장, 간
- **한약효능** 뼈를 튼튼하게 하는 식품하면 보편적으로 홍화씨를 연상한다. 『본초도경(本草圖經)』에는 산후에 혈액에 관련된 질병을 잘 치료하는 약초로 기록되고 있다. 『본초개보(本草開寶)』에는 많은 양을 복용하면 천연두를 치료한다고 언급하고 있다. 따뜻한 성질은 심장에 작용하여 혈액순환을 도와준다. 어혈로 말미암은 타박상 골절에 효과적이며, 여성의 생리불순과 생리통을 치료한다.
- **성분효능** 항산화 작용, 소염 진통 작용, 항종양 작용, 경조직 재생 촉진 작용, 간 보호 작용, 항응고 작용, 항혈전 형성 작용을 한다. 관상동맥질환, 동맥경화증, 골다공증, 간 장애에 효과적이다.
- **주의사항** 임산부
- **채취시기** 9월
- **1회 복용량** 4~20g

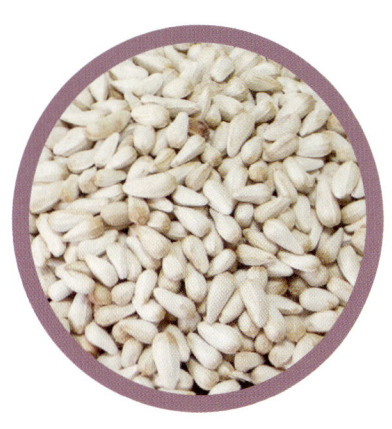

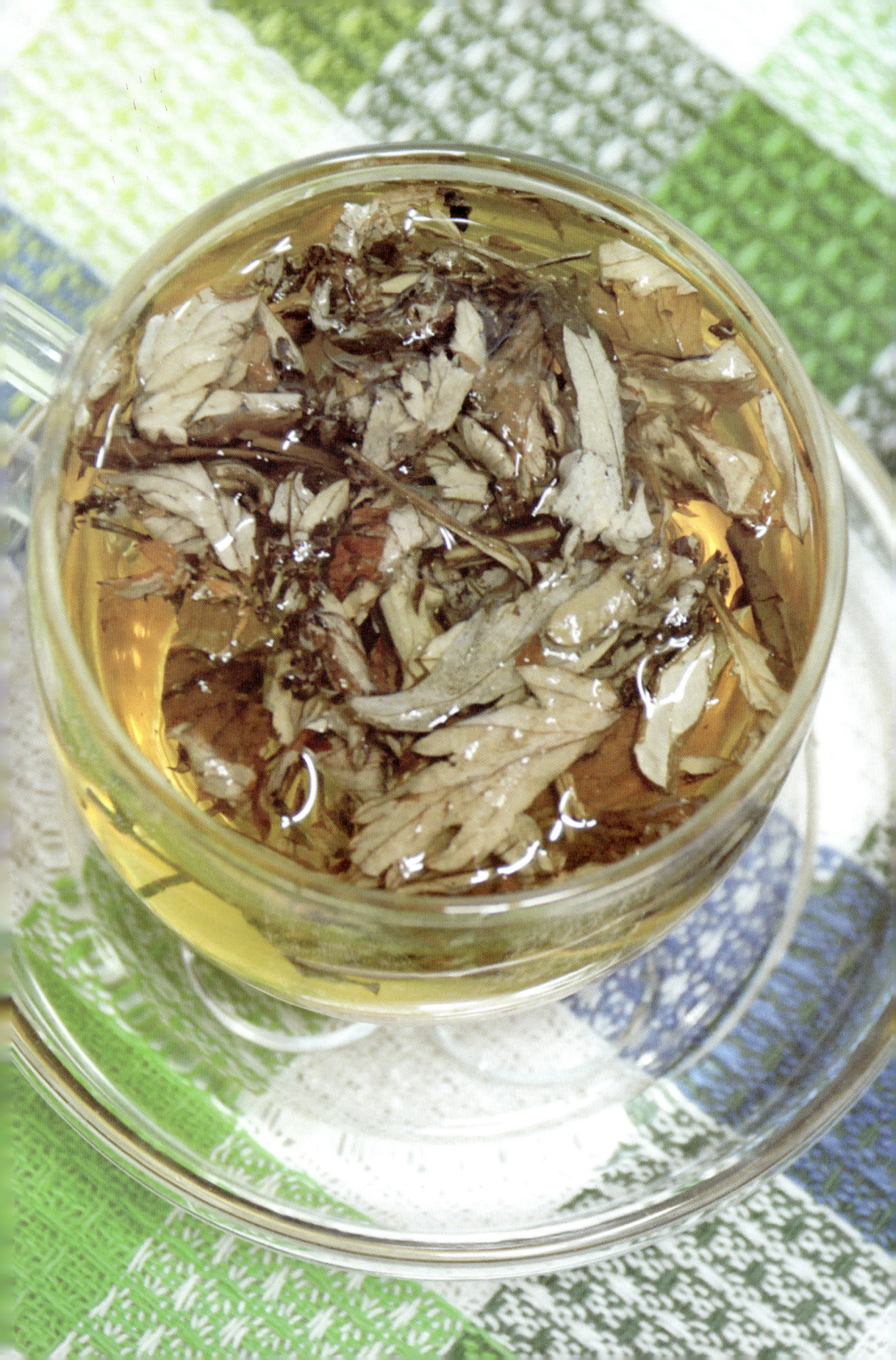

하지정맥류에 좋은 한방차 쑥차

- **한약명**: 애엽(艾葉)
- **사용부위**: 황해쑥, 쑥, 산쑥의 잎 및 어린줄기
- **성질과 맛**: 성질이 따뜻하며, 맛이 쓰고 맵다.
- **효능부위**: 간, 비장, 신장
- **한약효능**: 흔히 약쑥이라고 하며 따뜻한 성질과 방향성을 가지고 있어 혈액순환을 도와주며 몸이 차가워서 오는 어혈증 등을 개선한다. 『동의보감』에 의하면 부인의 하혈을 낫게 하고, 임산부의 태아를 안정시키고, 복통을 멎게 하고, 하복부의 악창을 제거하며 임신을 하게 한다고 기록하고 있다. 쓴맛은 하반신에 작용하여 복부가 차가워서 오는 불임, 생리통, 관절질환, 태동불안에도 효과적이며, 피부습진과 각종 출혈 증상에도 사용된다.
- **성분효능**: 혈액응고 작용, 면역증강 작용, 항균 작용, 이담 작용, 항산화 작용, 주름개선 작용, 알레르기 억제 작용, 항위궤양 작용, 간세포 보호 작용을 한다. 간질환, 호흡기질환, 위장질환, 골다공증, 암질환, 뇌 허혈에 효과적이다.
- **주의사항**: 몸에 열이 있는 자
- **채취시기**: 여름에 꽃이 피지 않았을 때
- **1회 복용량**: 4~12g

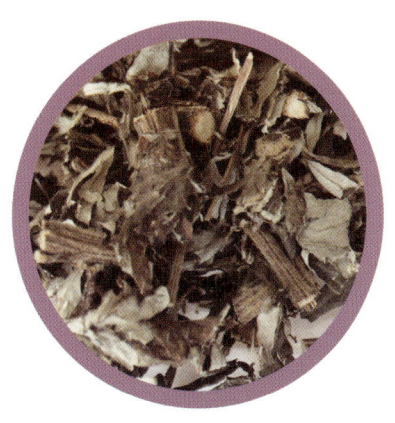

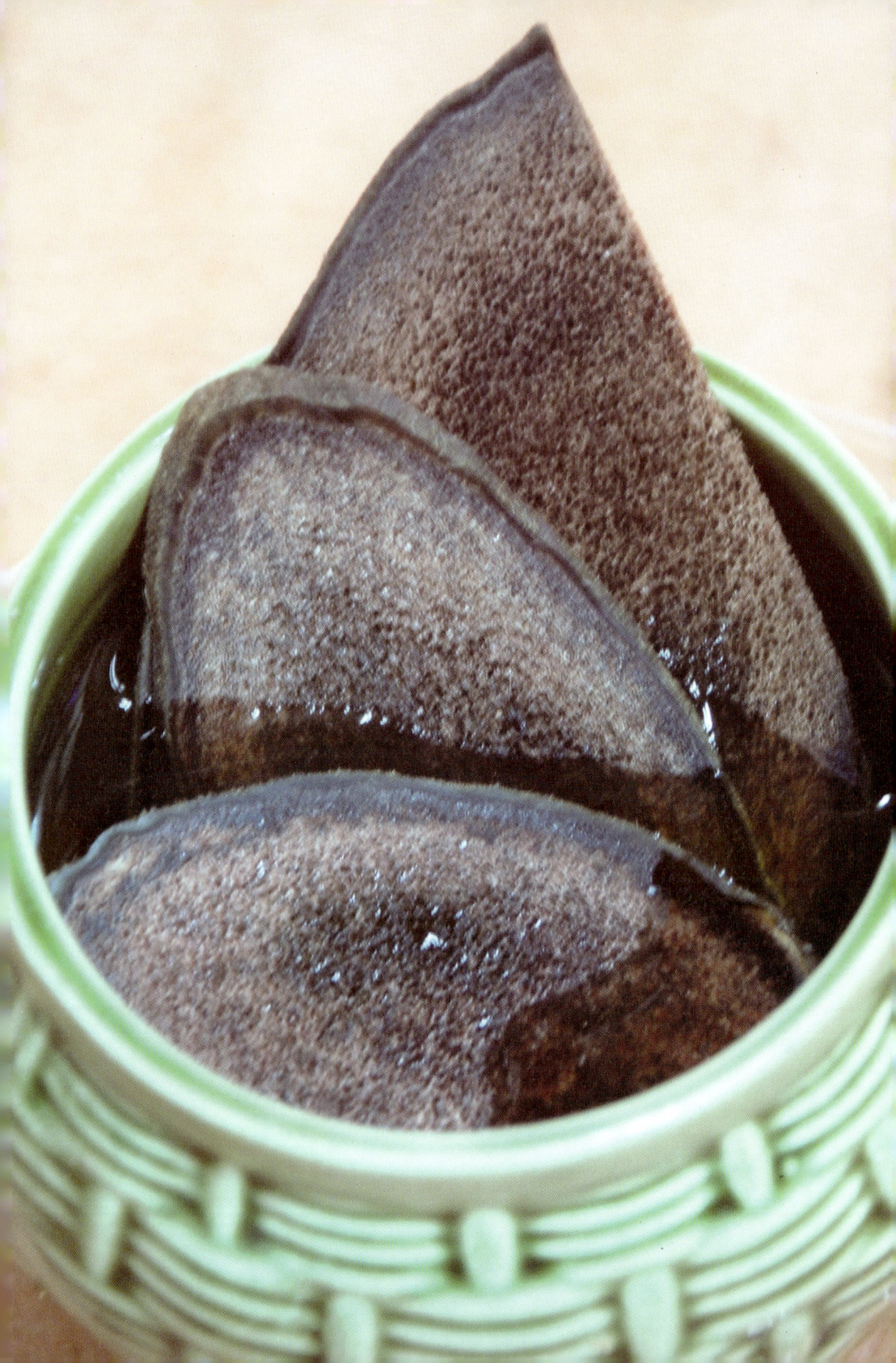

요통에 좋은 한방차 녹용차

- **한약명** 녹용(鹿茸)
- **사용부위** 매화록(梅花鹿) 마록(馬鹿) 또는 대록의 수사슴 털이 밀생되고 아직 골질화되지 않았거나 약간 골질화된 어린 뿔을 자른 다음 말린 것
- **성질과 맛** 성질이 따뜻하며, 맛이 달고 짜다.
- **효능부위** 간, 신장
- **한약효능** 『동의보감』에 의하면 허로(虛勞)로 말미암아 몸이 여윈 것과 팔다리와 허리, 등뼈가 아픈 것을 치료하며, 남자가 신장의 기운이 허약해서 다리와 무릎에 힘없는 증상을 치료한다고 기록되고 있다. 따뜻한 성질은 간과 신장에 작용하여 근골을 튼튼하게 하므로 허리와 무릎이 아픈 증상, 손발이 시큰한 통증을 치료한다. 귀에 소리가 나는 증상과 청력 저하, 새벽에 배가 아프면서 발생하는 설사와 피로를 풀어 준다. 소아는 걷는 것이 늦거나 치아발육이 지연되거나 야간에 소변을 보는 증상을 치료하며, 여성은 불임증과 수족냉증에도 효과적이다.
- **성분효능** 성 기능강화 작용, 조혈 작용, 면역증강 작용, 항노화 작용, 항산화 작용, 간장 보호 작용, 항피로 작용, 주름개선 작용, 항균 작용을 한다. 자율신경실조증, 발기부전증, 혈소판감소증, 유뇨증, 성장 장애, 기억력 저하증, 좌골신경통, 당뇨병, 골다공증을 치료한다.
- **주의사항** 몸에 열이 있는 자, 두통이 심한 자
- **채취시기** 여름, 가을
- **1회 복용량** 4~12g

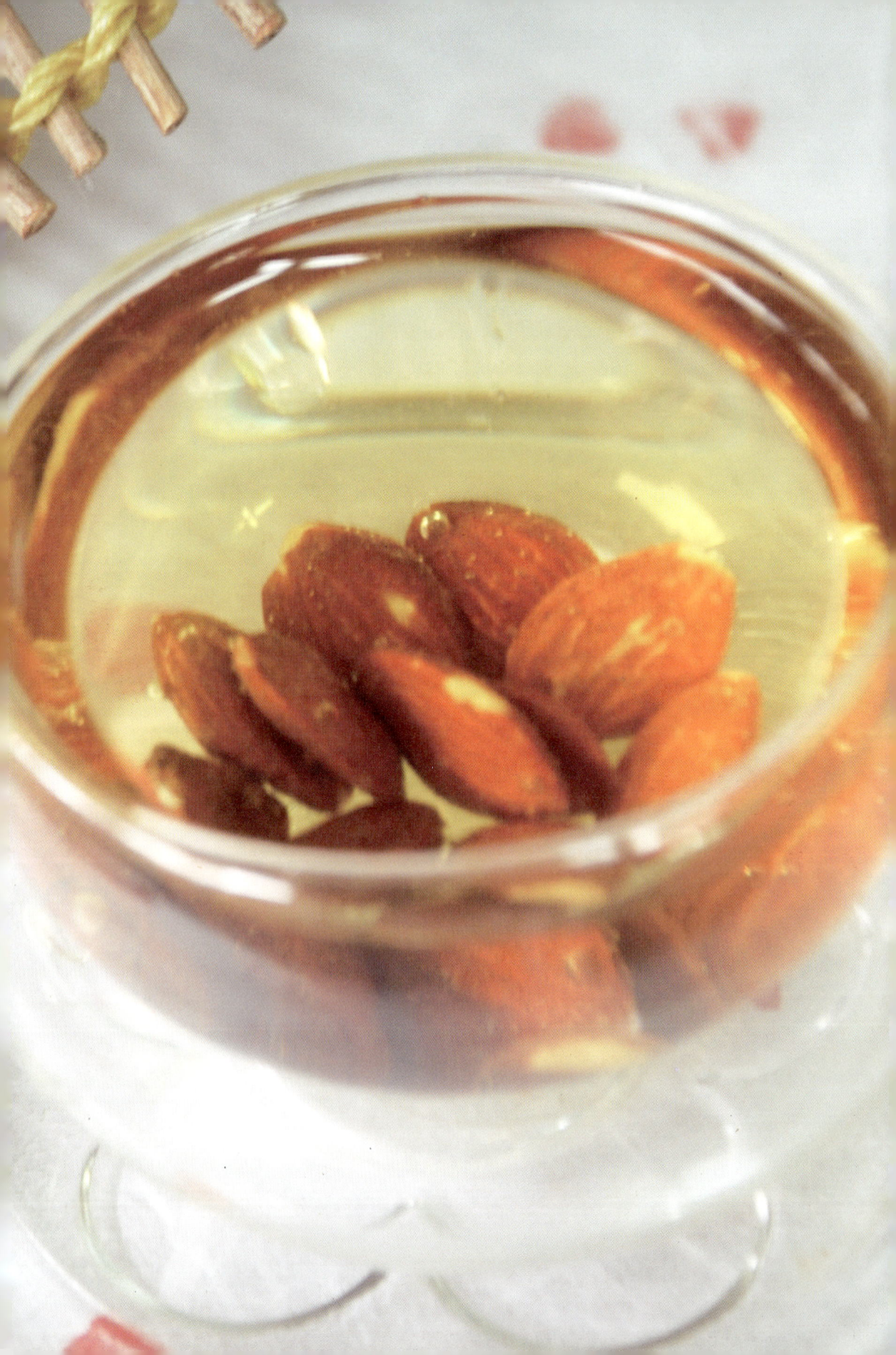

발목 삠에 좋은 한방차 복숭아씨차

- 한약명: 도인(桃仁)
- 사용부위: 복숭아나무 또는 산복사의 씨
- 성질과 맛: 성질이 평하며, 맛이 쓰고 달다.
- 효능부위: 심장, 간, 대장
- 한약효능: 『본초강목』에 의하면 혈액 순환을 도와주고, 나쁜 혈액을 없애며, 장을 윤택하게 하여 배변을 좋게 한다고 기록되고 있다. 발산하는 성질은 혈액순환을 비교적 강하게 하므로 타박손상, 생리 때 혈괴(血塊)가 섞여 나오거나 생리불순, 생리통에 주로 사용된다. 약재의 질이 윤택하여 대장이 건조해서 오는 변비, 항문출혈에도 응용할 수 있다. 홍화와 같이 쓰게 되면 어혈을 제거하는 효능이 강하다. 기침을 멈춰 주는 기능이 있어 은행의 대용품으로 쓴다.
- 성분효능: 항혈전 작용, 혈액응고 억제 작용, 진통 작용, 소염 작용, 진해 작용, 중추신경 재생 촉진 작용, 항염증 작용을 한다. 간질환과 심혈관질환, 고지혈증에 효과적이다.
- 주의사항: 임산부
- 채취시기: 8월~9월에 과육은 제거하고 핵만 사용하는데 사용 시 짓찧어 쓰는 것이 좋다.
- 1회 복용량: 6~12g

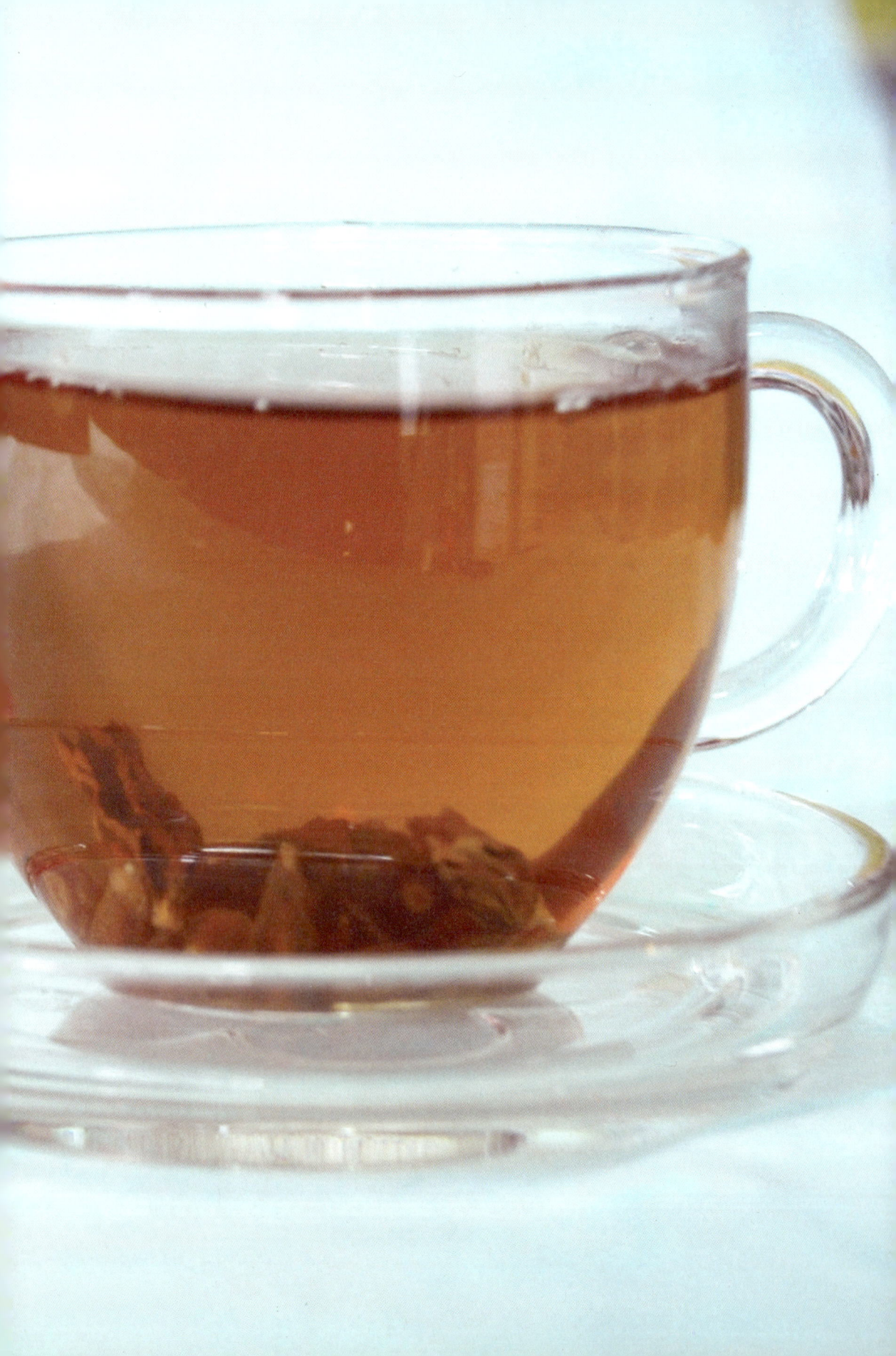

골절에 좋은 한방차 속단차

- **한약명** 속단(續斷)
- **사용부위** 천속단(川續斷)의 뿌리
- **성질과 맛** 성질이 약간 따뜻하며, 맛이 쓰고 맵다.
- **효능부위** 간, 신장
- **한약효능** 골절에 쓰는 대표적인 한약이다. 『동의보감』에 의하면 아픈 것을 잘 멎게 하고 살이 살아나오게 하며 힘줄과 뼈를 이어 주므로 끊을 단(斷) 이을 속(續)을 써서 '속단(續斷)'이라 하였다고 기록되고 있다. 간과 신장을 보강하여 근골을 튼튼히 하고, 혈액순환을 잘 시켜 허리와 무릎이 아픈 증상, 관절질환, 골절, 타박손상 등을 개선한다. 자궁에 작용하여 임산부의 태동불안을 치료한다.
- **성분효능** 진통 작용, 진정 작용, 자궁흥분 작용, 항균 작용, 항산화 작용, 항염증 작용을 한다. 습관유산, 관절질환, 골다공증, 좌골신경통 등에 효능이 있다.
- **주의사항** 몸에 열이 많은 자
- **채취시기** 가을
- **1회 복용량** 6~12g

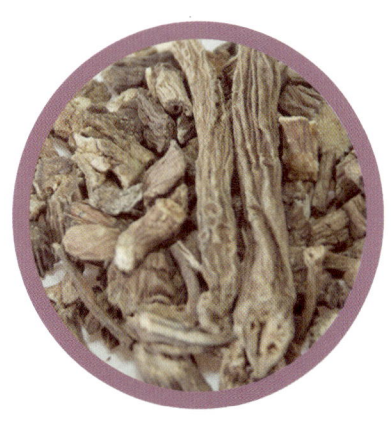

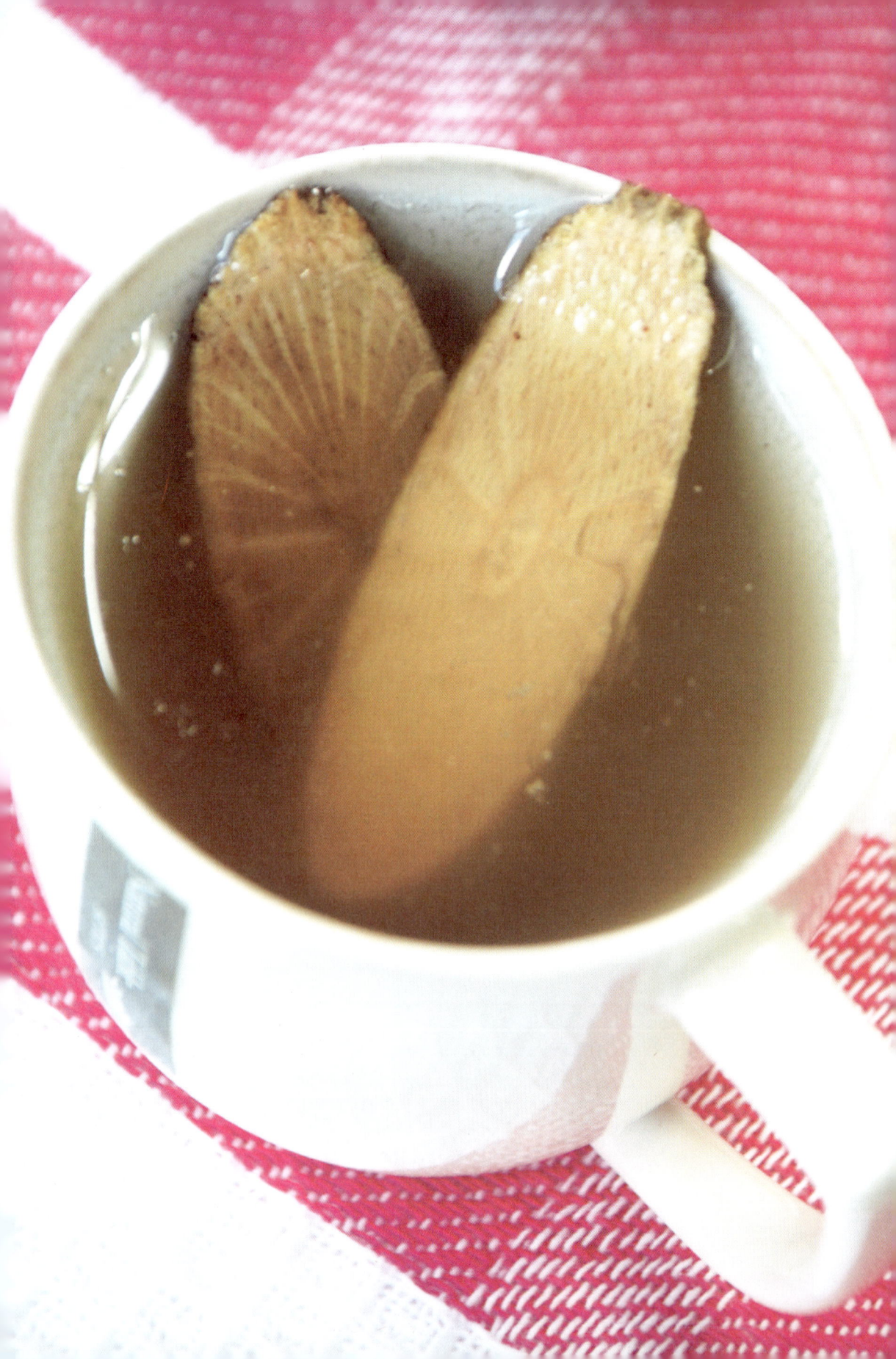

류머티즘에 좋은 한방차 방기차

- **한약명** 방기(防己)
- **사용부위** 방기의 덩굴성 줄기 및 뿌리줄기
- **성질과 맛** 성질이 차며, 맛이 맵고 쓰다.
- **효능부위** 방광, 신장, 비장
- **한약효능** 『동의보감』에 의하면 풍(風), 습(濕)으로 입과 얼굴이 비뚤어진 것, 손발이 아픈 것, 부종, 다리의 통증질환을 치료한다고 기록되고 있다. 『명의별록』에 의하면 수종, 풍에 의한 부종, 방광열 증상을 치료하고, 감기 때문에 추웠다가 더웠다 하는 증상을 개선하며, 중풍에 의한 손과 다리의 경련 통증을 치료한다고 언급되어 있다. 찬 성질과 쓴맛은 하반신에 작용하여 나쁜 수분의 정체를 배설하므로 허리와 다리가 붓거나 통증이 있을 때 사용한다.
- **성분효능** 진통 작용, 소염 작용, 해열 작용, 이뇨 작용, 진해 작용, 중추신경 흥분 작용, 항암 작용을 한다. 안면 마비 통증, 류머티즘성 관절염, 고혈압, 심근경색증 등을 치료한다.
- **주의사항** 소화기가 허약한 자
- **채취시기** 가을
- **1회 복용량** 6~12g

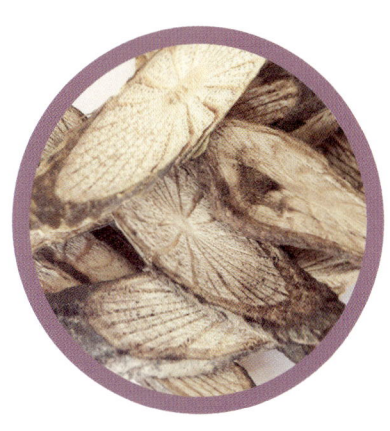

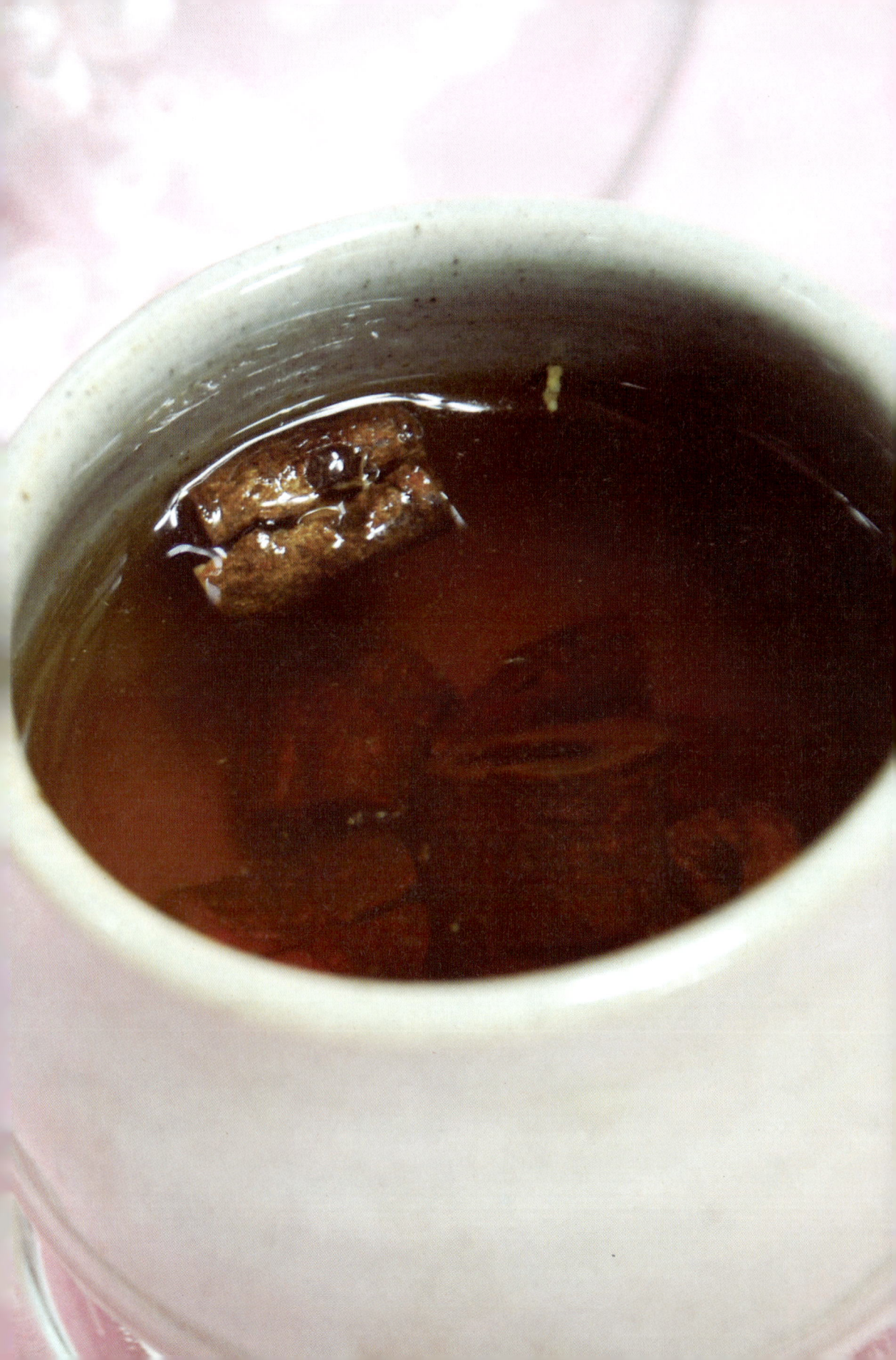

비문증에 좋은 한방차 모란꽃 뿌리차

- 한약명   목단피(牧丹皮)
- 사용부위   목단의 뿌리껍질
- 성질과 맛   성질이 차며, 맛이 맵고 쓰다.
- 효능부위   심장, 간, 신장
- 한약효능   『본초강목』에 의하면 심장, 신장, 간 등의 혈액에 작용하여 열을 내려 주는 작용을 한다고 기록되고 있다. 신선한 향기가 나며, 어혈을 없애는 약초로, 찬 성질은 간에 작용하여 눈 충혈, 눈 가려움증 등의 눈 관련 질환들을 치료 개선한다. 매운맛은 혈액순환을 촉진하여 나쁜 혈액을 없애고, 여성의 생리불순, 생리통, 폐경을 개선시킨다. 생리 이후 또는 폐경기 이후의 발열 증상도 치료하며, 머리가 아프거나, 가슴에 번열이 날 때, 허리와 무릎이 아픈 증상에도 쓸 수 있다.
- 성분효능   염증을 억제하는 소염 작용, 혈소판응집에 대한 억제 작용, 진통 작용, 혈압 강하 작용, 항경련 작용, 진정 작용, 이뇨 작용, 항균 작용, 유산 작용, 항염증 작용, 멜라닌 생성 세포저해 작용, 혈당 강하 작용을 한다. 관상동맥의 혈류량을 증가시키므로 관상동맥질환, 부정맥질환, 고혈압, 당뇨병, 암질환에 효과적이다.
- 주의사항   어혈을 제거하는 성질이 강하므로 생리 양이 많은 자, 임산부
- 채취시기   가을에서 초봄 사이
- 1회 복용량   8~16g

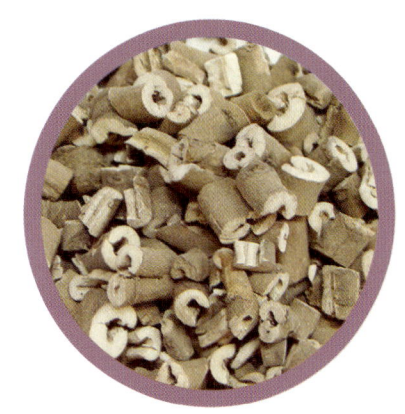

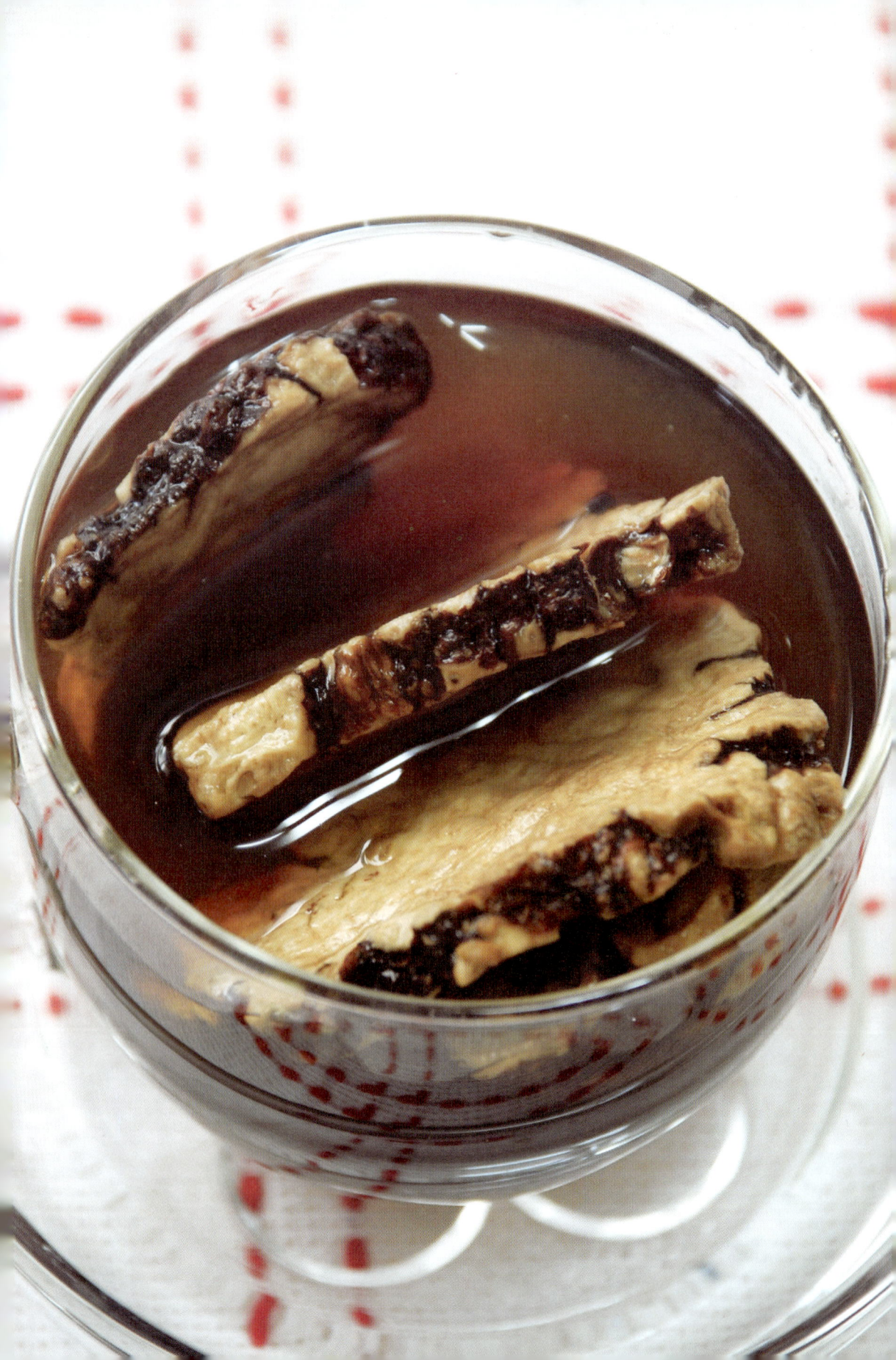

시력 저하에 좋은 한방차 천궁차

- 한약명   천궁(川芎)
- 사용부위   천궁의 뿌리줄기를 그대로 또는 열탕에 데친 것
- 성질과 맛   성질이 따뜻하며, 맛이 맵고 쓰다.
- 효능부위   간, 담낭, 심포
- 한약효능   천궁은 향이 진하고 기가 강하다. 『동의보감』에 의하면 약 기운이 위로는 머리와 눈에 가고 아래로는 자궁에까지 간다고 기록되고 있다. 머리 위에서 발끝까지 작용하여 혈액을 잘 돌게 하는 특징이 있다. 매운맛은 발산하여 두통과 어지러움을 치료하며, 시력저하와 안구통증, 눈에 눈물이 자주 흐르는 증상 등을 개선한다. 혈액순환 장애로 나타나는 여성의 생리불순, 생리통에 효과가 있다. 이외에 근육통 및 타박이나 외상으로 말미암은 어혈을 제거해 주며, 농(膿)을 배출해 준다.
- 성분효능   관상동맥확장 작용, 폐 혈관확장 작용, 혈압 강하 작용, 진통 작용, 진경 작용, 혈관 이완 작용, 혈전 형성억제 작용, 항산화 작용, 미백 작용, 항균 작용, 항염증 작용을 한다. 두통, 관상동맥질환, 알레르기성 피부 접촉염, 비만증, 암 치료에 효과적이다.
- 주의사항   몸에 열이 많은 자, 긴장성 두통이 있는 자, 생리 양이 많은 자
- 채취시기   10월~11월
- 1회 복용량   4~12g

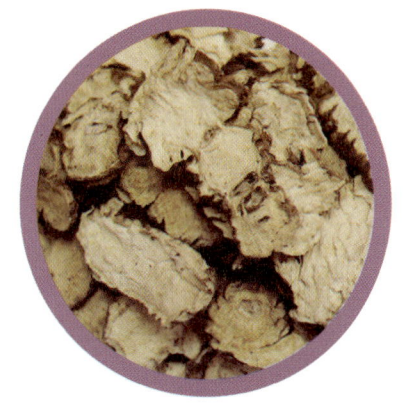

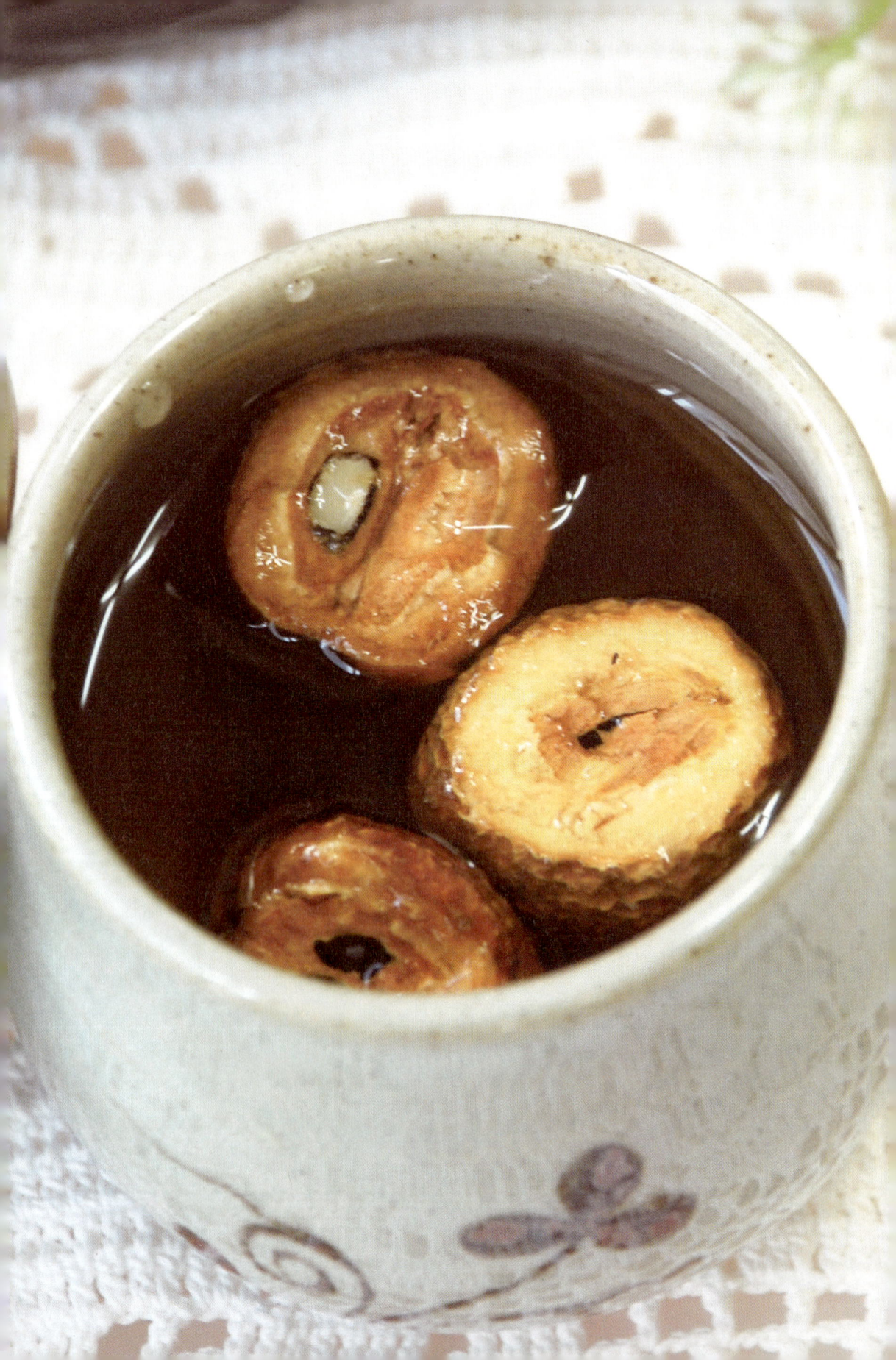

안구 건조증에 좋은 한방차 천련자차

- 한약명　　　천련자 (川楝子)
- 사용부위　　멀구슬나무의 열매
- 성질과 맛　　성질이 차며, 맛이 쓰다.
- 효능부위　　간, 위장, 소장
- 한약효능　　『동의보감』에 의하면 천련자를 금령자(金鈴子), 고련자(苦練子), 연실(練實)라고도 했으며, 나무의 높이는 10여 자이고 잎은 회화나무같이 빽빽이 나지만 향이 많아 그 향기가 뜰에 가득하며, 심경에 작용하여 윗배와 아랫배의 복통과 생식기 통증을 제거한다고 기록되고 있다. 쓴맛과 찬 성질은 간에 열증상으로 말미암은 시력감퇴, 눈 충혈, 안구건조증을 개선하며 간기를 소통시켜 옆구리 통증, 아랫배와 생식기부위의 뻐근한 통증 등을 다스린다.
- 성분효능　　메로신(merosin) 투센다닌(toosendanin)을 함유하고 있으며, 구충 작용, 항산화 작용, 간 보호작용, 항염증 작용, 항균 작용을 한다. 만성 비세균성 전립선염, 유방암, 복통, 건선 피부염에 효과적이다.
- 주의사항　　소화기가 차가워서 설사하는 자
- 채취시기　　가을과 겨울
- 1회 복용량　 6~12g

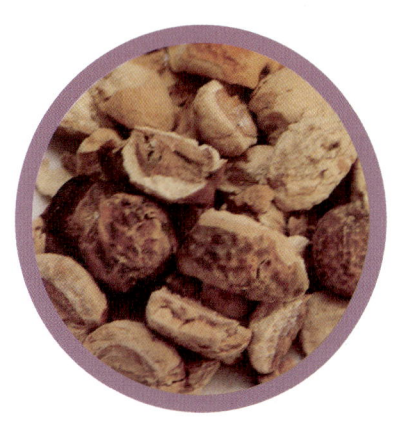

8부 안과질환(눈) 161

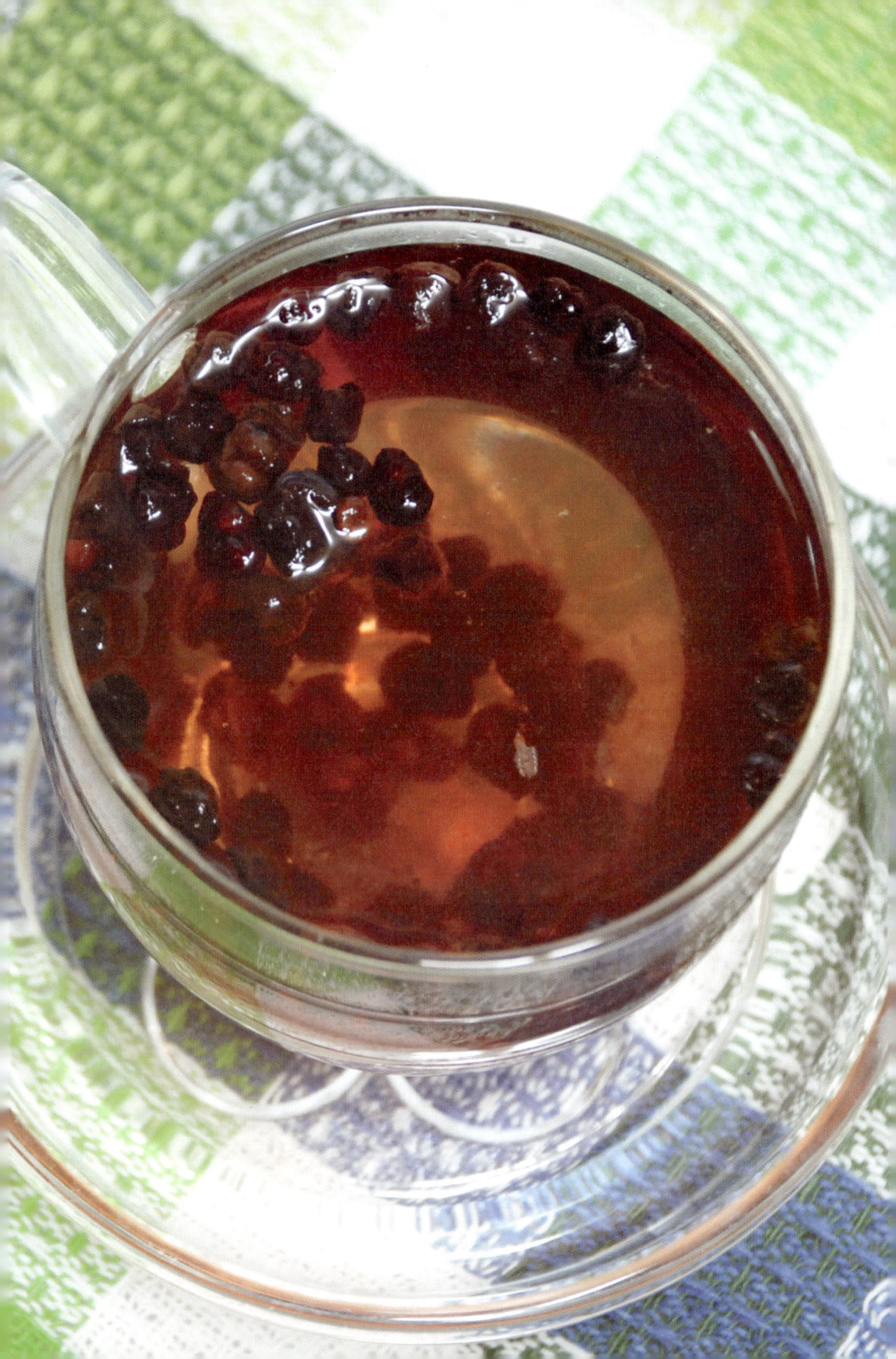

황반변성에 좋은 한방차 오미자차

- **한약명** 오미자(五味子)
- **사용부위** 오미자의 열매
- **성질과 맛** 성질이 따뜻하며, 맛이 시고 달다.
- **효능부위** 폐, 심장, 신장, 대장
- **한약효능** 다섯 가지의 오미를 가지고 있다 하여 오미자(五味子)라고 부른다. 『동의보감』에 의하면 허로(虛勞)로 몹시 여윈 것을 보하며, 눈을 밝게 하고, 신장을 따뜻하게 하는 등 양기를 세게 하여 남자의 정력을 돕고, 음경을 커지게 한다고 기록되고 있다. 신맛이 가장 주된 맛으로 체액을 생성시키고, 수렴한다. 폐에 작용하여 기침을 멈추게 하며, 땀이 나는 것을 치료하고, 갈증을 없앤다. 심장에 작용하여 가슴 두근거림 증상, 불면증, 다몽증을 개선하고 눈을 밝게 한다.
- **성분효능** 인체의 기억력을 증진하며, 중추신경의 흥분을 억제하는 작용, 심혈관계에 혈관을 확장하는 작용을 한다. 이외에 진통 작용, 진경 작용, 간 기능보호 작용, 항노화 작용, 진해 거담 작용, 항산화 작용, 항균 작용, 면역 조절 작용을 한다. 만성간염, 시력감퇴, 고지혈증, 대장암에도 효능이 있다.
- **주의사항** 폐에 열 증상이 있어 기침이 있는 자, 소화기가 차가워서 설사하는 자
- **채취시기** 가을과 겨울
- **1회 복용량** 4~12g

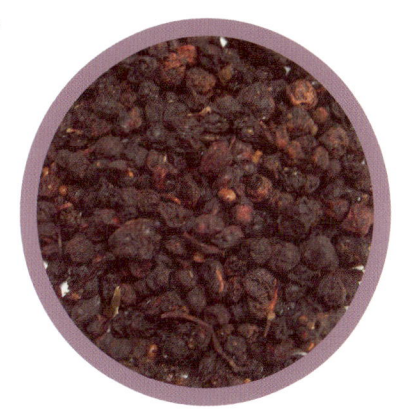

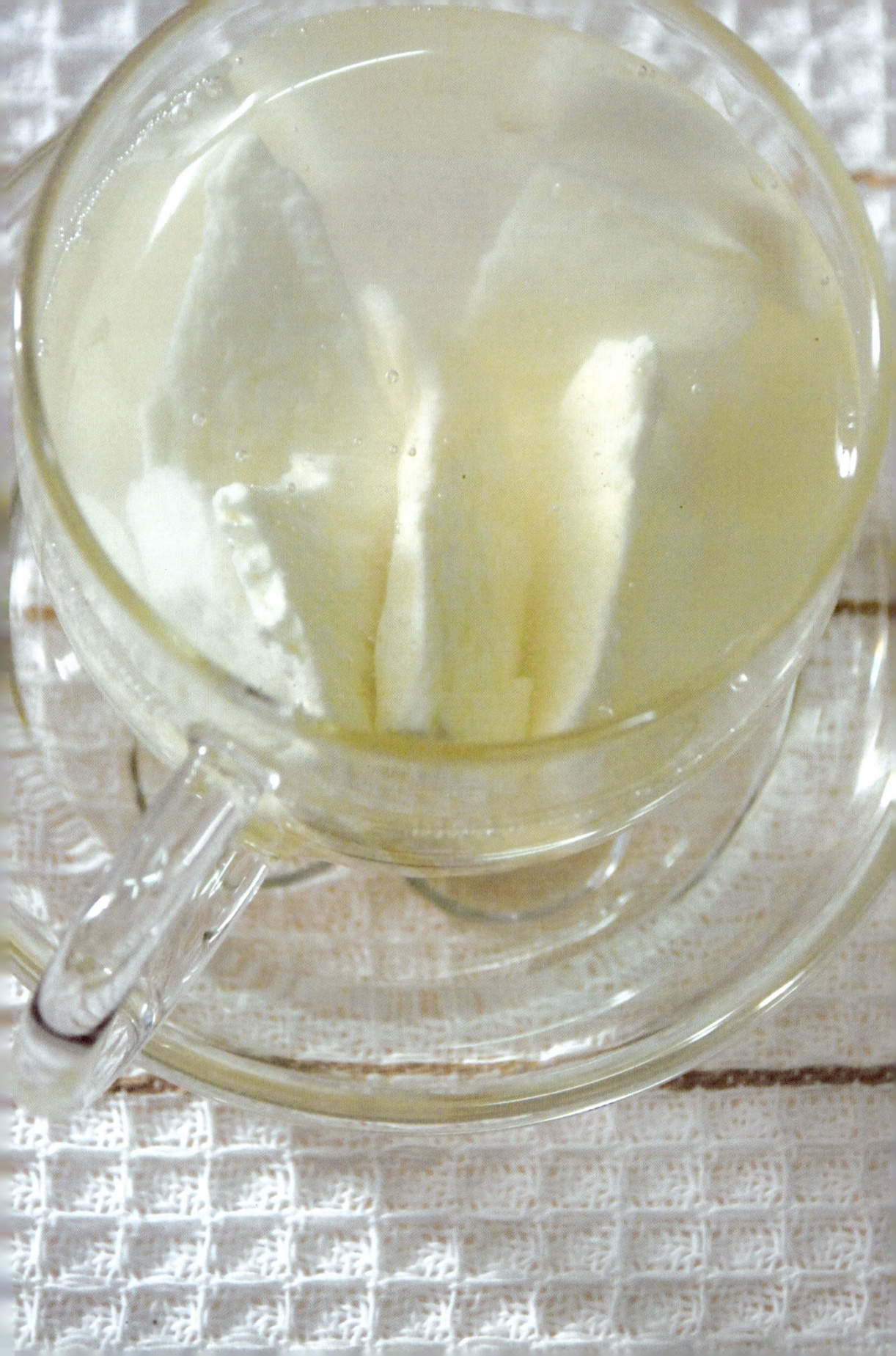

이명에 좋은 한방차 마차

- **한약명**: 산약(山藥)
- **사용부위**: 마 또는 참마의 뿌리줄기 그대로 또는 쪄서 말린 것
- **성질과 맛**: 성질이 따뜻하며, 맛이 달다.
- **효능부위**: 비장, 폐, 신장
- **한약효능**: 『동의보감』에 의하면 허약해서 지친 것을 보강해 주고, 초췌한 것을 도와 살찌게 하며, 오장기능을 충실하게 하여 기력을 보충한다고 기록되고 있다. 산약은 기운과 체액을 보충해 주는 보약류 약초이다. 따뜻한 성질은 신장에 작용하여 소변을 자주 보거나 유정, 여성의 냉대하 및 귀에서 소리가 나는 증상을 개선한다. 단맛은 비장에 작용하여 식욕부진, 설사, 호흡기에 작용하여 오랜 기침, 천식, 호흡곤란에 효과적이다.
- **성분효능**: 혈액 중에 과산화지질을 낮추어 항산화 작용을 하며, 강심 작용, 항암 작용, 평활근 이완 작용, 항염증 작용을 한다. 간염, 당뇨병, 면역력저하, 대장암에 좋다.
- **주의사항**: 식체가 있는 자
- **채취시기**: 가을
- **1회 복용량**: 8~24g

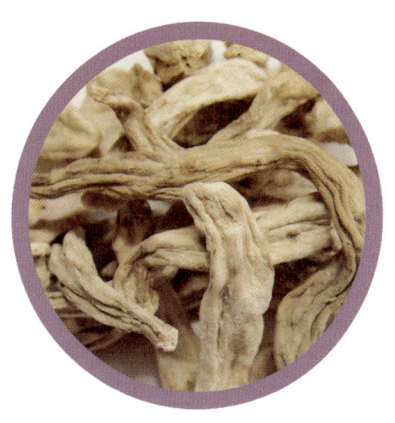

9부 이비인후과질환(귀·코·목구멍)

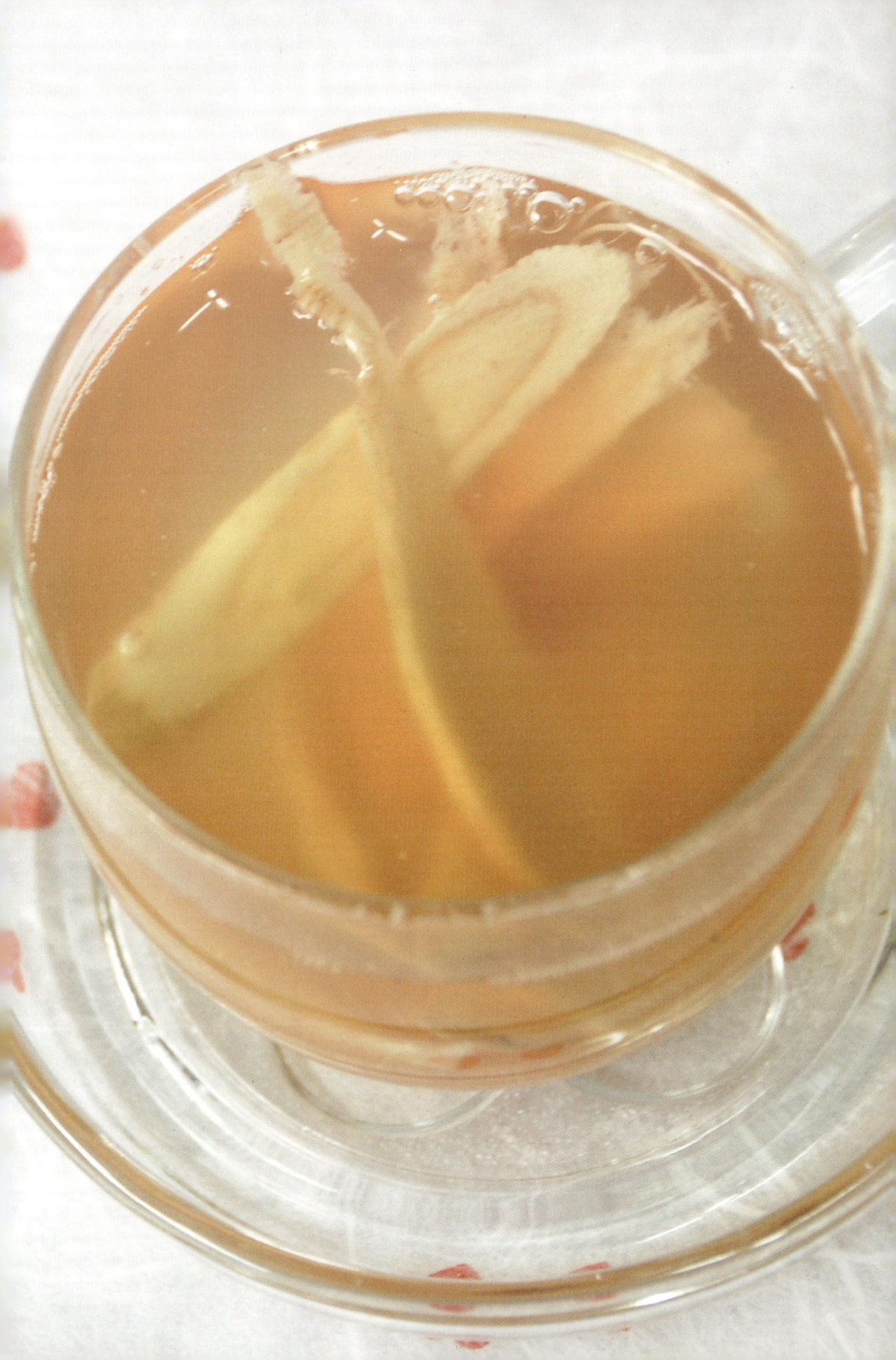

코피에 좋은 한방차 황기차

- 한약명: 황기(黃芪)
- 사용부위: 황기의 주피를 거의 벗긴 뿌리
- 성질과 맛: 성질이 따뜻하며, 맛이 달다.
- 효능부위: 폐, 비장
- 한약효능: 『동의보감』에 의하면 '단너삼'이라고 하며 으슬으슬 추운 것을 치료하고, 허약하고 몹시 여윈데 사용하며, 신장이 허약해 귀가 먹은 것을 치료하고, 기를 돕고 살을 찌게 한다고 기록되고 있다. 특이한 향을 가지고 있으면서 피부를 튼튼하게 하는 약초이다. 따뜻한 성질은 폐의 기운을 보충하여 각종 허약성 출혈인 코피, 변혈, 뇨혈을 치료한다. 피부에 작용하여 땀이 많이 나는 증상, 상처 이후 새살이 늦게 찰 때, 종기의 고름이 배출되지 않을 때, 부종이 있을 때에 사용한다. 소화기가 허약해서 오는 소화불량에 효과적이며, 위장에 기운을 끌어올려 위하수, 자궁하수를 개선한다.
- 성분효능: 면역증강 작용, 혈압 강하 작용, 강심 작용, 혈당조절 작용, 노화억제 작용, 항염증 작용을 한다. 간질환 및 소화기질환에 효능이 있다.
- 주의사항: 식체가 있는 자, 가슴이 답답한 자, 화가 자주 나는 자
- 채취시기: 봄과 가을
- 1회 복용량: 4~20g

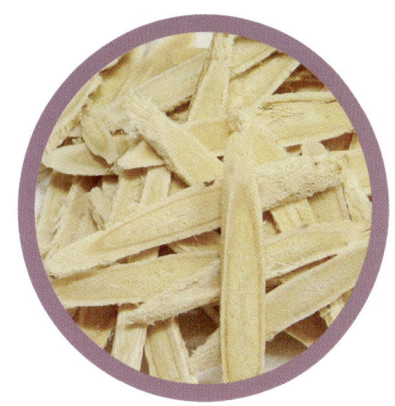

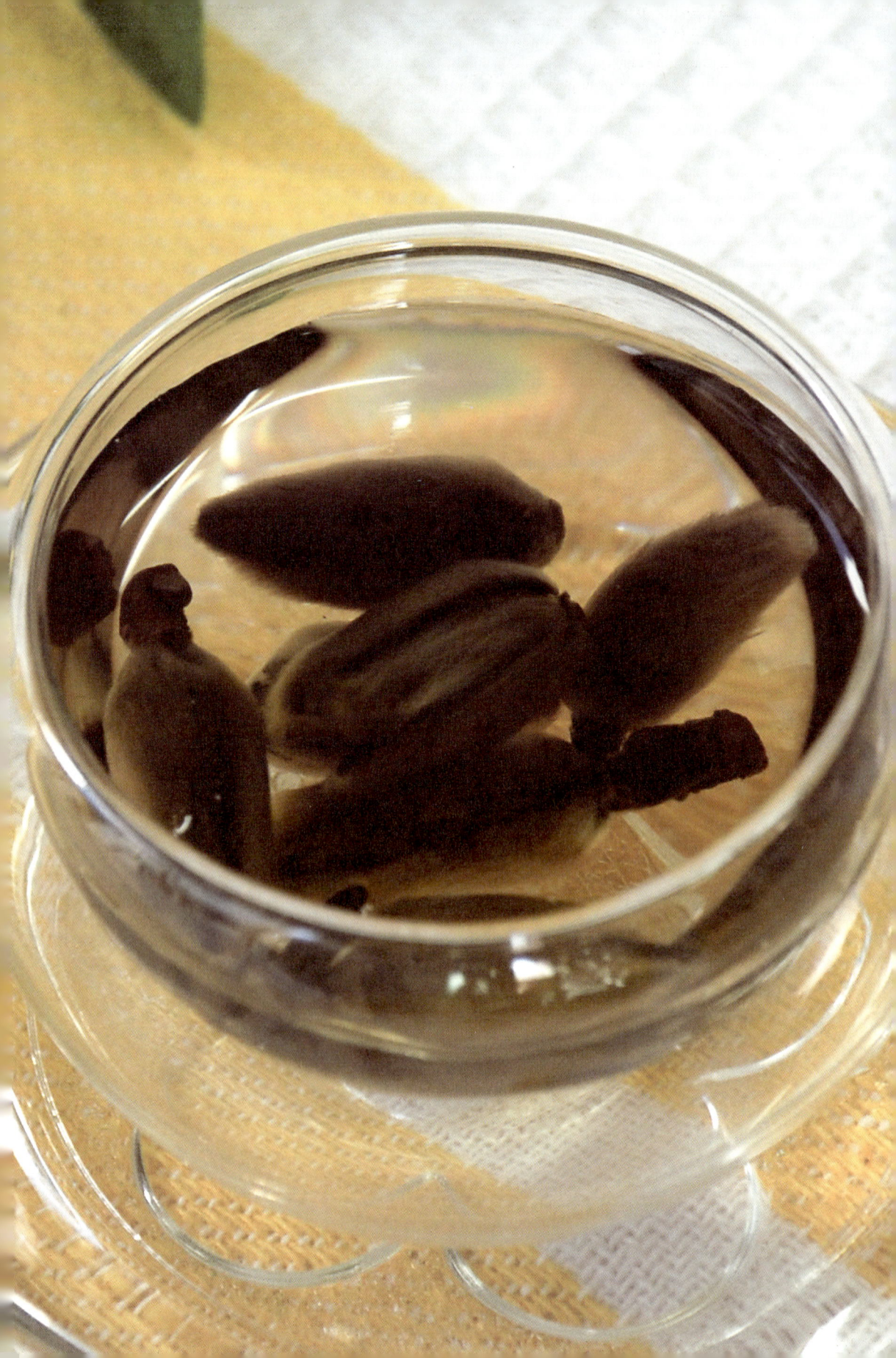

비염에 좋은 한방차 목련꽃 봉오리차

- 한약명   신이(辛荑)
- 사용부위 백목련의 꽃봉오리
- 성질과 맛 성질이 따뜻하며, 맛이 맵다.
- 효능부위 폐, 위장
- 한약효능 『동의보감』에 의하면 풍(風)으로 머리가 아픈 것을 낫게 하며, 얼굴의 주근깨를 없애고, 코가 막히고, 콧물이 흐르는 것 등을 치료한다고 기록되고 있다. 신이는 방향성이 강하여 코막힘 증상을 잘 뚫어 주며, 머리를 맑게 한다. 매운맛과 따뜻한 성질은 탁한 콧물과 냄새를 맡지 못하는 증상에 효과가 있으며, 얼굴의 기미와 치통에도 쓸 수 있다.
- 성분효능 혈압 강하 작용, 항바이러스 작용, 피부선균에 대한 항균 작용, 항염증 작용, 비강 세정 작용, 멜라닌생성 억제 작용을 한다. 비염, 축농증, 치통에 효과적이다.
- 주의사항 몸에 체액이 부족하며 열이 많은 자
- 채취시기 초봄
- 1회 복용량 4~12g

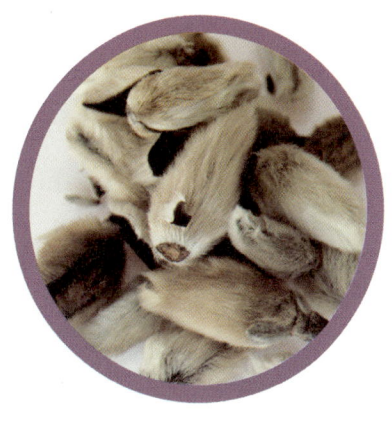

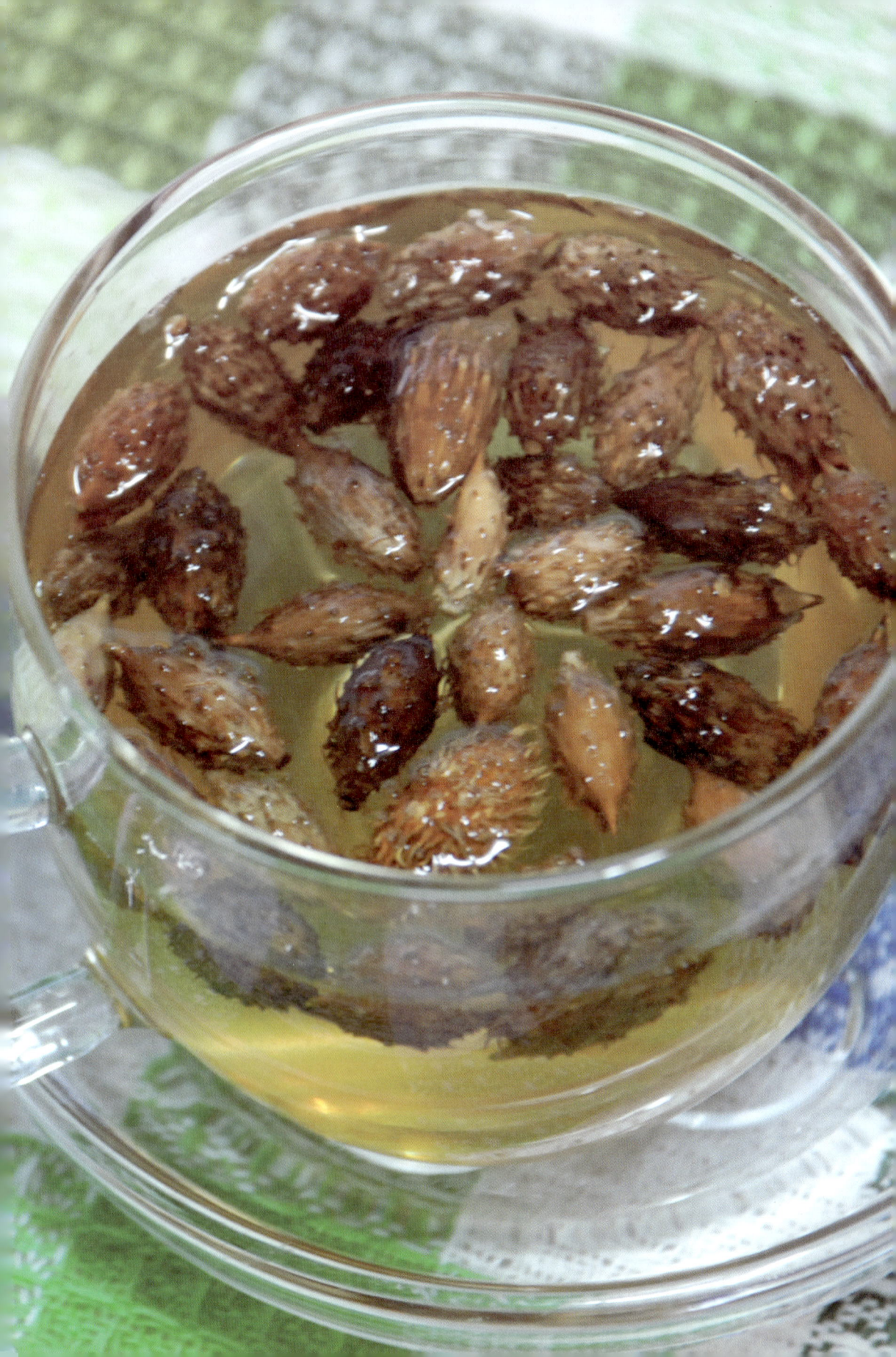

축농증에 좋은 한방차 도꼬마리차

- 한약명   창이자(蒼耳子)
- 사용부위   도꼬마리의 열매
- 성질과 맛   성질이 따뜻하며, 맛이 쓰고 맵고 달다.
- 효능부위   폐, 위장
- 한약효능   『동의보감』에 의하면 도꼬마리 시(枲)를 써서 '시이(枲耳)'라고 했으며, 풍(風)으로 머리가 차고 아픈 증상과 풍습(風濕)으로 전신이 저린 증상 등을 치료한다고 기록되고 있다. 감기로 말미암은 비염, 축농증의 코막힘 증상, 냄새를 못 맡거나 누런 콧물을 흘리는 증상에 효능이 큰 약초이다. 따뜻한 성질은 땀을 내게 하여 막힌 것을 뚫어 주며, 쓴맛은 허리와 무릎에 작용하여 저리고 사지가 당기며 아픈 증상을 치료한다. 피부 습진도 개선한다.
- 성분효능   크산토느트루마린(xanthostrumarin), 단백질, 비타민(vitamin C) 등을 함유하고 있어 혈당 강하 작용, 진통 작용, 항균 작용, 항산화 작용, 비강세정 작용, 항알레르기 작용, 항충치 작용, 항바이러스 작용을 한다. 만성 비염, 알레르기 비염, 이하선염, 아토피 피부염, 물사마귀, 암질환, 천식에 효과적이다.
- 주의사항   출혈이 있는 허약자
- 채취시기   9월~10월
- 1회 복용량 4~12g

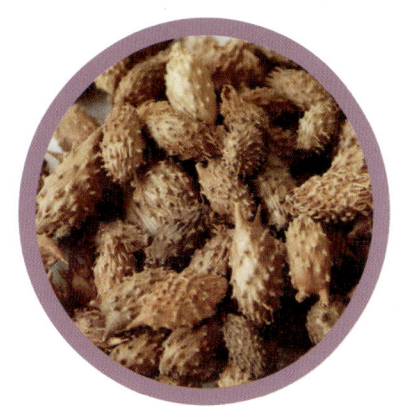

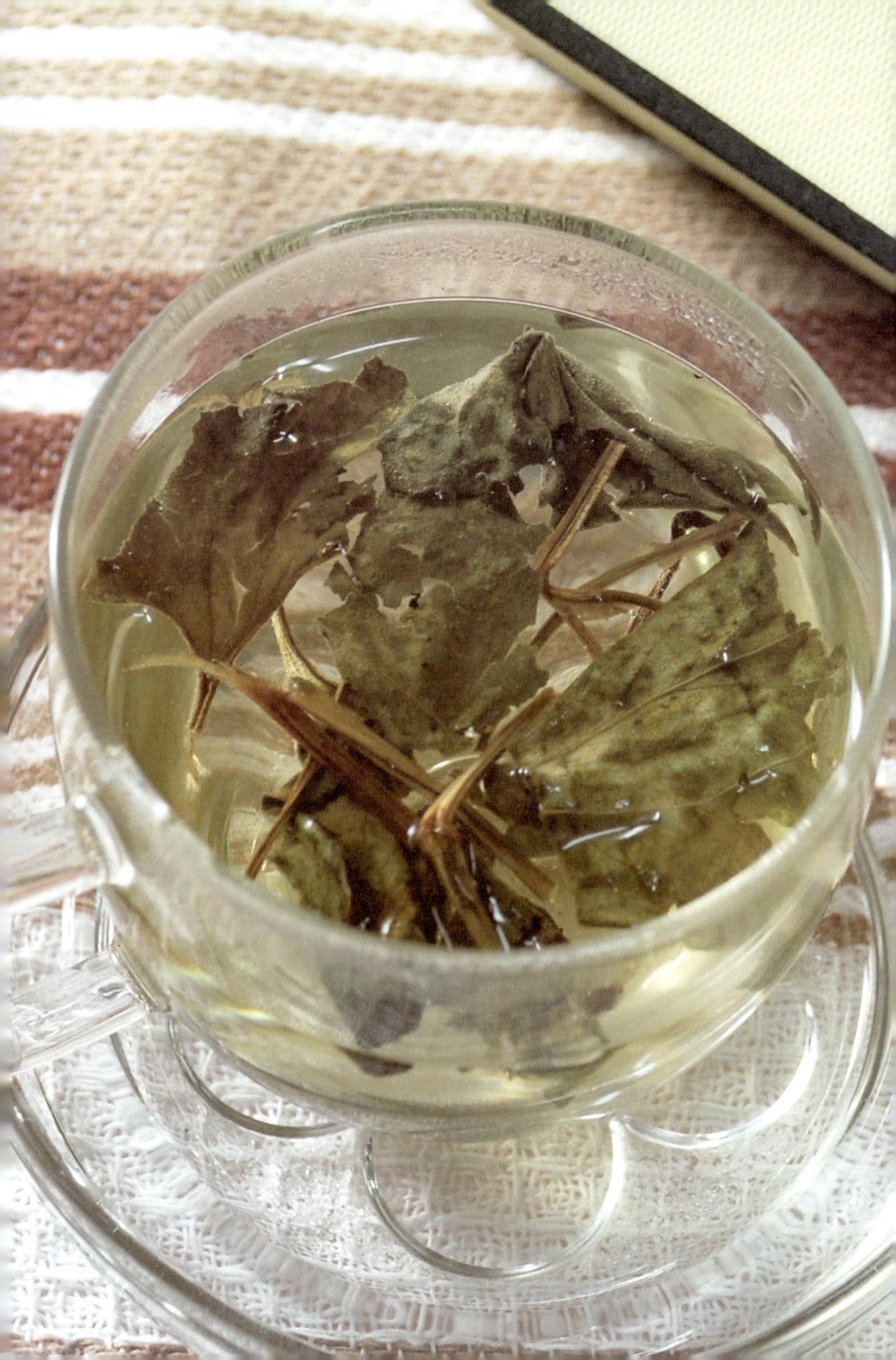

건선에 좋은 한방차 어성초차

- 한약명   어성초(魚腥草)
- 사용부위   약모밀 개화기의 지상부
- 성질과 맛   성질이 차며, 맛이 맵다.
- 효능부위   폐
- 한약효능   『전남본초(滇南本草)』에 의하면 식물의 줄기와 잎에서 비린 냄새가 난다고 하여 고기 어(魚) 비린내 성(腥)을 써서 '어성초(魚腥草)'라고 했다고 기록된다. 성질이 차가워서 열로 말미암은 건선과 열독에 의한 피부질환 및 화농성 피부질환인 종기나 곪는 증상에 효과가 좋다. 폐에 작용하여 각종 염증성 질환을 개선하며, 이뇨 작용으로 소변을 볼 때 아픈 증상인 요도염, 방광염과 치질을 치료한다.
- 성분효능   백혈구와 대식세포의 탐식 작용을 촉진하므로 면역증강 작용을 하며, 항균 작용, 소염 작용, 항바이러스 작용, 혈압 강하 작용, 신경보호 작용, 항산화 작용, 항아토피 작용을 한다. 호흡기질환, 효과적이다. 피부질환, 고지혈증에 사용한다.
- 주의사항   체액 부족으로 몸에 열이 있는 자
- 채취시기   7월~8월 여름철에 줄기가 무성할 때
- 1회 복용량   12~20g

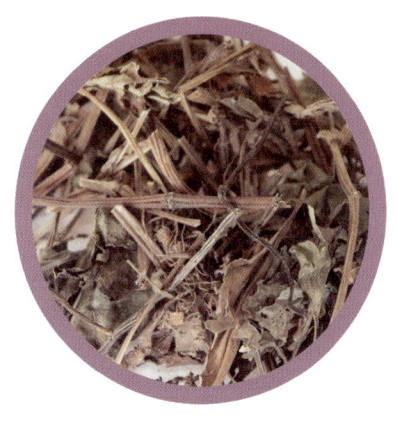

10부 피부과질환

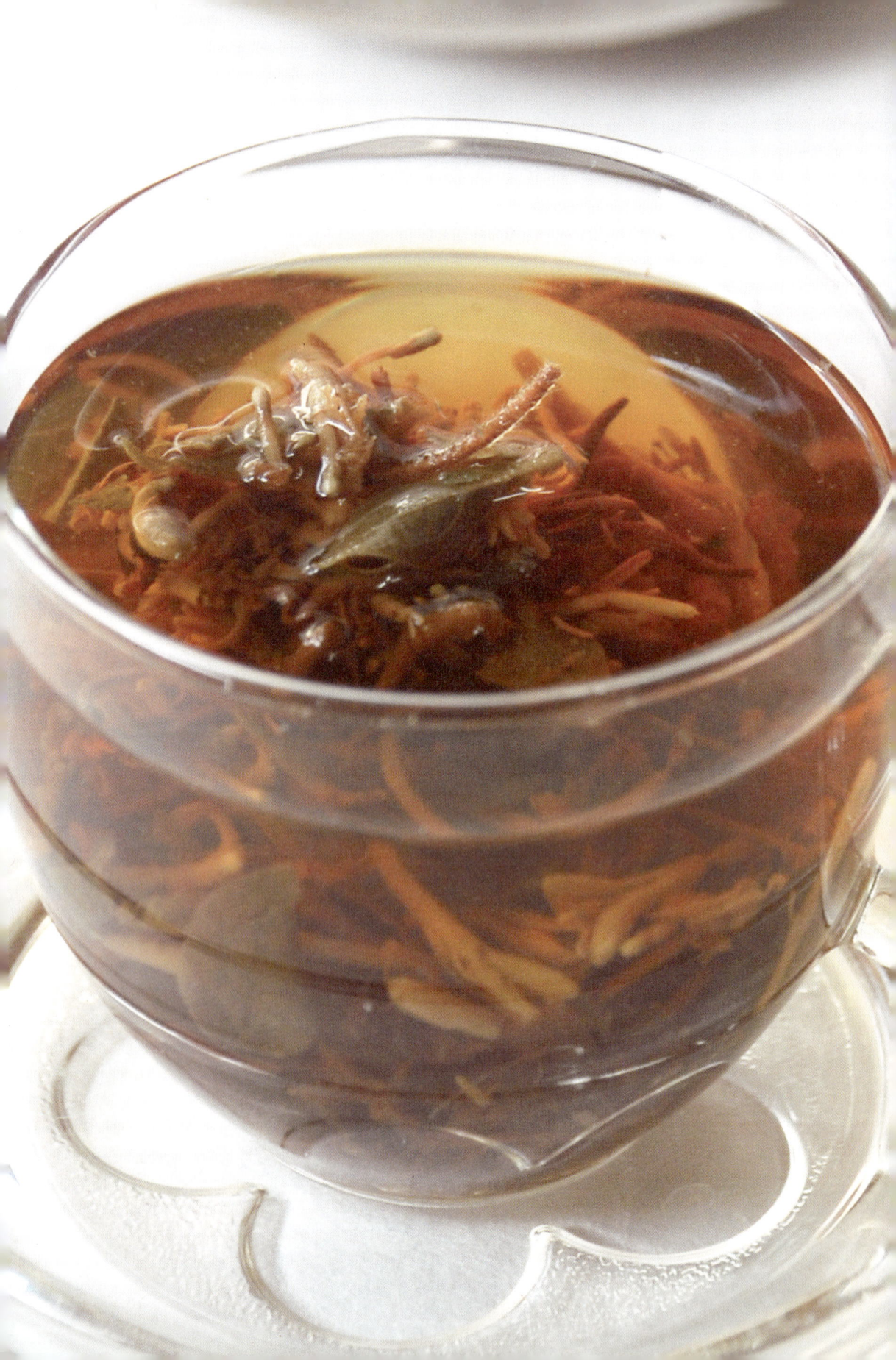

여드름에 좋은 한방차 인동덩굴차

- 한약명　　금은화(金銀花)
- 사용부위　인동덩굴 또는 그 변종의 꽃봉오리
- 성질과 맛　성질이 차며, 맛이 달다.
- 효능부위　폐, 위, 심장
- 한약효능　이 약은 추위를 잘 견딘다고 해서 참을 인(忍) 겨울 동(冬)을 써서 '인동(忍冬)'이라 불리며, 꽃은 처음에는 백색으로 피었다가 2~3일만 지나면 황색으로 바뀐다고 하여 '금은화(金銀花)'라고 명명되었다. 약재의 무게가 가벼워 인체의 상반신에 작용하는데, 열을 내리는 찬 성질을 가지고 있다. 심장열 탓인 가슴불안증, 가슴이 답답한 증상과 폐에 열 증상 때문인 감기와 갈증을 풀어 주고, 편도선염, 인후염, 피부 염증성 질환을 개선한다. 위장에 작용하여 입 냄새, 얼굴의 화농성 여드름에 효과적이다.
- 성분효능　황색포도상구균, 이질균, 장티푸스균 등에 대한 항균 작용과 해열 작용, 소염 작용, 항염증 작용, 간 독성 억제 작용, 항종양 작용을 한다. 피부질환과 호흡기질환, 암질환, 치은염에 효과적이다.
- 주의사항　소화기가 차가워서 설사하는 자
- 채취시기　여름철에 꽃이 피기 전
- 1회 복용량　8~20g

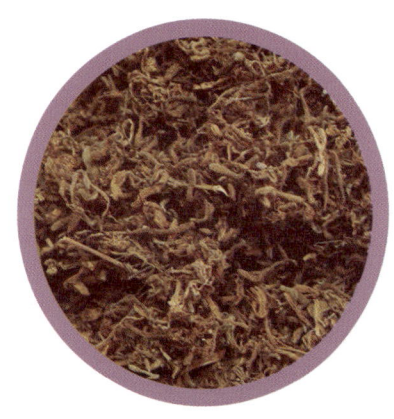

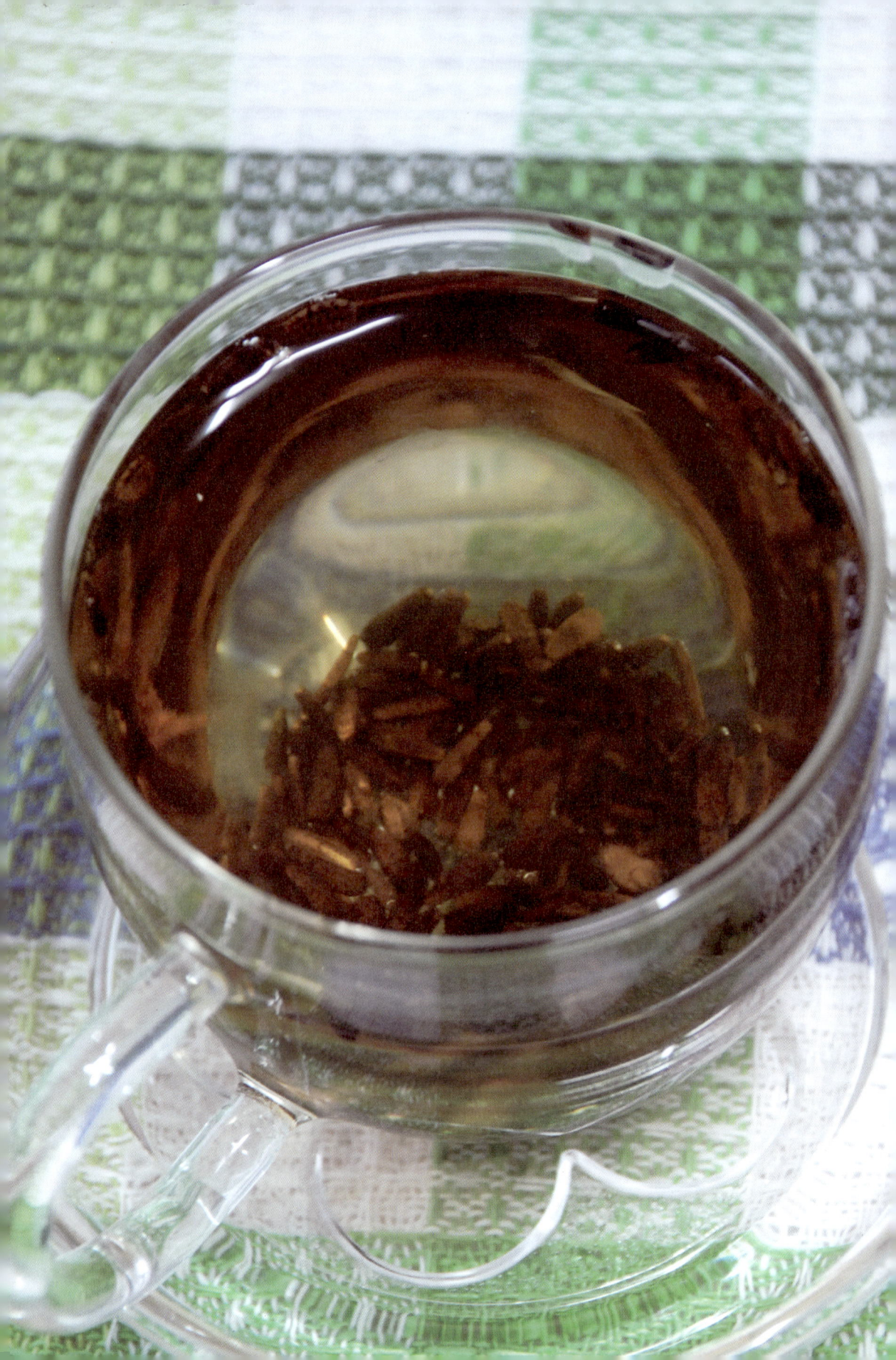

우엉씨차
대상포진에 좋은 한방차

- **한약명**   우방자(牛蒡子)
- **사용부위**   우엉의 잘 여문 씨
- **성질과 맛**   성질이 차며, 맛이 맵고 쓰다.
- **효능부위**   폐, 위장, 간
- **한약효능**   『동의보감』에 의하면 우방자는 여러 곳에서 자라는데 씨의 겉껍질에 가시가 많아서 쥐가 지나가다 걸리면 벗어나지 못하기 때문에 '서점자(鼠粘子)'로 부른다고 기록하고 있다. 찬 성질은 폐에 열 증상으로 말미암은 피부발진, 가려움증을 개선하며, 종기, 두드러기, 볼거리 등의 각종 피부질환을 치료한다. 감기로 말미암아 목이 붓고 아플 때, 누런 가래와 기침을 개선한다. 대소변을 잘 소통시켜 주며, 허리와 무릎이 아픈 증상에 효과가 있다.
- **성분효능**   항균 작용, 혈당 강하 작용, 소염 작용, 항암 작용, 주름개선 작용, 항알레르기 작용, 혈관 이완 작용을 한다. 편두통, 외과질환, 염증성질환, 아토피 피부염, 비만증, 고지혈증에 효과적이다.
- **주의사항**   소화기가 차가워 설사하는 자
- **채취시기**   8월~9월
- **1회 복용량** 4~12g

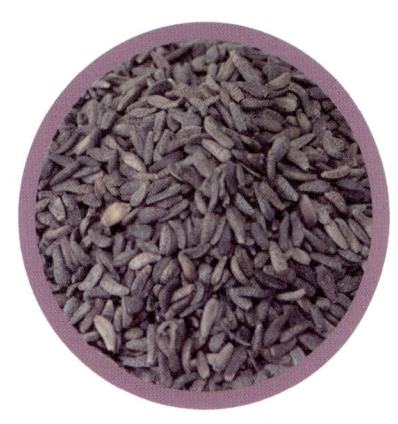

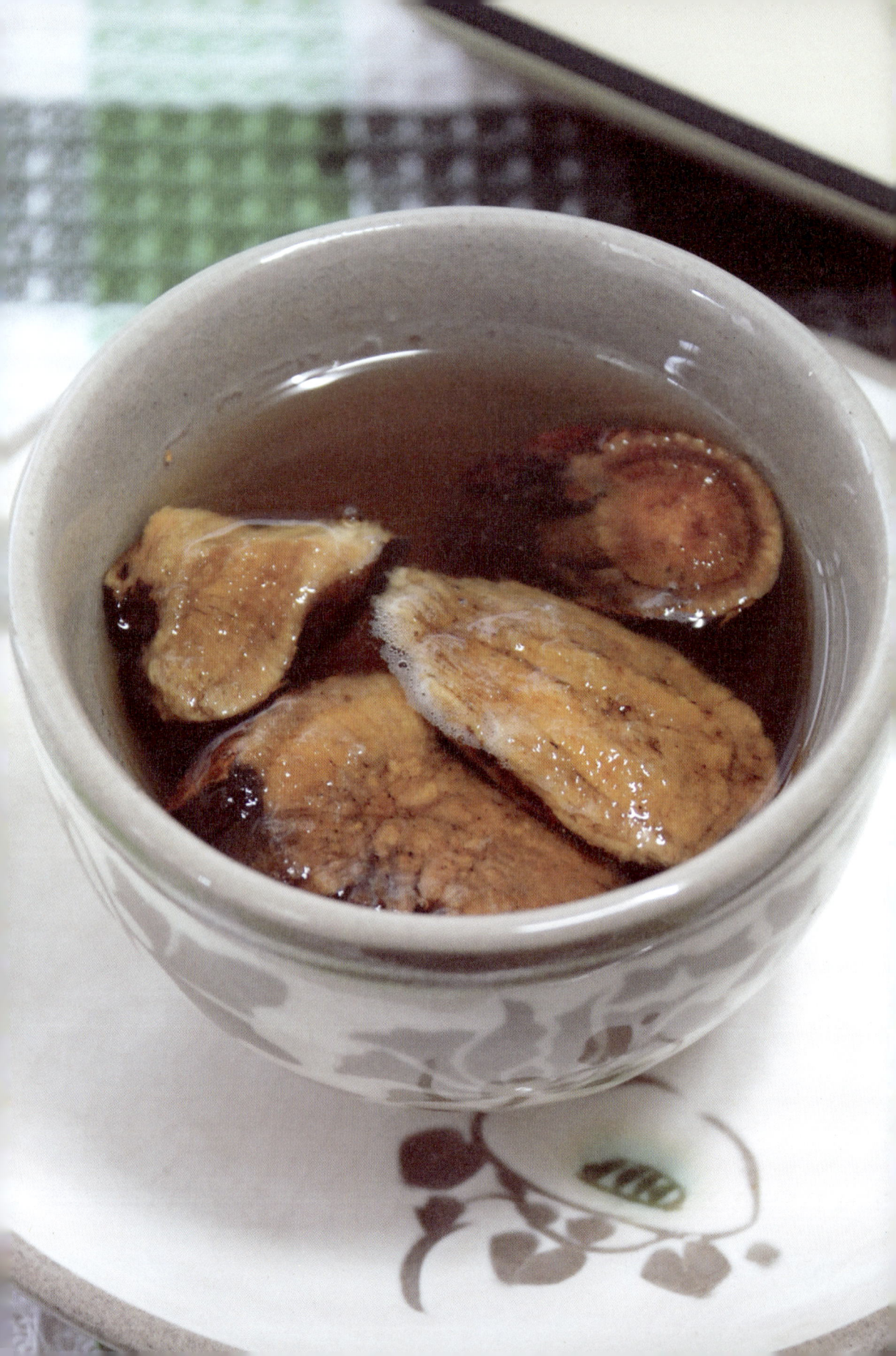

아토피 피부염에 좋은 한방차 고삼차

- 한약명   고삼(苦蔘)
- 사용부위   고삼의 주피를 거의 벗긴 뿌리
- 성질과 맛   성질이 차며, 맛이 쓰다.
- 효능부위   심장, 간, 위, 대장, 방광
- 한약효능   뿌리를 씹어 보면 아주 쓰므로 '쓸 고(苦)' 써서 '고삼(苦蔘)'이라 부르며, 피부질환을 치료하는 대표적인 한약재이다. 『동의보감』에 의하면 피부와 살이 헌데에 사용한다고 기록되고 있다. 쓴맛은 열을 내리며 체내의 나쁜 수분을 말리므로 피부발진, 생식기 주변의 각종 염증을 개선하며, 종기를 치료한다. 소변이 잘 안 나와 방울방울 떨어지는 증상과 소변이 지나치게 노란 증상을 치료하는 데 사용한다.
- 성분효능   마트린은 스트레스성 위궤양 예방 효과를 가지고 있고 항균 작용, 항알레르기 작용, 소염 작용, 강심 작용, 항산화 작용, 살충 작용, 항암 작용을 한다. 무좀, 피부질환, 위암에 사용하기도 한다.
- 주의사항   소화기가 차가운 자
- 채취시기   봄과 가을
- 1회 복용량   4~12g

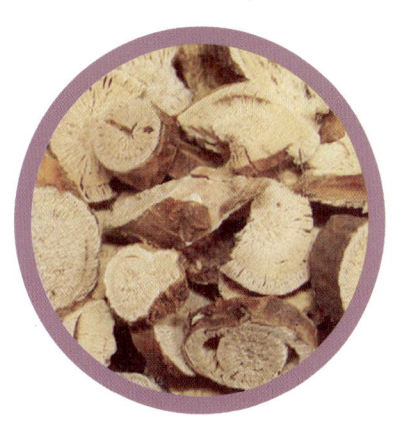

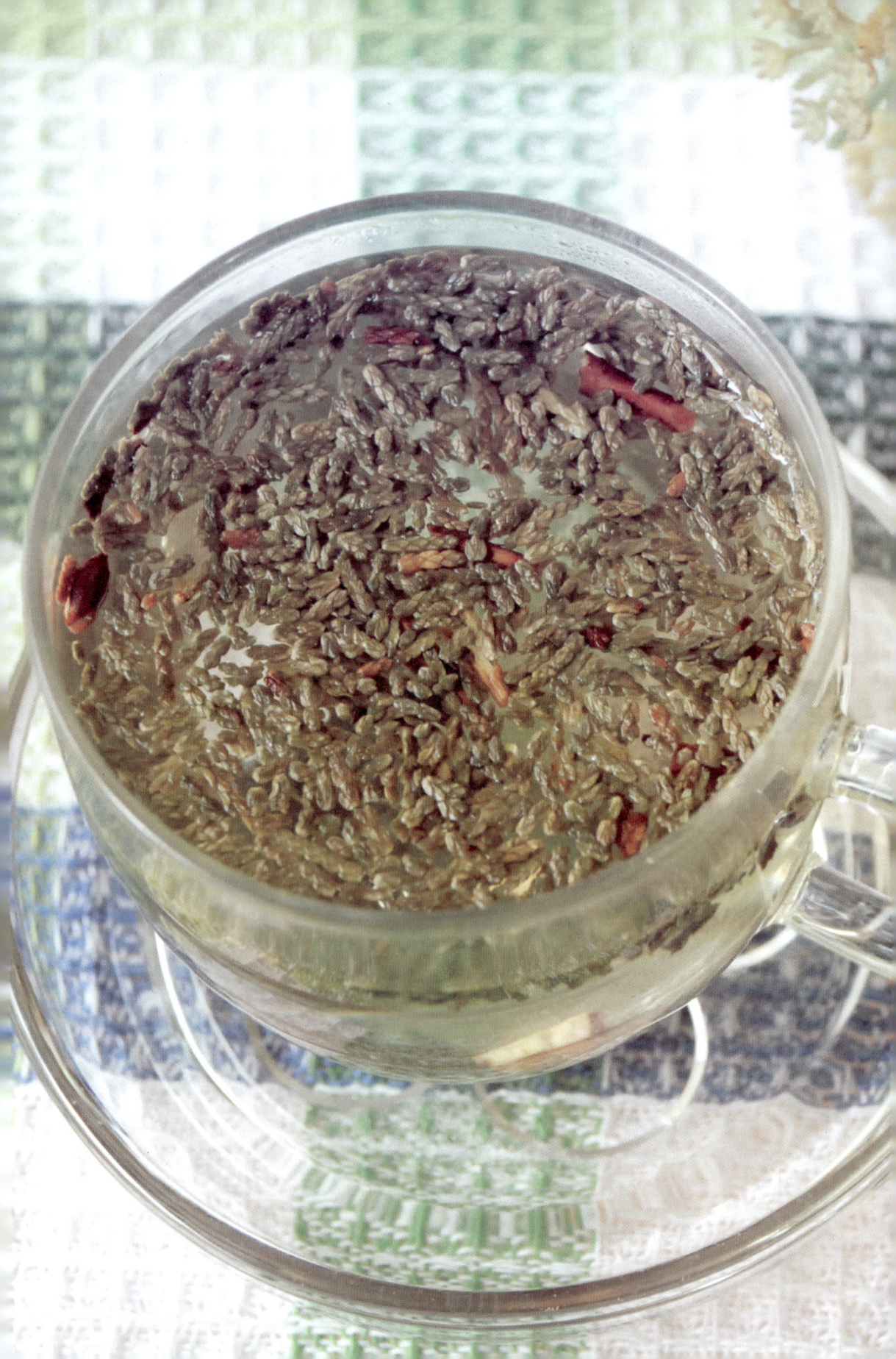

탈모에 좋은 한방차 측백차

- 한약명   측백엽(側柏葉)
- 사용부위   측백나무의 어린가지와 잎
- 성질과 맛   성질이 약간 차며, 맛이 쓰다.
- 한약효능   폐, 간, 대장
- 효능부위   『명의별록』에 의하면 보약이라고 했으며 화상으로 손상된 상태를 치료하며, 피부의 새살을 돋게 한다고 기록하고 있다. 혈액의 열을 내리고 지혈 효능을 갖는 약초로 각종 출혈증을 치료하며, 코피, 혈뇨, 변혈, 산후 출혈 증후에 사용된다. 쓴맛은 수렴하는 성질이 있어 체내의 열을 내려주며, 혈액을 맑게 해 준다. 열 때문에 머리카락이 가늘거나 잘 빠지는 증상을 개선하며, 젊어서 흰머리가 있는 경우 머리카락을 검게 하는 효능이 있다. 측백엽을 태운 잿물을 머리카락에 바르면 머리가 검고 윤택하게 변한다는 기록도 전해져 내려온다. 이외에도 폐에 열 증상으로 생기는 기침을 개선한다.
- 성분효능   항균 작용, 진해 작용, 멜라닌 생성 억제 작용, 발모효과 작용을 한다. 치매, 비만증, 출혈증을 치료한다.
- 주의사항   변비가 있는 자
- 채취시기   4월~5월에 꽃 피기 직전
- 1회 복용량   8~16g

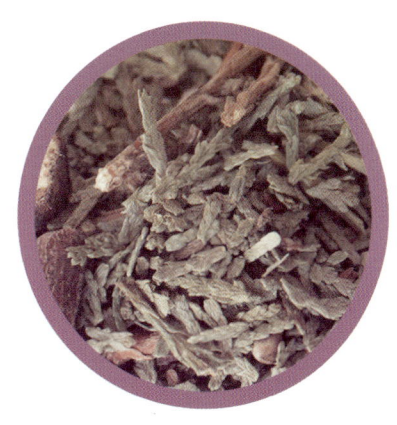

10부 피부과질환 181

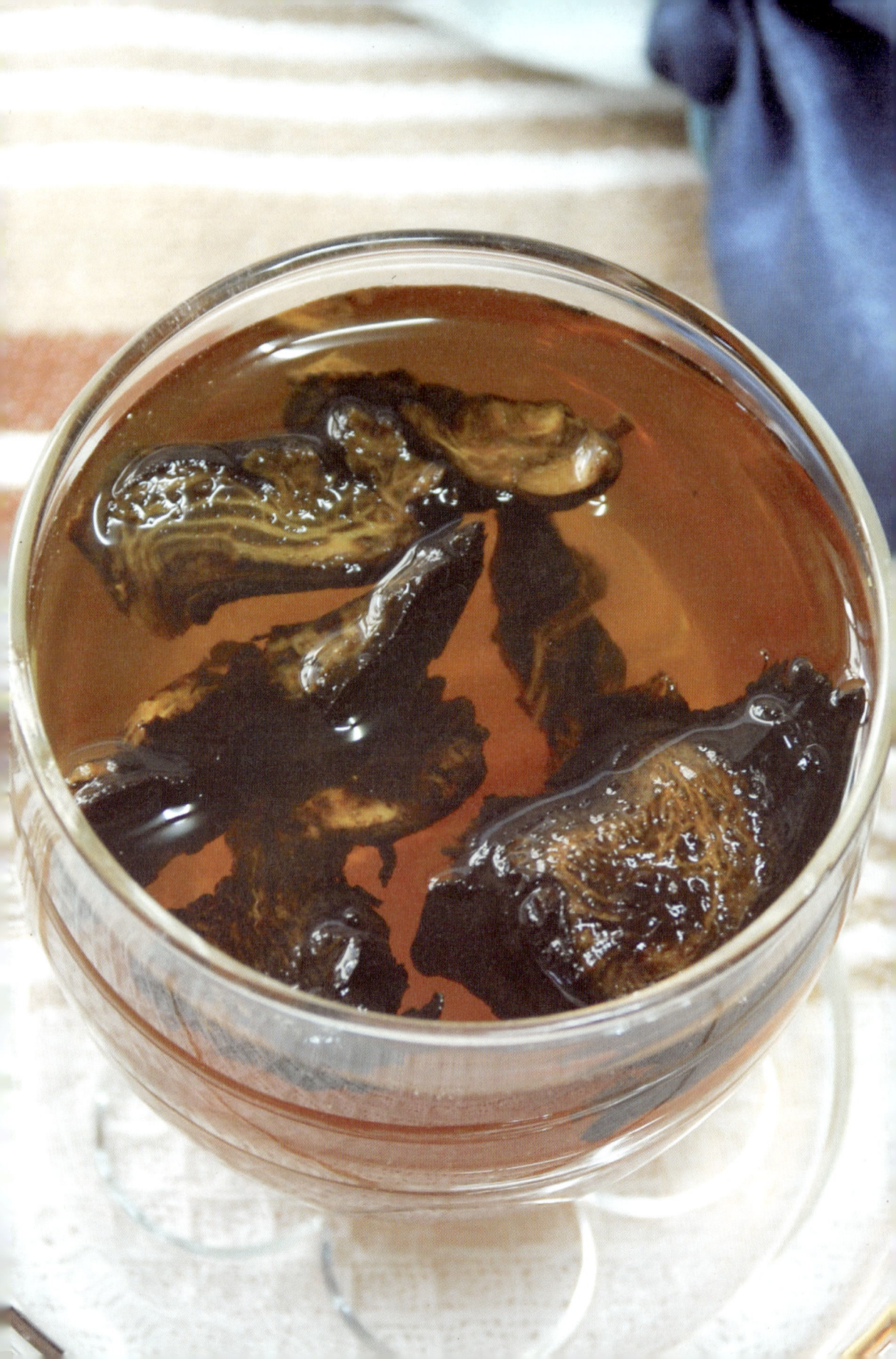

치질에 좋은 한방차 승마차

- 한약명   승마(升麻)
- 사용부위   승마의 뿌리줄기
- 성질과 맛   성질이 차며, 맛이 달고 맵다.
- 효능부위   폐, 비장, 위장, 대장
- 한약효능   승마의 질이 가벼워 인체의 상반신에 작용하며, 열을 내리는 성질이 대단히 강하다. 『동의보감』에 의하면 원기가 부족한 사람이 이것을 쓰면 음(陰)속에 양기(陽氣)를 이끌어 위로 가게 하므로 약의 기운을 상승시키는 데 없어서는 안 될 약초라고 기록하고 있다. 비장과 위장, 대장이 함몰된 것을 치료하며 치질, 탈항, 자궁하수에 효능이 있다. 이 약재를 술에 담갔다가 불에 약간 노랗게 구워서 사용하면 더 효과적이다. 이외에도 두드러기, 치질, 각종 피부질환을 치료한다.
- 성분효능   해열 작용, 진정 작용, 진통 작용, 항경련 작용, 소염 작용, 간 기능 보호 작용, 항산화 작용, 항균 작용, 항염증 작용을 한다. 위하수, 자궁하수, 천식치료에 효과적이다.
- 채취시기   가을
- 주의사항   몸에 열이 많은 자, 피부질환 초기에 있는 자
- 1회 복용량   4~12g

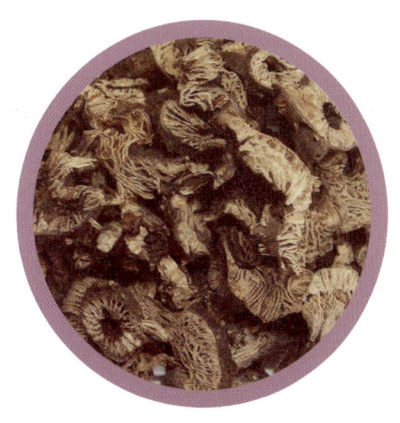

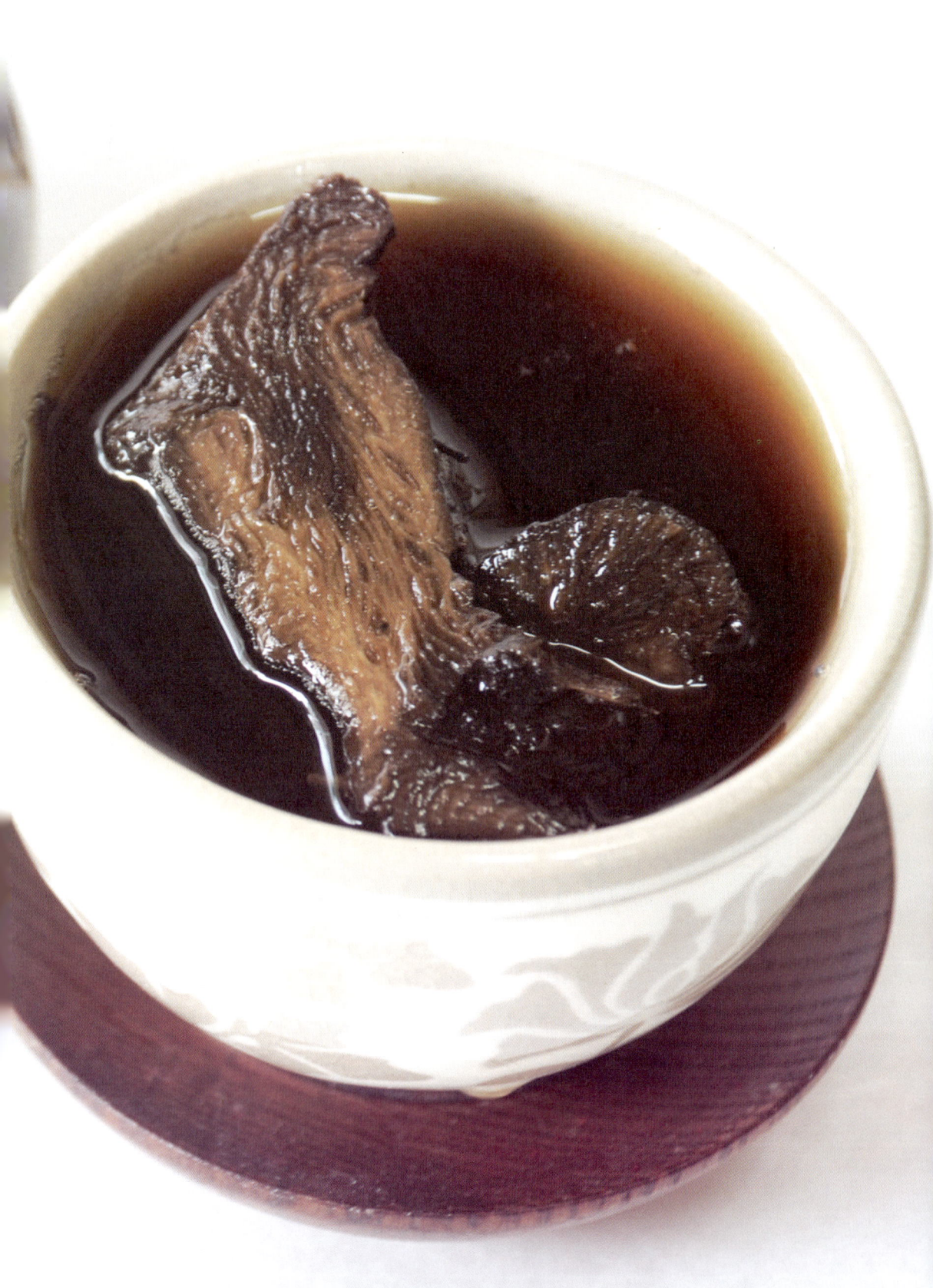

설사에 좋은 한방차 목향차

- 한약명   목향(木香)
- 사용부위   목향의 뿌리
- 성질과 맛   성질이 따뜻하며, 맛이 맵고 쓰다.
- 효능부위   폐, 간, 비장
- 한약효능   목향은 향이 강하고, 따뜻한 성질은 혈액순환을 도와준다. 『동의보감』에 의하면 가슴과 배가 온갖 기(氣)로 아픈 것, 9가지 심통(心痛), 여러 해 동안 냉기(冷氣)로 부풀어 오르면서 아픈 것을 잘 치료한다고 기록되고 있다. 매운맛은 간의 기(氣) 소통을 잘 시켜 스트레스로 말미암은 변비, 소화불량, 헛배 부르는 증상, 복통, 구토에 효과적이며, 비장을 건강하게 하고, 위 기능을 회복하게 하므로 소화기를 편안하게 한다.
- 성분효능   대장 근육의 긴장도를 하강시켜 장관 평활근 이완 작용을 하며, 혈관확장 작용, 혈압 강하 작용, 소염 작용, 항균 작용, 진경 작용을 하고, 위궤양, 기관지천식에 효과적이다.
- 채취시기   가을과 겨울
- 주의사항   심장 열로 말미암아 마음이 불안한 자
- 1회 복용량   4~12g

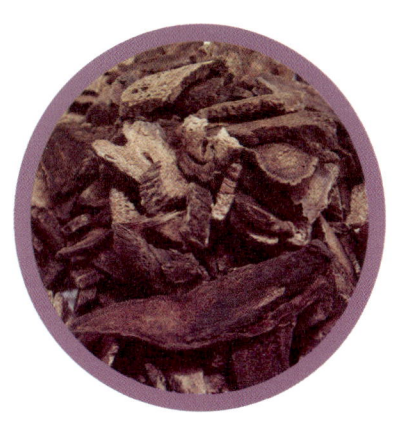

11부 대장질환

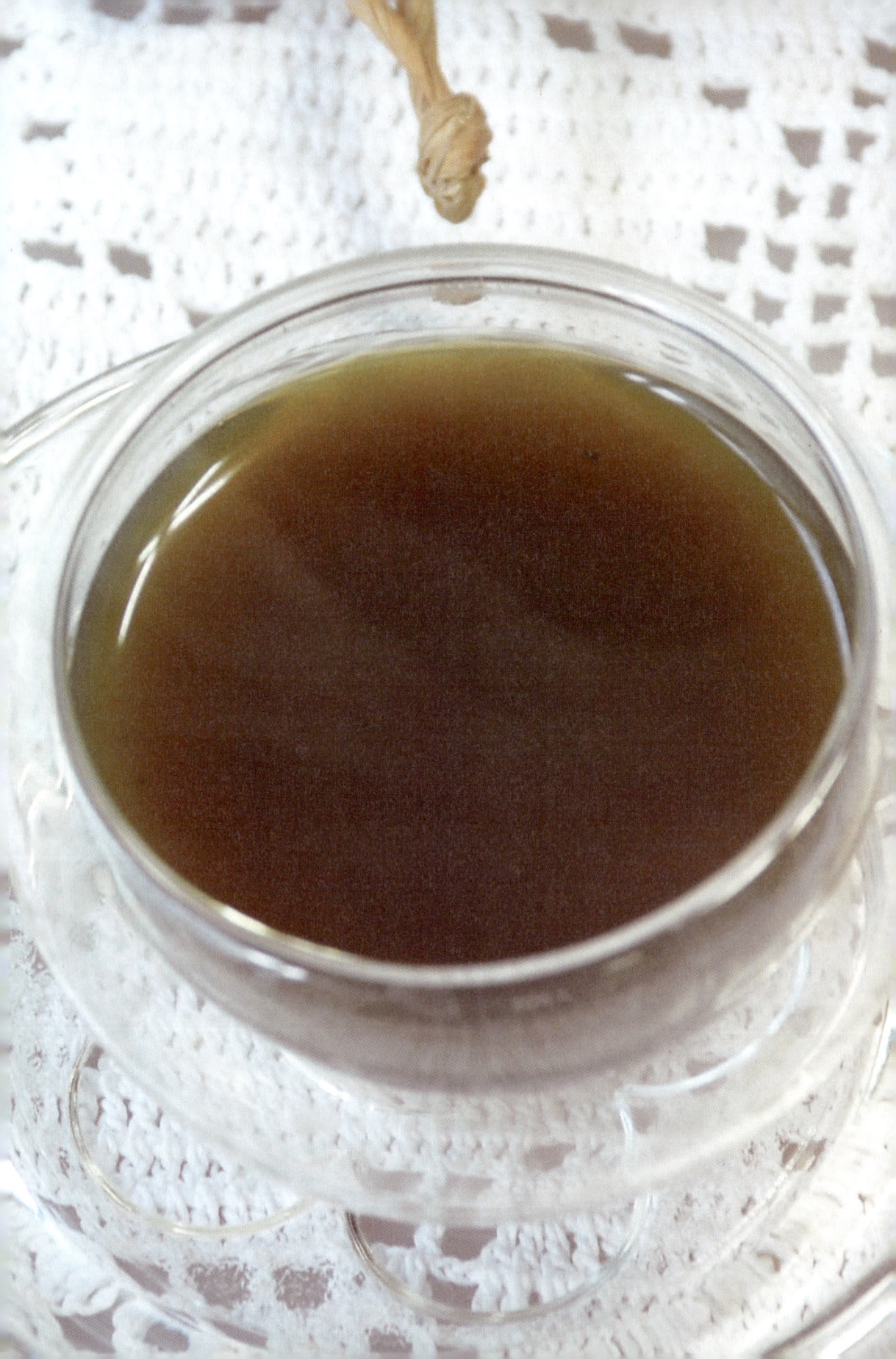

알로에차

변비에 좋은 한방차

- 한약명: 노회(蘆薈)
- 사용부위: 호망각노회의 잡종의 잎에서 얻은 액즙(液汁)
- 성질과 맛: 성질이 차며, 맛이 쓰다.
- 효능부위: 간, 대장
- 한약효능: 『개보본초(開寶本草)』에 의하면 열병으로 말미암아 마음이 번조하고, 가슴에 열이 많은 증상을 치료하며, 눈을 맑게 하고, 마음을 안정시킨다고 기록되고 있다. 찬 성질은 간에 작용하여 간에 열증상을 내려서 만성 변비와 열성 변비를 치료하며, 근육의 경련, 두통, 어지러움, 마음 번조증, 눈 충혈을 개선한다.
- 성분효능: 사하 작용, 항균 작용, 외상치료 작용, 간 보호 작용, 면역증강 작용, 항암 작용, 항산화 작용, 항염증 작용, 미백 작용을 한다. 변비, 여드름, 간염, 건선, 골다공증 등을 치료한다.
- 채취시기: 수시로
- 주의사항: 소화기가 차가운 자
- 1회 복용량: 8~16g

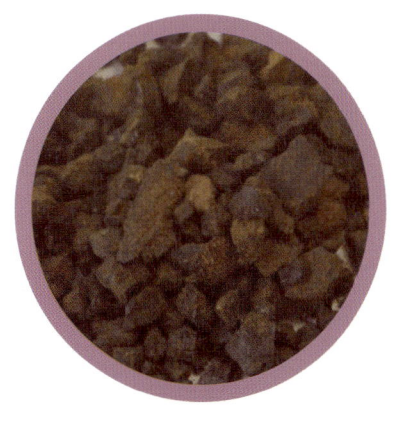

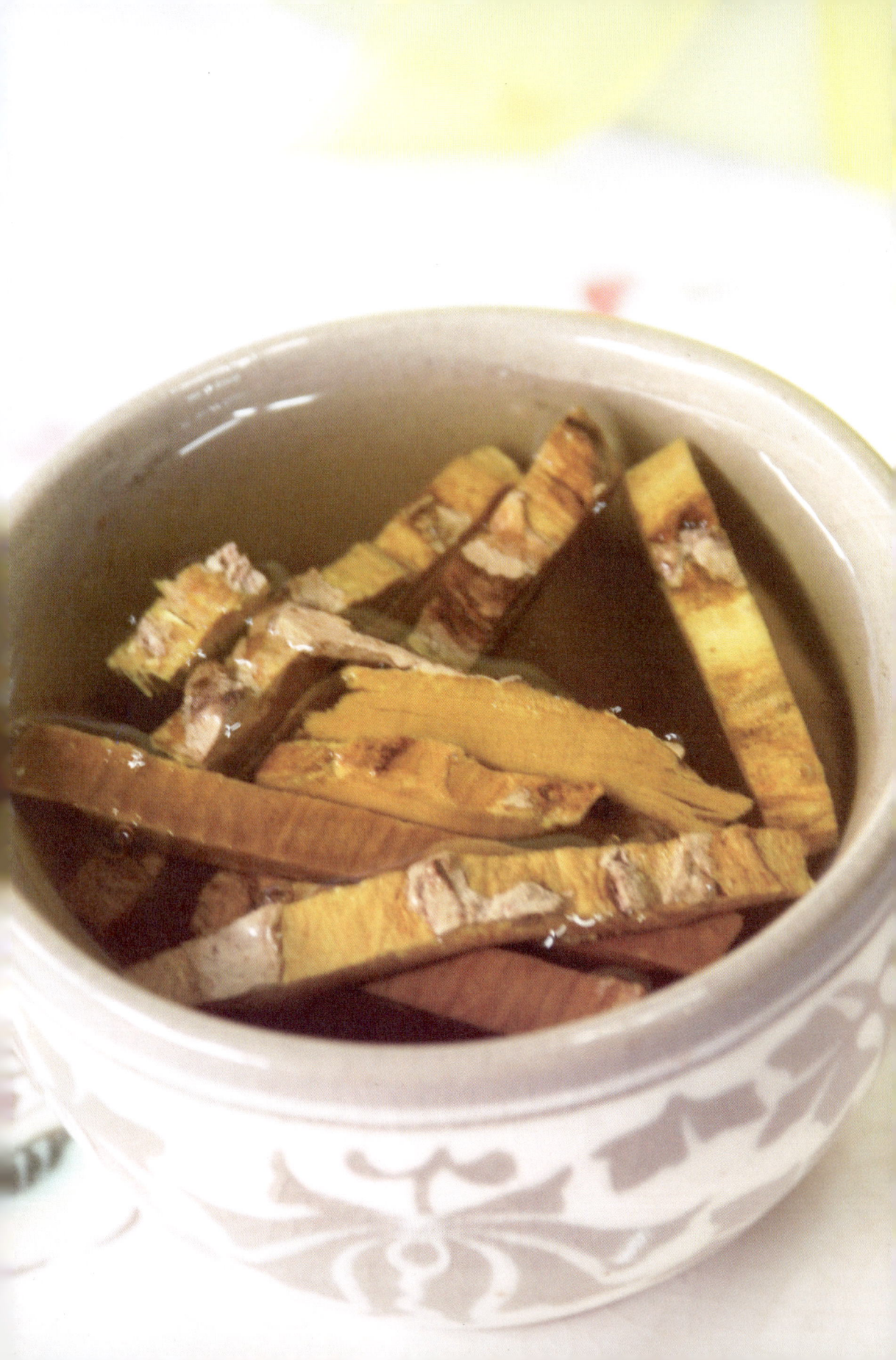

갑상샘 기능 항진에 좋은 한방차 황백차

- **한약명**: 황백(黃柏)
- **사용부위**: 황벽나무의 주피를 벗긴 수피
- **성질과 맛**: 성질이 차며, 맛이 쓰다.
- **효능부위**: 신장, 방광, 대장
- **한약효능**: 황백의 원래 이름은 벽목(蘗木)인데, 옛사람들은 약재 색깔이 노랗다 하여 황(黃)을 썼으며, 벽(蘗)의 글씨가 복잡하여 나무 이름 백(柏)을 써서 황백(黃柏)으로 부르기 시작했다. 민간에서는 황경피나무 껍질로 불리기도 했다. 『동의보감』에 의하면 오장(五臟)과 장위의 열을 내리는 약초로 기록되고 있다. 쓴맛은 신장 방광에 작용하여 손발이 뜨겁거나 얼굴이 쉽게 붉거나 뼈마다 열감이 있는 통증(골증노열: 骨蒸勞熱)을 치료한다. 야간에 땀나는 증상을 개선하며, 전신피로를 풀어 준다. 체내의 나쁜 습기와 열기를 제거하여 붓는 통증과 여성의 적백대하를 다스려 준다.
- **성분효능**: 황색포도상구균, 콜레라균 등에 항균 작용을 하고, 혈압 강하 작용, 항궤양 작용, 항부정맥 작용, 항염증 작용, 종양억제 작용, 멜라닌 생성 억제 작용, 지방세포분화 억제 작용을 한다. 피부질환, 고혈압, 화상, 자궁미란, 전립선염, 방광염, 전립선 비대증, 파킨슨병을 치료한다.
- **주의사항**: 소화기 허약자
- **채취시기**: 6월~7월, 노란빛이 선명하고 껍질이 두꺼운 것이 좋다.
- **1회 복용량**: 4~16g

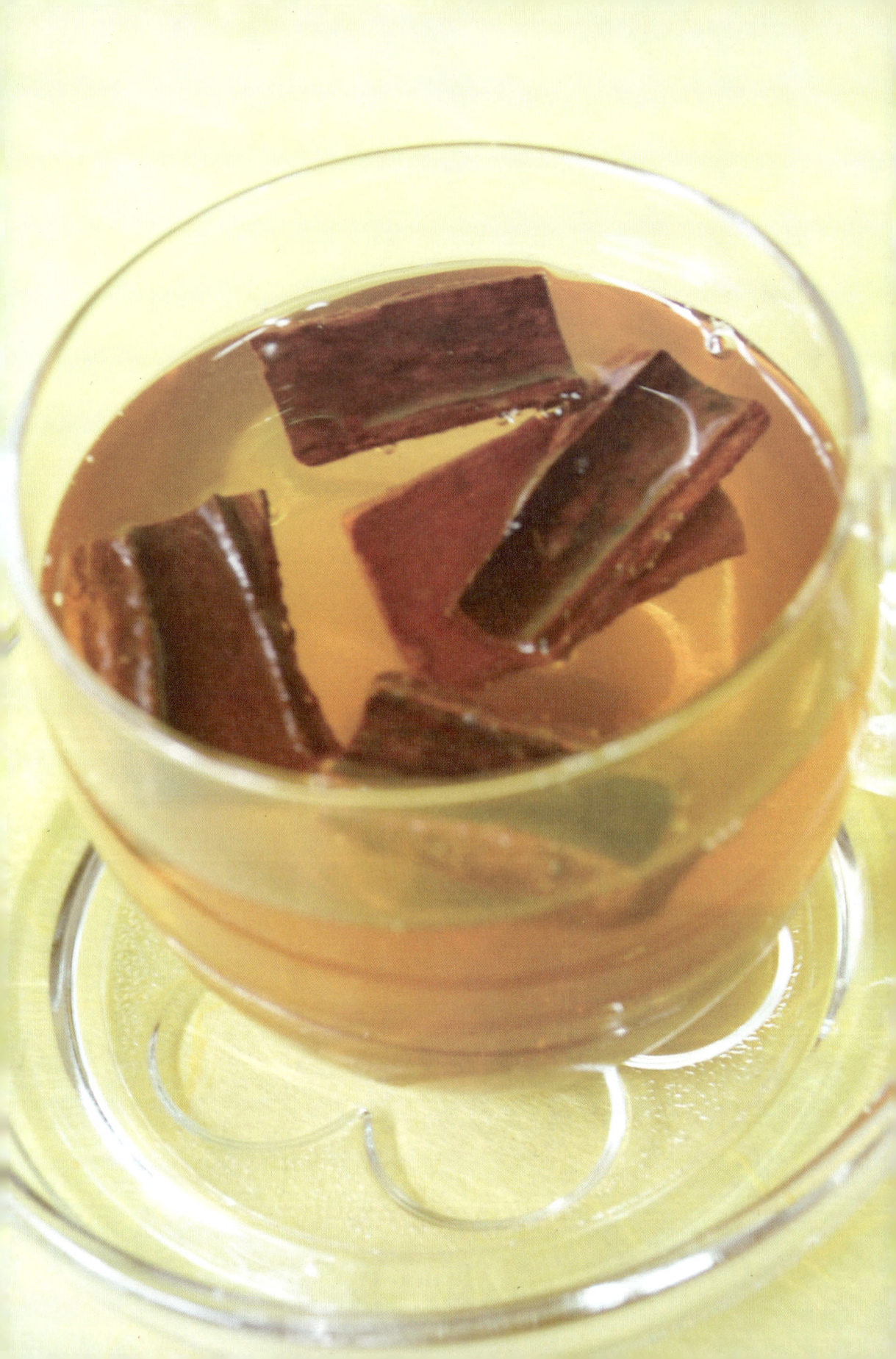

갑상샘 기능 저하에 좋은 한방차 계피차

- 한약명   계피(桂皮)
- 사용부위   육계의 수피 또는 주피를 다소 제거한 수피(나무 껍질)
- 성질과 맛   성질이 따뜻하며, 맛이 맵고 달다.
- 효능부위   신장, 비장, 방광
- 한약효능   『동의보감』에 의하면 성질이 매우 뜨거워 혈맥을 잘 통하게 한다고 기록되고 있다. 방향성이 강하며 따뜻한 성질이 있어 신장에 작용하여 전신의 혈액순환을 돕는다. 아랫배와 손발이 차며, 근육이 수축한 증상을 개선한다. 매운맛은 소화기에 작용하여 뱃속을 따뜻하게 하고, 대변이 묽거나 설사, 뱃속에서 소리가 나는 장명(腸鳴) 증상을 개선하며, 이외에도 여성의 생리통에 사용된다.
- 성분효능   말초혈관확장 작용, 진정 작용, 진통 작용, 해열 작용, 교감신경흥분 작용, 위액분비촉진 작용, 혈소판 응집억제 작용, 항균 작용, 암세포 증식 억제 작용, 항산화 작용, 방부 작용, 항알레르기 작용, 멜라닌 생성 억제 작용 등을 한다. 요통, 소화불량, 기관지 천식, 각종 호흡기질환에 효능이 있다.
- 주의사항   몸에 열이 많은 자, 임산부
- 채취시기   8월~10월
- 1회 복용량   2~6g

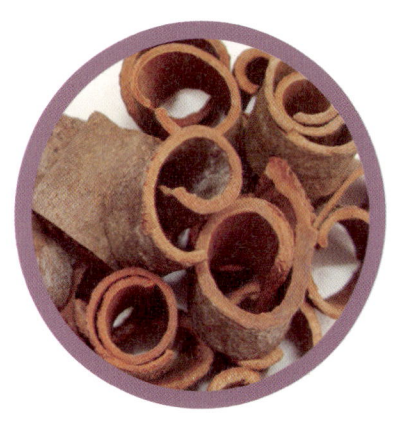

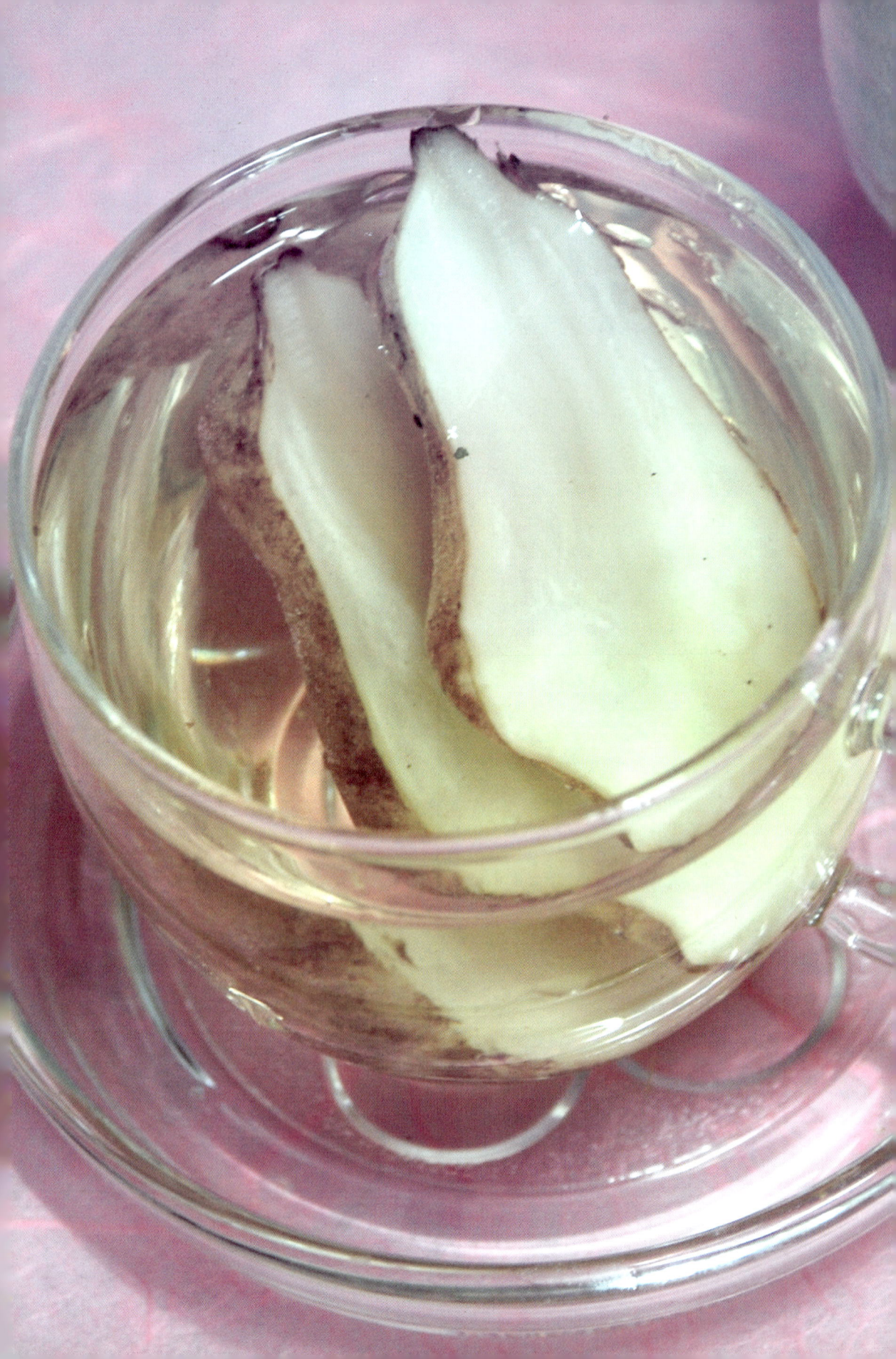

당뇨병에 좋은 한방차 돼지감자차

- **한약명** 국우(菊芋)
- **사용부위** 돼지감자의 덩이뿌리
- **성질과 맛** 성질이 차며, 맛이 달다.
- **효능부위** 비장
- **한약효능** 돼지감자는 울퉁불퉁하게 제멋대로 생겼다하여 '뚱딴지'라고 불리며, 천연의 인슐린으로 알려져 있어 당뇨환자들이 많이 먹는 대표적 식품이자 약재이다. 실제 농촌에서는 돼지를 비롯한 사육동물들의 사료용으로 재배되었으나 어느 때부터인지 식용으로 바뀌어 배고픔이나 갈증을 멈춰 주는 식품으로 사용되었다. 찬 성질은 열을 내려 주고 단맛은 보강하는 작용을 하는데 비장에 작용하여 소화 장애를 개선해 주며, 피로를 회복시켜 주고, 각종 출혈증을 치료한다.
- **성분효능** 항비만 작용, 혈당 강하 작용, 항산화 작용, 간세포보호 작용을 한다. 이눌린은 감자의 8배가량 되며 천연 인슐린이라 할 정도로 당뇨병 치료에 탁월한 효과를 보여 준다. 이 외에도 아미노산인 루신, 라이신, 발린 아스파르트산, 글루탐산 등과 비타민, 사포닌, 베타인의 성분을 함유하고 있으며, 비만치료에도 사용된다.
- **주의사항** 소화기가 차가워서 설사하는 자
- **채취시기** 초봄에
- **1회 복용량** 2~20g

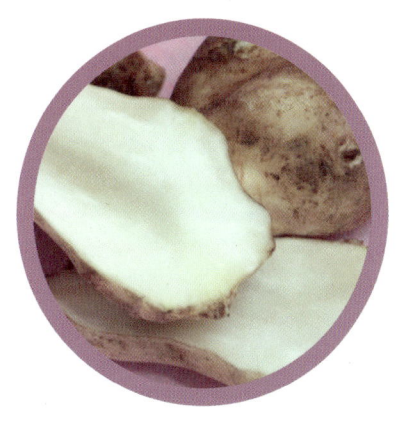

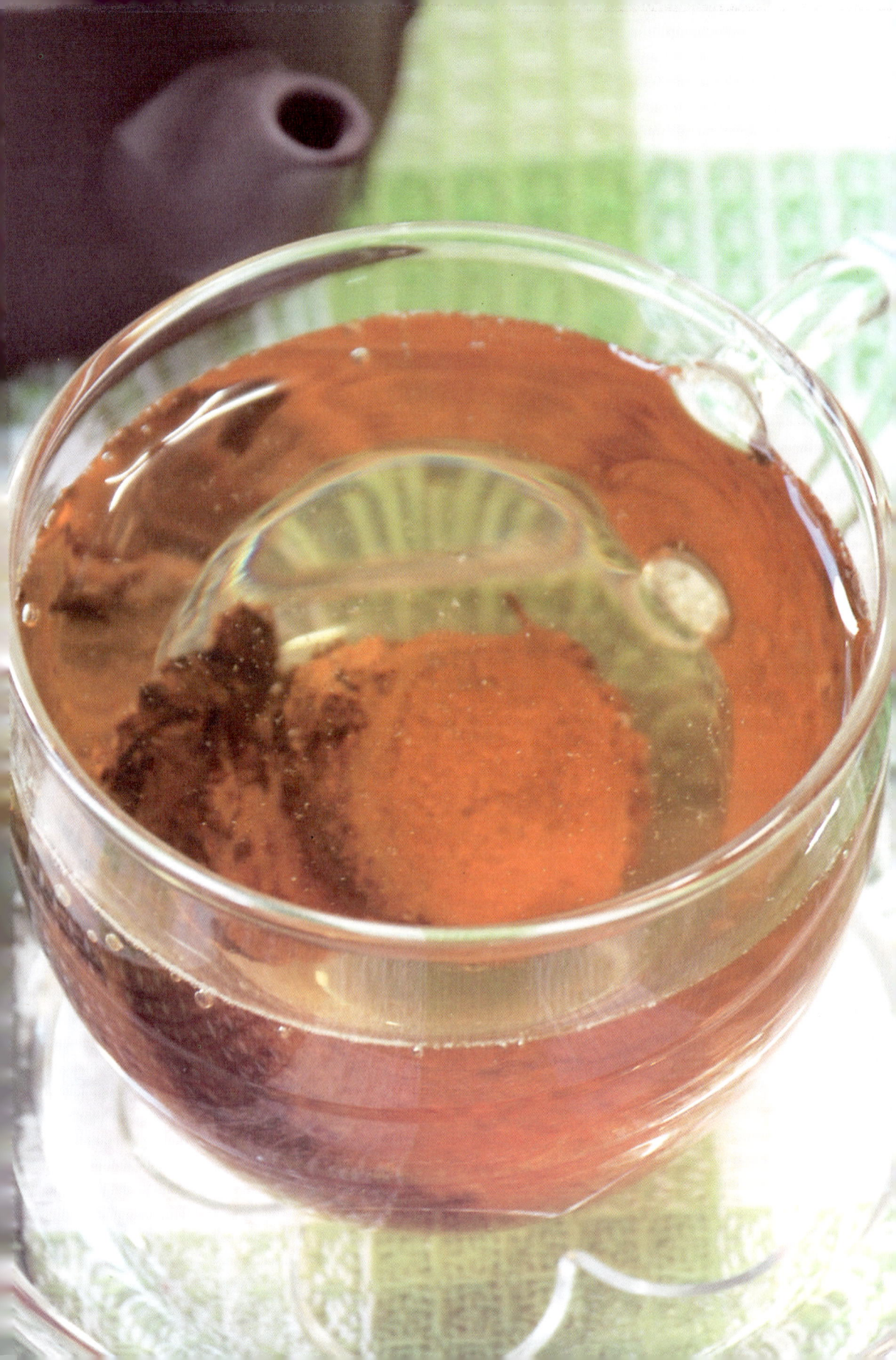

고지혈증에 좋은 한방차 울금차

- **한약명**: 울금(鬱金)
- **사용부위**: 강황의 덩이뿌리를 그대로 또는 주피를 제거하고 쪄서 말린 것
- **성질과 맛**: 성질이 서늘하며, 맛이 맵고 쓰다.
- **효능부위**: 심장, 간, 폐, 담낭
- **한약효능**: 혈액순환을 촉진하는 대표적인 한약재의 하나로, 전신의 기혈을 잘 소통시켜 준다. 『동의보감』에 의하면 울금의 기운이 가볍고 날쌔어 몰리고 막혀서 잘 헤쳐지지 않는 곳에 울금을 사용했다고 기록되고 있다. 매운맛은 체내의 상하(上下)를 순행하며 옆구리, 복부, 배의 나쁜 혈액을 제거하고, 심장과 간에 기를 소통시켜 혈액을 맑게 하며, 몸에 딱딱하게 굳은 것을 풀어 준다. 찬 성질은 가슴에 번열이 나고, 불안하고, 정신이 흐릿한 증상을 치료한다. 각종 출혈증과 황달, 옆구리 통증, 복통, 생리통증, 소변에서 피가 나오는 증상에도 응용된다.
- **성분효능**: 혈청 지질강하작용, 항균 작용, 항암 작용, 담즙분비촉진 작용, 항산화 작용, 간 기능 개선 작용, 미백 작용을 한다. 대사성질환, 관상동맥질환, 뇌질환에 효과적이다. 커큐민은 알츠하이머형 치매를 일으키는 베타아밀로이드(변종 단백질 덩어리)의 생성을 더디게 하는 역할을 한다.
- **주의사항**: 몸에 열이 많은 자, 임산부
- **채취시기**: 가을과 겨울에 잎이 고사한 이후
- **1회 복용량**: 4~12g

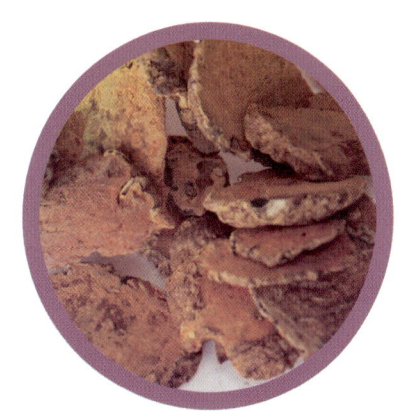

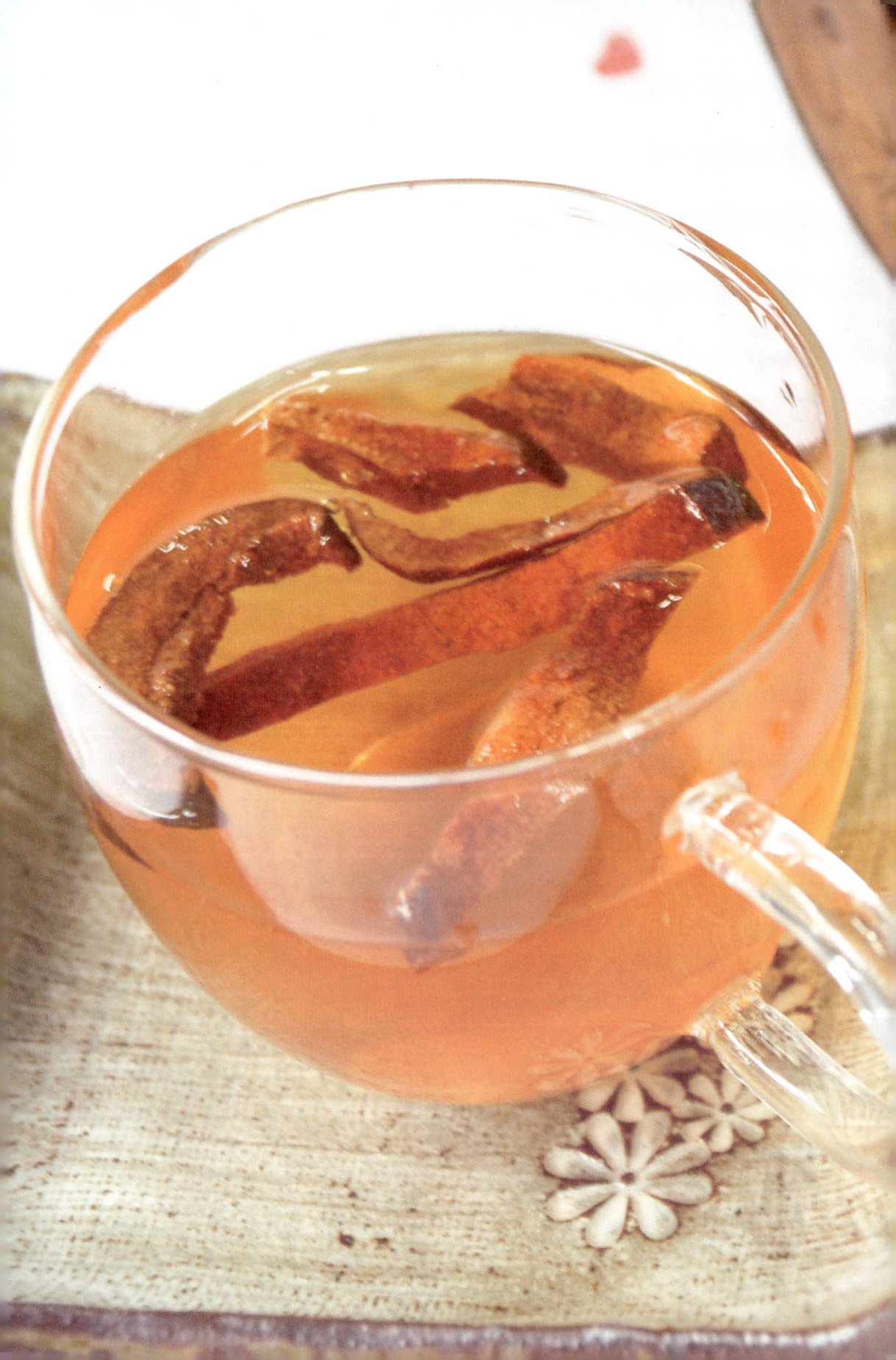

만성피로에 좋은 한방차 모과차

- 한약명 목과(木瓜)
- 사용부위 모과나무의 잘 익은 열매
- 성질과 맛 성질이 따뜻하며, 맛이 시다.
- 효능부위 비장, 위장, 폐, 간
- 한약효능 경련을 풀어주는 대표적 한약이다. 『동의보감』에 의하면 힘줄과 뼈를 튼튼하게 하고 다리에 힘이 없는 것을 낫게 하며 이를 보강하는 약초라고 기록되고 있다. 향이 있어 기(氣)를 소통시키며 따뜻한 성질은 비장에 작용하여 체내의 나쁜 수분을 제거하고, 몸을 가볍게 하여 피로 회복을 돕는다. 소화를 촉진하고, 갈증을 멈춰 주며, 설사를 치료한다. 간에 작용하여 근육을 이완시키고, 다리에 쥐가 나거나 저린 증상, 다리가 붓거나 힘이 없는 증상에도 탁월하다. 감기, 기침, 가래 등의 호흡기질환에도 효과적이다.
- 성분효능 관절 염증반응억제 작용, 간 기능 보호 작용, 항균 작용, 항암 작용, 소염 작용, 혈액응고 억제 작용, 암세포 억제 작용, 항산화 작용을 한다. 아토피 피부염, 간염, 알코올성 지방간, 만성피로, 뼈 관절질환, 암질환에도 효과가 있다.
- 주의사항 가슴이 답답한 자, 몸에 열이 많은 자
- 채취시기 10월 중순~11월
- 1회 복용량 8~16g

- 가을에 성숙한 과실을 채취하여 끓는 물 속에 넣고 5~10분 정도 담가 두었다가 꺼내서 햇볕에 말린 뒤 외피가 주름이 지는데, 이를 2~4편으로 쪼개어서 재차 햇볕에 말리면 홍색이 된다.

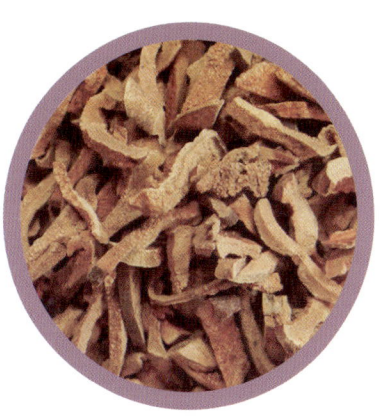

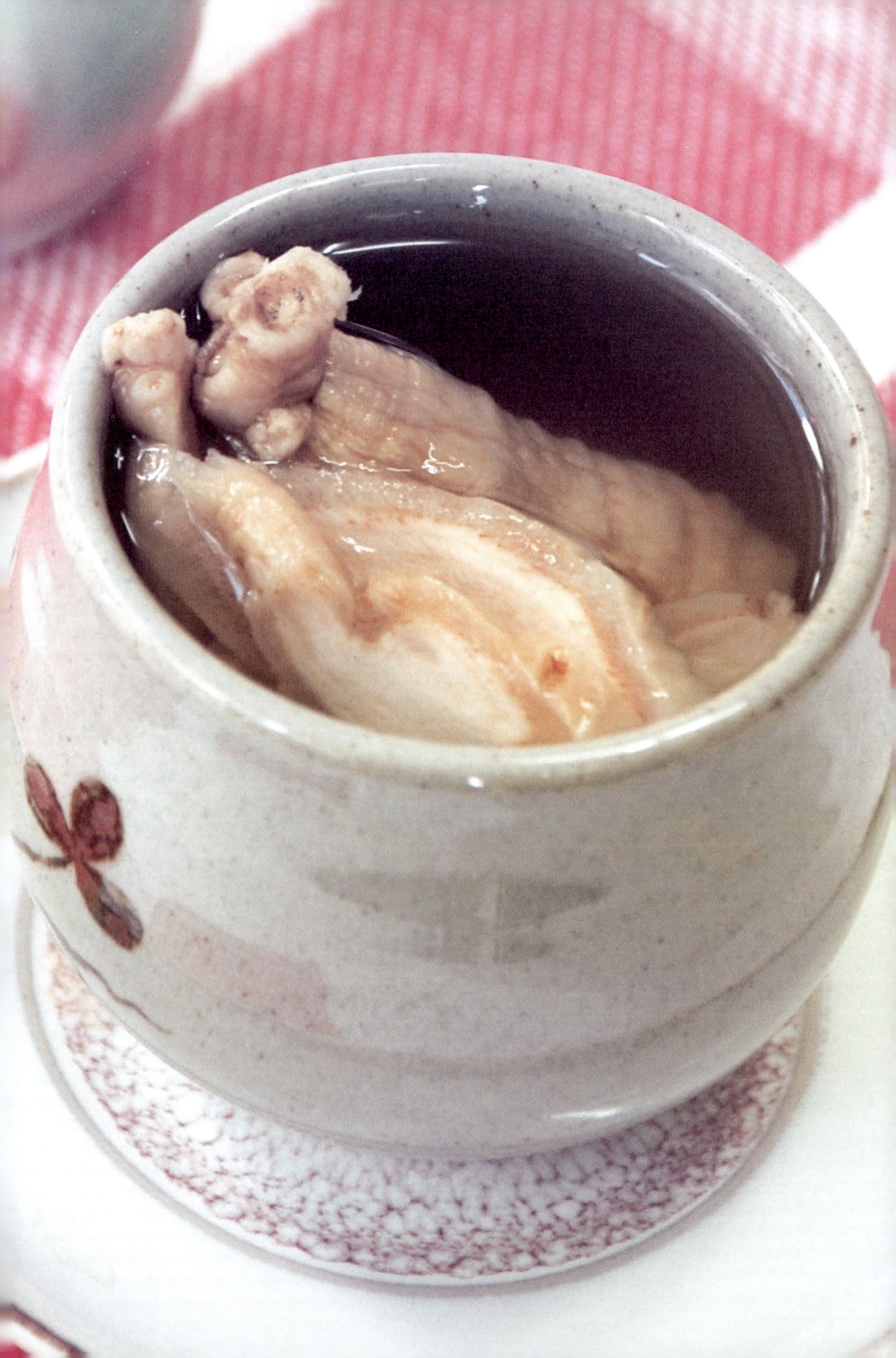

만성피로에 좋은 한방차 인삼차

- **한약명** 인삼(人參)
- **사용부위** 인삼의 뿌리로서 가는 뿌리와 코르크층을 제거한 것
- **성질과 맛** 성질이 따뜻하며, 맛이 달고 약간 쓰다.
- **효능부위** 비장, 폐, 심장
- **한약효능** 인체의 가장 으뜸에 해당하는 원기(元氣)를 보강하는 대표적인 약물이다. 『동의보감』에 의하면 인삼은 오장(五臟)의 기운이 부족한데 쓰며, 정신을 안정시키고, 눈을 밝게 하며, 가슴을 열어 주고, 기억력을 좋게 한다고 기록되고 있다. 폐에 작용하여 기를 북돋아 주며 감기를 예방하고, 가슴이 답답하고 호흡이 곤란한 증상을 개선하다. 비장에 작용하여 식욕부진, 소화불량 및 소변 빈번과 묽은 대변을 보는 증상을 개선한다. 심장에 작용하여 가슴 두근거림 증상, 불안증을 개선하여 혈색을 좋게 한다. 이 외에도 과다출혈이나 탈진할 때 구급약으로 사용하기도 한다.
- **성분효능** 면역증강 작용, 혈액순환강화 작용, 혈당 강하 작용, 스트레스 억제 작용, 항쇼크 작용, 항노화 작용, 항암 작용, 강심 작용을 한다. 만성질환, 신경쇠약증, 당뇨병, 대량출혈, 관상동맥질환에 효과가 있다.
- **주의사항** 몸에 열이 있는 자, 피부질환이 있는 자, 감기 초기에 있는 자
- **채취시기** 9월~10월
- **1회 복용량** 4~12g

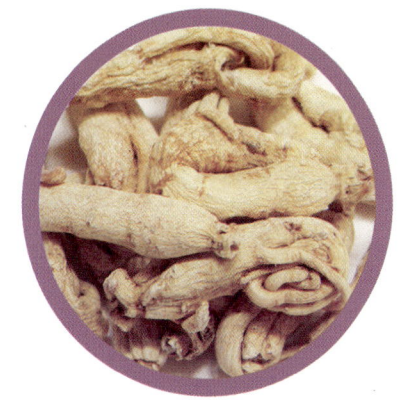

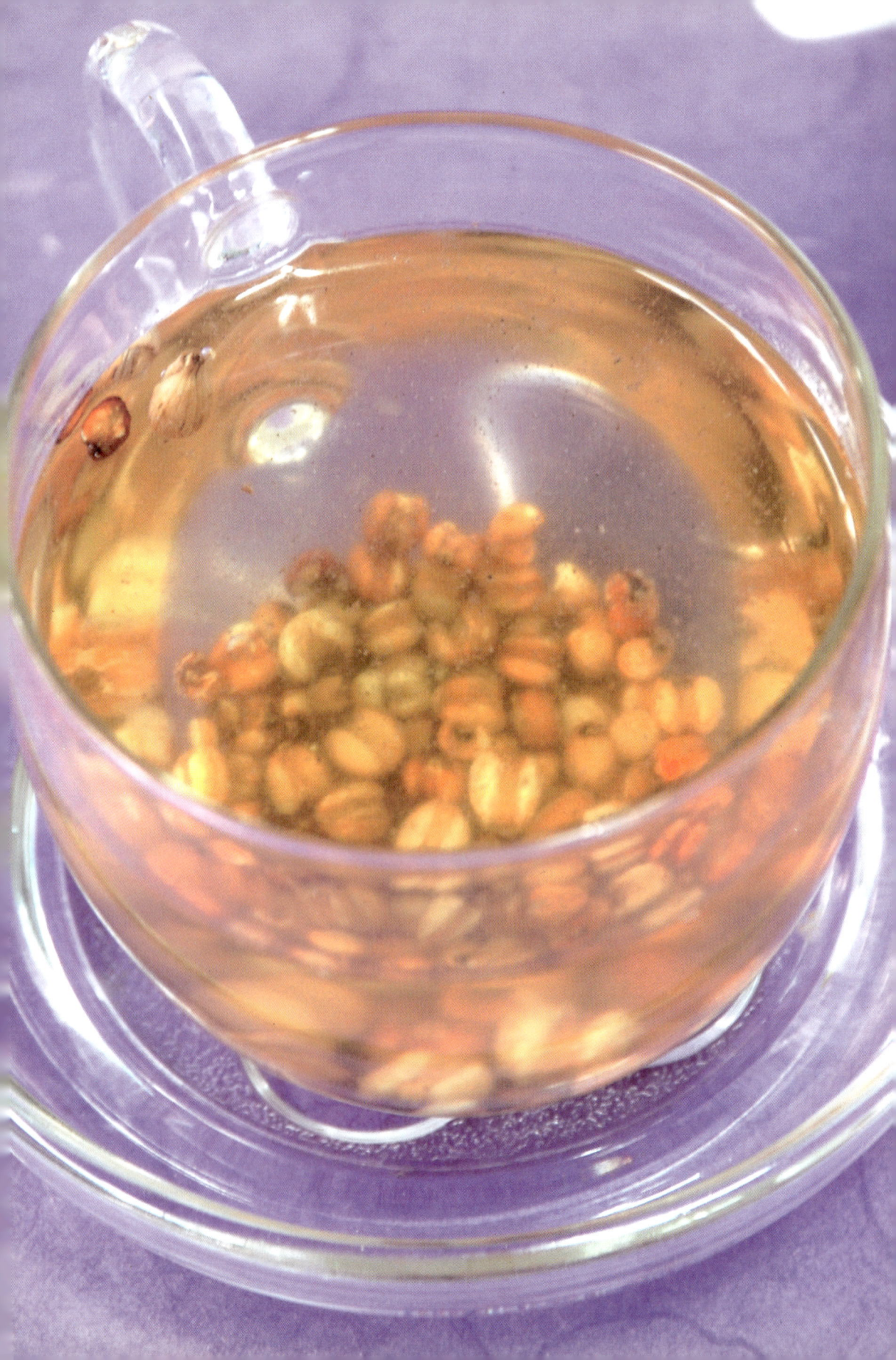

비만에 좋은 한방차 율무차

- **한약명**: 의이인(薏苡仁)
- **사용부위**: 율무의 종피(씨 껍질)를 제거한 씨
- **성질과 맛**: 성질이 서늘하며, 맛이 달고 담백하다.
- **효능부위**: 비장, 위장, 폐
- **한약효능**: 율무는 근래에 다이어트차로 많이 마시는 한약이다. 『동의보감』에 의하면 몸을 가벼워지게 하는 약이라고 기록되고 있다. 체내에 나쁜 수분을 제거해 주는 대표적인 효능을 가진다. 비장과 위장에 작용하여 소화불량 설사를 치료한다. 수분대사가 잘되지 않아 발생하는 부종, 관절질환, 근육 경련, 피부에 감각이 없는 증상, 소변이 잘 안 나오는 증상 등을 개선한다. 폐에 열 증상을 치료하며 폐의 종양에도 응용할 수 있다.
- **성분효능**: 진정 작용, 진통 작용, 알레르기반응억제 작용, 남성호르몬 분비억제 작용, 면역촉진 작용, 항산화 작용, 항암 작용을 한다. 사마귀, 신경통, 관절염, 단백뇨 등을 치료한다. 코익산은 혈당 강하 작용을 하고 있으며, 율무의 기름성분은 경련 증상을 억제한다. 대사성질환, 고지혈증, 비만증, 당뇨병, 종양에 효과가 있다.
- **주의사항**: 변비가 있는 자
- **채취시기**: 10월
- **1회 복용량**: 12~40g

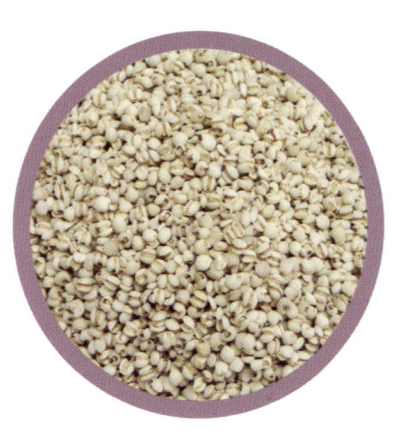

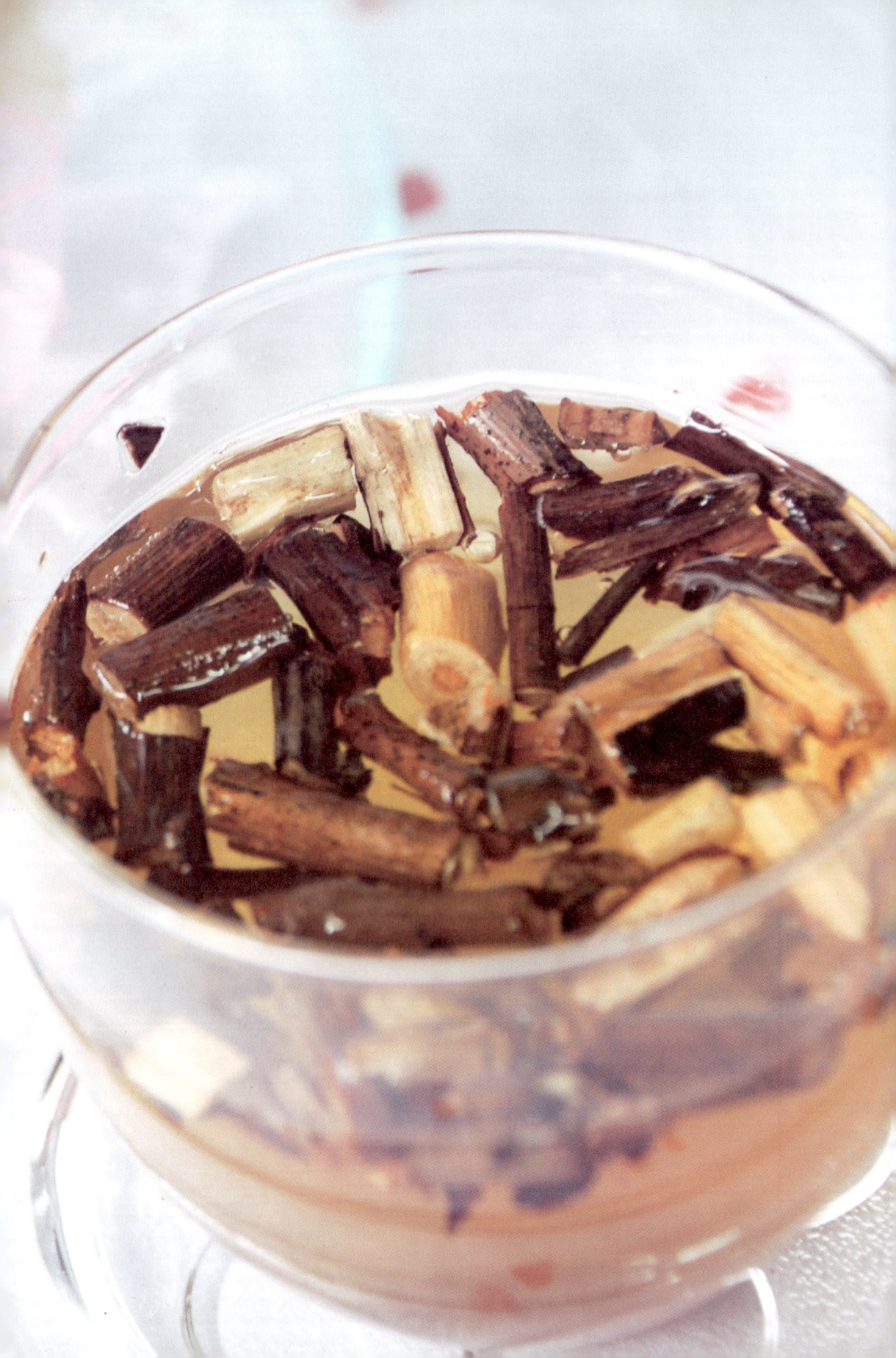

손발 냉증에 좋은 한방차 계지차

- **한약명** 계지(桂枝)
- **사용부위** 육계의 어린 가지
- **성질과 맛** 성질이 따뜻하며, 맛이 맵고 달다.
- **효능부위** 심장, 폐, 방광
- **한약효능** 특이한 강한 향을 가지고 있어 인체 내외의 기혈(氣血)을 잘 조화되게 하는 대표적인 한약재이다. 『명의별록』에 의하면 심장 통증과 옆구리 통증을 치료하고, 근육과 혈맥을 따뜻하게 하며, 번조함을 멈추고, 땀이 나게 한다고 기록되어 있다. 따뜻한 성질은 심장에 작용하여 가슴이 답답한 증상과 가슴부위의 극심한 통증을 개선한다. 매운맛은 혈액순환을 도와 피부를 풀어 주어 땀을 나게 하고, 몸이 찬 증상을 치료한다. 몸이 차가워서 소변이 잘 안 나오거나 부종 및 생리통에도 효과가 있다.
- **성분효능** 혈관확장 및 땀 내는 작용, 해열 진통 작용, 진정 작용, 항경련 작용, 모세혈관확장 작용, 항균 작용, 항알레르기 작용, 항염증 작용, 항산화 작용, 미백 및 주름억제 작용을 한다. 감기, 다발성 신경염, 관상동맥질환, 저혈압에 효과가 있다.
- **주의사항** 몸에 열이 많은 자
- **채취시기** 3월~7월
- **1회 복용량** 4~12g

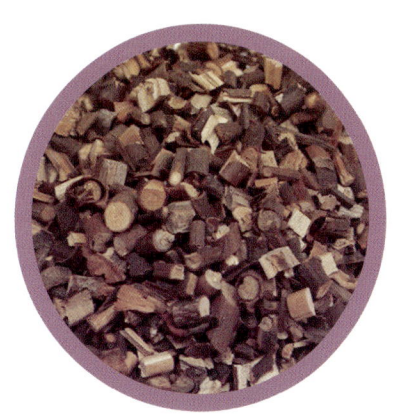

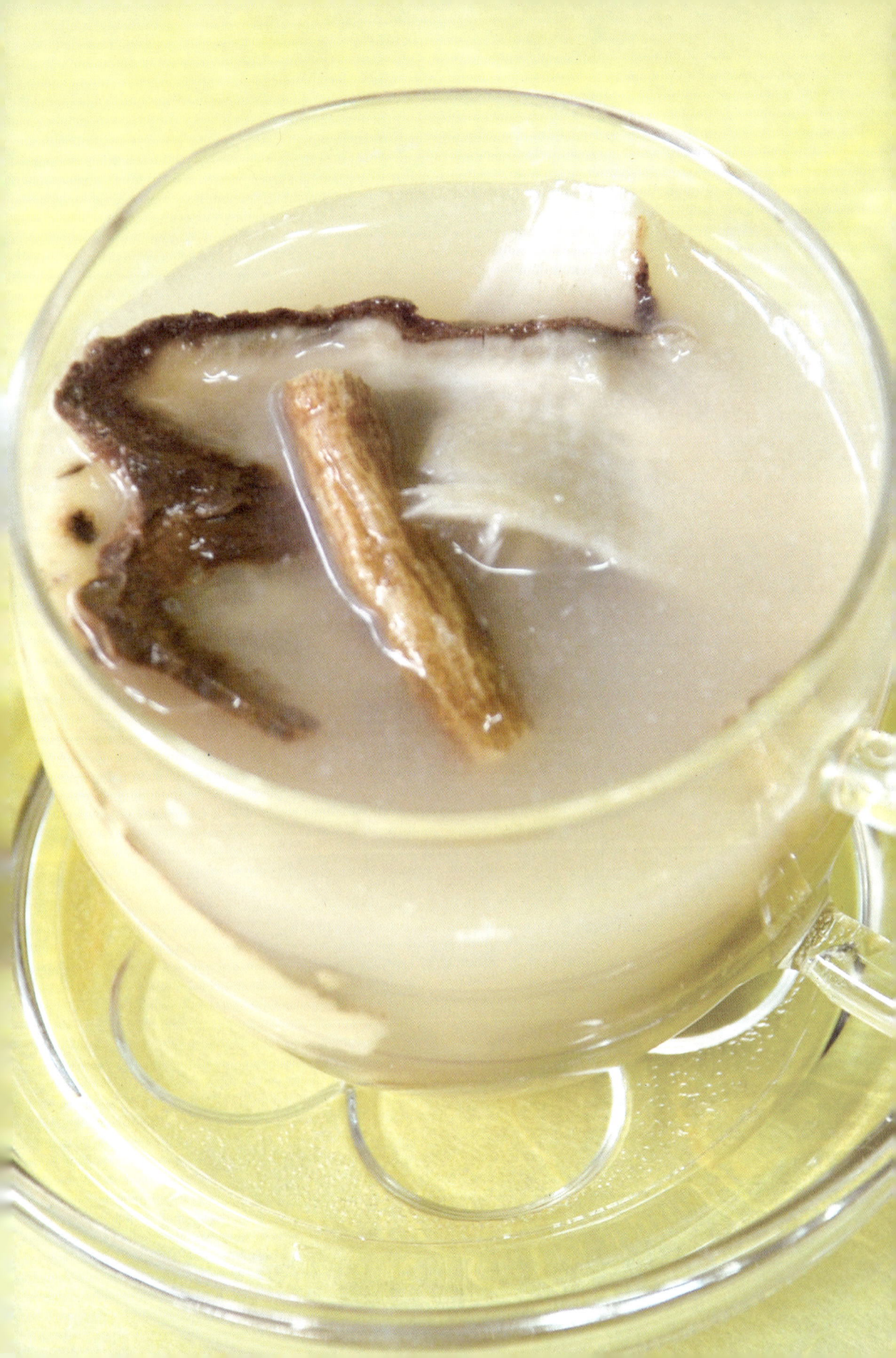

갱년기질환에 좋은 한방차 당귀차

- **한약명** 당귀(當歸)
- **사용부위** 참당귀의 뿌리
- **성질과 맛** 성질이 따뜻하며, 맛이 달고 맵다.
- **효능부위** 심장, 간, 비장
- **한약효능** 옛 여성들은 전쟁터에 나간 남편이 돌아오기를 기다리면서 당귀를 먹어 피부를 윤택하게 하여 아름다움을 간직했다는 데서 유래한 이름이다. 혈액을 잘 생성하게 하고 혈액순환을 크게 하는 특징이 있는 약초이다. 단맛은 보강하고 매운맛은 발산하는데 심장과 간에 작용하여 나쁜 혈액은 배설하고, 새로운 혈액을 형성시키며, 어혈을 없앤다. 여성의 혈액순환장애로 말미암은 생리통, 생리정지, 생리불순, 불임, 자궁 발육부진에 효과적이다. 손발이 찬 증상, 변비증도 치료한다.
- **성분효능** 델큐신은 적출자궁에 대한 흥분 작용, 델큐시놀은 억제 작용을 한다. 관상동맥 혈류량 증가 작용, 혈청 지질강하 작용, 항혈전 작용, 간 기능 보호 작용, 항암 작용, 진통 작용, 항산화 작용, 항염증 작용, 스트레스 억제 작용을 한다. 간염, 생리통, 편두통, 골다공증 등 여성의 각종질환을 치료한다.
- **주의사항** 열이 많은 자, 설사하는 자
- **채취시기** 10월~11월
- **1회 복용량** 4~20g

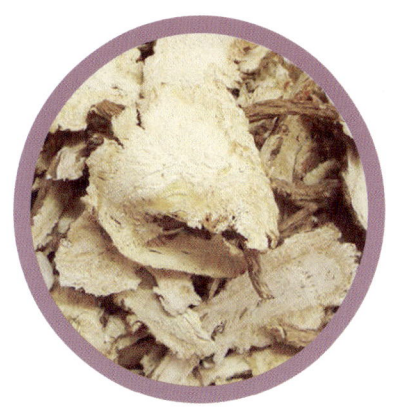

13부 여성질환 205

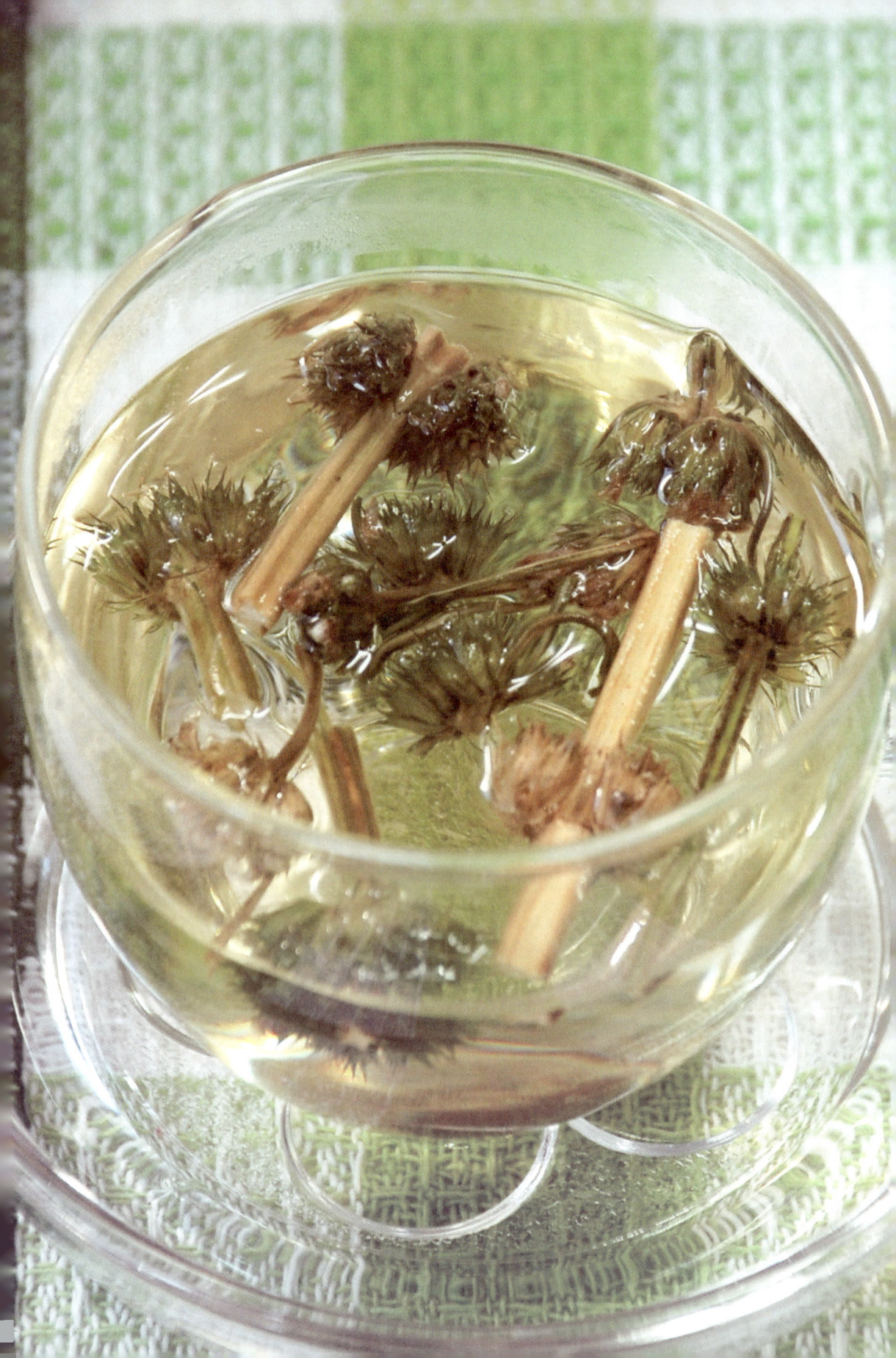

익모초차
생리통에 좋은 한방차

- 한약명 익모초(益母草)
- 사용부위 익모초의 꽃이 피었을 때의 지상부
- 성질과 맛 성질이 차며, 맛이 쓰고 맵다.
- 효능부위 심장, 간, 방광
- 한약효능 『동의보감』에 의하면 임신과 산후의 여러 병을 잘 낫게 한다고 하여 이름을 '익모(益母)'라 하며, 임신이 되게 하고, 생리를 규칙적으로 나오게 하므로 부인들에게 좋은 약이라고 기록되고 있다. 여성들의 혈액순환개선에 특효가 있다. 쓰고 매운맛은 체내의 나쁜 혈액을 밖으로 배출하며, 기혈의 순환을 원활하게 한다. 생리불순, 생리통, 폐경, 산후복통에 효과적이다. 방광에 작용하여 소변이 잘 안 나오는 증상도 치료한다.
- 성분효능 레오뉴린(leonurine), 비타민(vitamine A)을 함유하고 있으며, 혈전 형성 억제 작용, 자궁 근수축 작용, 관상동맥 혈류량 증가 작용, 항균 작용, 이뇨 작용, 항산화 작용, 항암 작용, 면역조절 작용, 고지혈증 억제 작용, 간 장애 억제 작용, 혈당 강하 작용을 한다. 관상동맥질환, 고혈압, 암질환, 고지혈증, 당뇨병, 간 장애, 생리불규칙 증상에 효능이 있다.
- 주의사항 임산부
- 채취시기 7월~8월에 꽃이 피었을 때
- 1회 복용량 12~20g

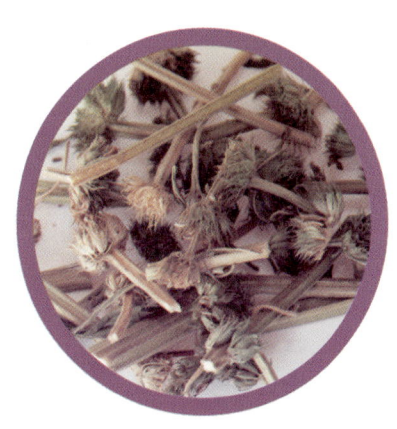

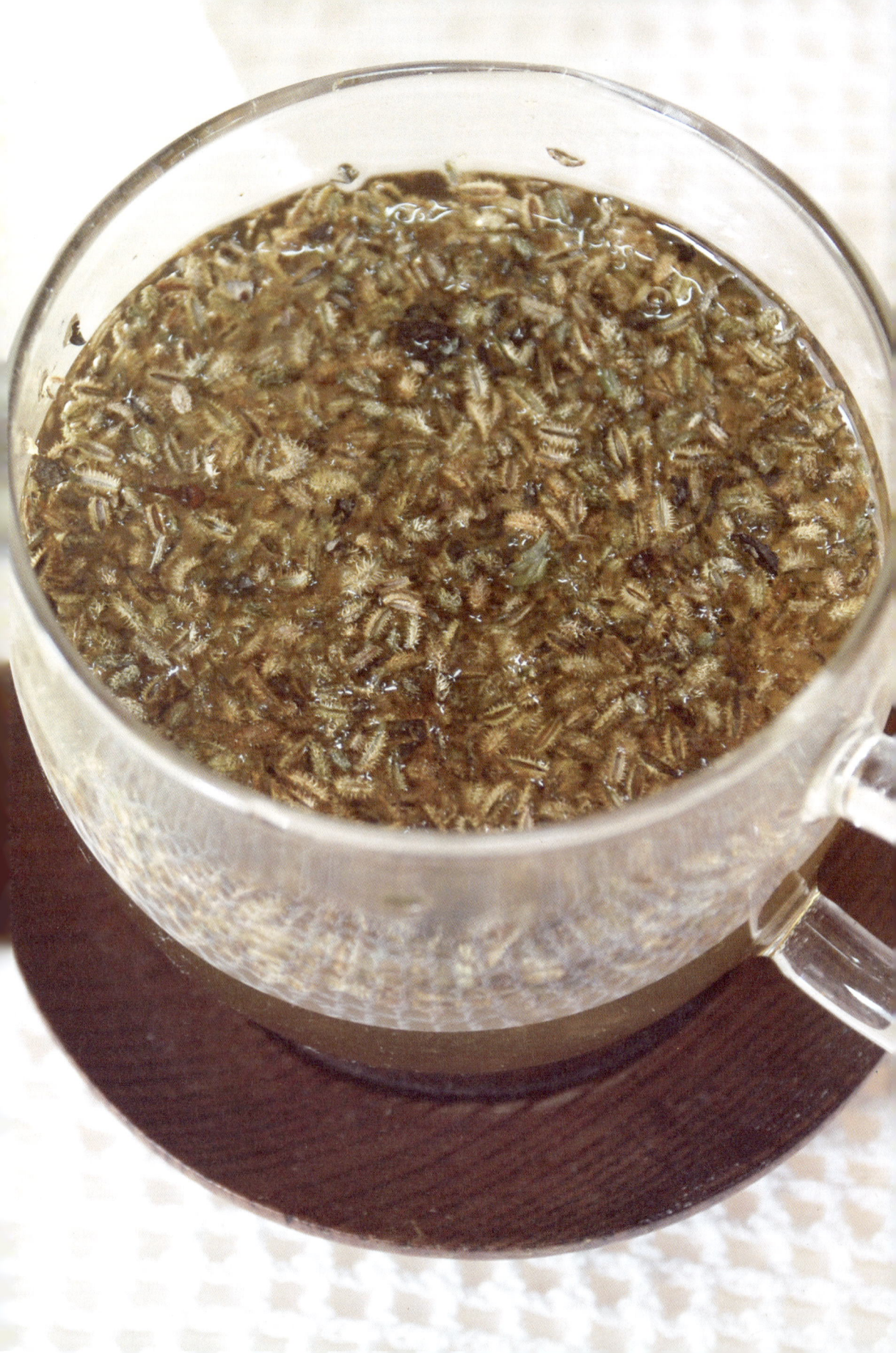

사상자차

요실금에 좋은 한방차

- **한약명** 사상자(蛇床子)
- **사용부위** 벌사상자 또는 사상자의 과실
- **성질과 맛** 성질이 따뜻하며, 맛이 맵고 쓰다.
- **효능부위** 간, 신장
- **한약효능** 『동의보감』에 의하면 여성의 자궁을 덥게 하고, 양기(陽氣)를 세게 하며, 남녀의 생식기의 찬 기운을 없애고, 성욕을 강하게 하며, 허리가 아픈 증상, 생식기에 땀이 나는 증상과 소변을 자주 보러 가는 증상 등을 치료한다고 기록되고 있다. 매운맛은 체내의 찬 기운을 발산시키고, 양기를 북돋아 주어 간과 신장을 보강한다. 쓴맛은 기(氣)를 내려서 약효를 생식기에 작용하게 하여 남성의 발기부전, 여성의 자궁냉증, 생리통을 개선한다. 소변이 시원하게 나오지 않거나 자주 보러 가는 증상을 치료하며, 습진에도 좋은 효과가 있다.
- **성분효능** 트리코모나스질염 균에 대한 항균 작용, 항염증 작용, 진통 작용, 소염 작용, 항부정맥 작용, 면역억제 작용을 한다. 피부질환, 습진, 대하, 질 염증에 효과가 있다.
- **주의사항** 몸에 열이 많은 자
- **채취시기** 여름과 가을에 과실이 성숙했을 때
- **1회 복용량** 4~12g

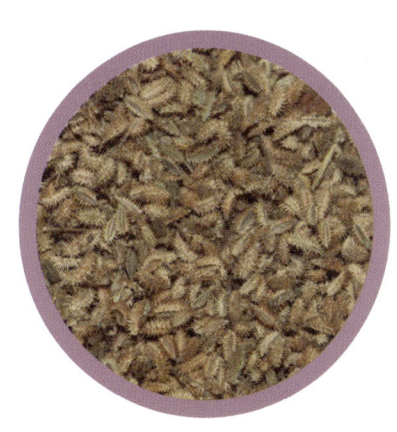

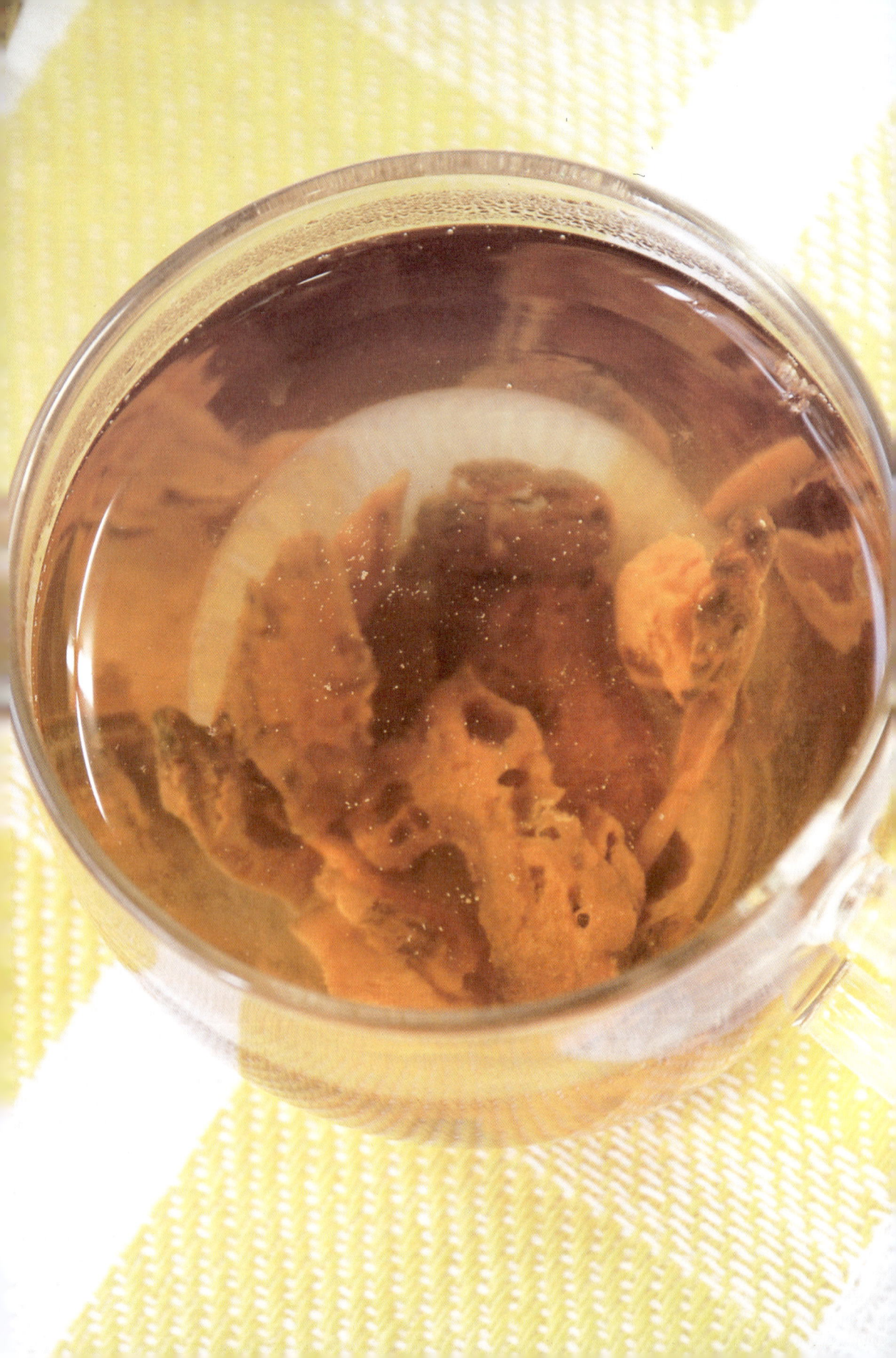

자궁근종에 좋은 한방차 강황차

- 한약명　　강황(薑黃)
- 사용부위　강황의 뿌리줄기
- 성질과 맛　성질이 따뜻하며, 맛이 맵고 쓰다.
- 효능부위　간, 비장
- 한약효능　『동의보감』에 의하면 몸에 적체된 덩어리와 혈괴(血塊), 옹종(癰腫)을 낫게 하며, 생리를 규칙적으로 잘하게 한다고 기록하고 있다. 매운 성질은 몸을 따뜻하게 하여 기혈을 잘 돌게 하므로 어혈을 없애고 통증을 개선하다. 여성의 생리통이 심할 때, 생리 혈에 검은 덩어리가 많이 나올 때, 복부 내에 덩어리가 부풀어 오르거나 출혈 등 자궁근종과 같은 유사증상이 있을 때 치료 효과가 있다.
- 성분효능　항암 작용을 하고, 신경보호 작용, 혈관확장 작용과 혈청 지질강하 작용, 이담 작용, 혈압 강하 작용, 항균 작용, 항산화 작용을 한다. 간염, 담석증, 관상동맥질환, 암질환, 비만증, 고지혈증을 치료한다. 어혈을 제거하는 효능이 울금보다 강하다. 카레의 원료로 쓰이며, 커큐민은 황색 식품용 천연색소로 사용된다.
- 주의사항　혈액이 부족한 자
- 채취시기　겨울에 줄기가 말랐을 때 채취하여 삶거나 쪄서 사용한다.
- 1회 복용량　4~12g

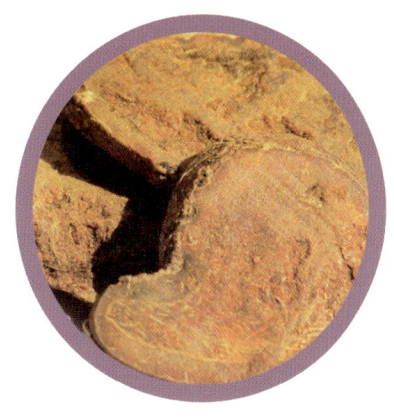

■ 다양한 변종 바이러스 극복, "면역력 강화 한방차"로

한 번도 경험해 보지 못한 그런 경험, 바로 코로나19 바이러스 감염증이다. 코로나19로 인해 많은 사람이 면역과 바이러스에 대해 관심을 갖기 시작했고 바이러스로부터 내 몸을 지키는 방법을 찾기 시작했다. 바이러스 예방을 위해 마스크 쓰기, 손 씻기, 수면, 휴식 등 다양한 방법을 취해 보지만 결코 차단이 쉽지 않다. 현재도 코로나19 이외에도 다양한 변종 바이러스들이 우리 주변에 맴돌고 있다. 이 두려움의 시간을 어떻게 극복해야 하고 또 대처해야 할까?

■ 면역력이란

'면역력(免疫力)'이란 '벗어날 면(免)' '전염병 역(疫)' '힘 력(力)'으로 전염병, 즉 유행성 질병에서 벗어나게 하는 힘을 말한다. 우리 몸은 태어나면서 자신을 보호하는 방어력을 가지고 있다. 첫 번째 방어막은 피부, 코털, 콧물, 눈물, 입, 침으로 외부 균과 바로 접하여 바이러스의 감염을 막는다. 두 번째 방어막은 백혈구인 대식세포, NK세포, 호중구, 세 번째 방어막은 외부 균을 기억하는 몸의 강력한 기억세포인 B세포, 헬퍼 T세포인 림프구, 감염을 처리하는 킬러 T세포 등이다. 신체는 모든 균에 대해 강력한 기억방어력 시스템에 의해 균의 침입을 차단하고 있는데 이것이 면역력이다.

■ 한의학적 면역력의 의미

한의학의 오랜 고전인 『황제내경』에는 면역력을 다음과 같이 표현하고 있다.
"정기존내(正氣存內) 사불가간(邪不可干)"이라고 하여 정기(正氣)가 강하면 사기(邪氣)가 쳐들어올 수 없고, "사기소진(邪氣所進) 기기필허(其氣必虛)"라고 하여 몸에 사기가 들어오면 반드시 정기가 허약(虛)해진다는 의미이다. 사기(邪氣)란 바이러스이고 정기(正氣)란 면역력이다. 즉 면역력이 좋으면 질병에 걸리지 않고. 질병에 걸려 있다면 반드시 면역력이 허약해질 수밖에 없다는 것이다. 정기(正氣)란 바른 기운으로 우리 몸을 지키는 기운이다. '정기(正氣)'의 근본은 '정기(精氣)'에 있다. 정(精)은 정미한

물질로서 생명 활동을 유지하는 필요한 물질이다. 즉 혈액, 호르몬, 에너지(기운), 온열 에너지(양기)이다. 이런 4가지의 물질이 부족해지면 질병에 노출이 된다. 정(精)은 2가지로 나누는데 첫째, 선천의 정(精)으로, 부모로부터 물려받은 유전성으로 신장(腎臟)에 저장되고, 둘째 후천의 정(精)은 비위(脾胃)의 소화를 통해 음식물의 섭생으로 생성된다. 소화 흡수된 영양분이 선천의 정을 늘 보충해 주면서 신체는 균형을 이룬다. 따라서 면역력은 정기(正氣)이고 이미 엄마 배 속에서부터 만들어졌으며 이후 식이요법을 통해 유지된다.

■ 면역력 강화방법

한의학에서는 면역강화의 대표적인 방법은 '부정(扶正)'으로 정기(正氣)를 보강하는 방법이다. 인체를 구성하고 있는 영양물질인 혈액, 호르몬, 에너지(기운), 온열 에너지(양기)의 부족한 부분을 보충하여 오장육부의 균형을 갖춘다면 면역력은 자연스럽게 보강된다. 체질마다 허약의 상태가 다르므로 잘 파악하여 정기를 보강하는 방법을 취하는 것이 중요하다. 한의학에서는 정기를 보강하는 방법으로 보약(補藥)에 대한 약초를 분류해 놓았으며 특히 호흡기 면역을 강화해 주는 보약류의 약초는 버섯류들이 대표적인데 인후 기관지 폐의 점막을 자윤시켜 세균의 번식을 막고 폐의 기능을 높여 호흡기 순환을 돕는 약초들이 전해져 내려오고 있다.

■ 면역저하의 자가 진단법

1. 늘 피곤하고 피로가 잘 안 풀린다.
2. 목이 자주 아프고, 목이 잘 잠긴다.
3. 구내염이나 입술 포진이 자주 있다.
4. 배탈, 설사가 자주 난다.
5. 소변을 자주 보러 간다.
6. 건강검진 시 신체 건강지표에서 미달이거나 초과이다.
7. 감기가 잦고 비염이나 천식이 있다.
8. 아토피, 두드러기, 방광염, 질염, 원형탈모, 대상포진, 당뇨, 류머티즘, AIDS 등

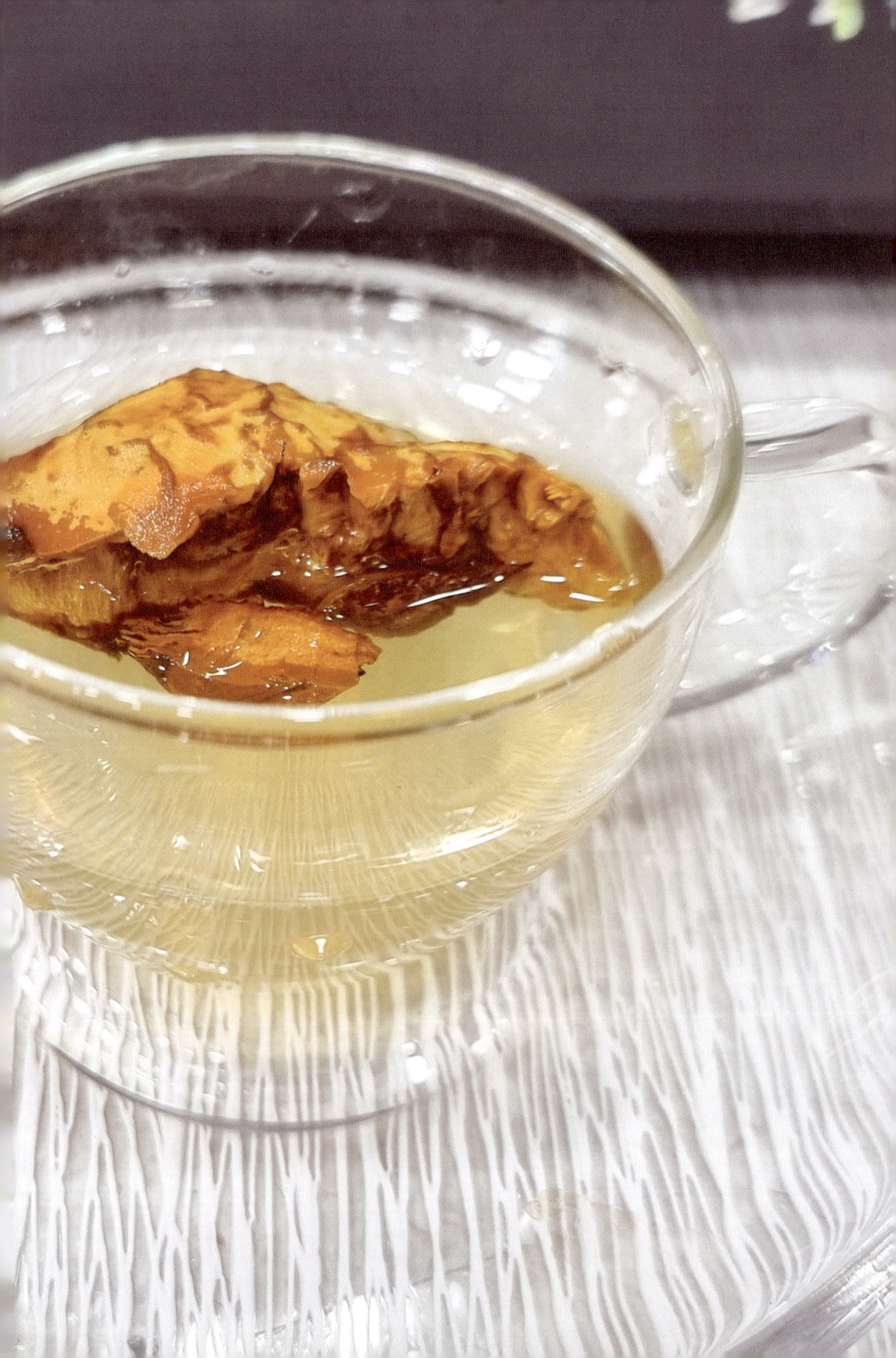

간 면역에 좋은 한방차 상황버섯차

- 한약명   상목이(桑木耳)
- 사용부위   자실체
- 성질과 맛   성질이 평하며, 맛이 달다.
- 효능부위   심장, 간, 폐, 비장, 신장
- 한약효능   상황버섯은 '뽕나무 상(桑)', '누를 황(黃)'을 써서 상황버섯이라 명명하는데 뽕나무에서 나는 버섯이 귀한 품질임을 뜻한다. 식품의약품 안전청에서 규정하는 상황버섯은 진흙버섯으로 명명하고 있다. 그 종류에는 '목질 진흙버섯'에 해당하는 학명이 펠리누스 린테우스(Phellinus linteus)와 '장수 상황버섯'인 펠리누스 바우미(Phellinus baumii) 2개였으나 2010년대부터 상황포루스 상황(Sanghuangporus sanghuang)을 하나 더 넣어 3개로 인정되고 있다. 『동의보감』의 탕액 편에 '상목이(桑木耳)'이라고 하여 뽕나무에 귀처럼 자생하는 형태를 보고 이름이 지어졌다. 맛이 달고, 성질이 평(平)하고, 독이 없다. 장출혈, 코피, 자궁출혈, 대하증, 월경불순, 인후염, 피로, 설사에 효과가 있다고 보고되어 있다.
- 성분효능   다당류, 글루코스, 만노스, 갈락토스, 세라마이드, 스테롤의 성분을 함유하고 있으며 대표적인 성분인 베타글루칸이라는 물질이 풍부하여 면역을 높이며 세포기능을 활성화해서 생체 내 암세포의 침입이나 증식을 억제한다. 항암작용, 항염증작용, 알코올에 의한 간 손상 억제작용, 식후혈당 억제작용, 항산화작용을 한다. 또한, 암 환자의 항암치료 시 병행투여로 면역을 올리는 효능을 가지고 있어 전문의약품으로도 출시되고 있다.
- 주의사항   몸이 차가운 자, 설사하는 자
- 채취시기   상시
- 1회 복용량   4~20g

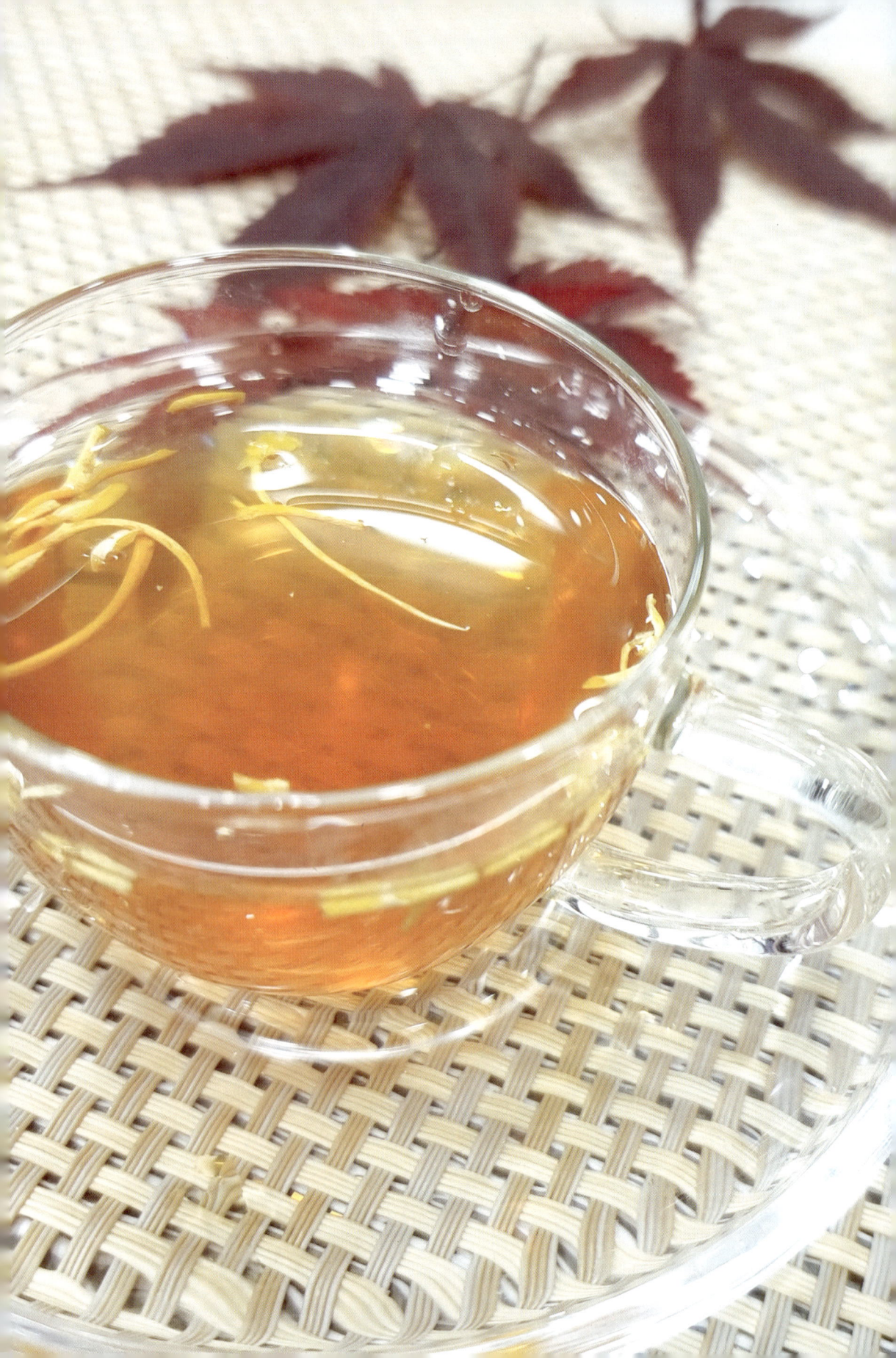

폐 면역에 좋은 한방차 동충하초차

- **한약명**: 동충하초(冬蟲夏草)
- **사용부위**: 동충하초균이 박쥐나방과 곤충의 유충에서 기생하여 자란 자실체와 유충의 몸체
- **성질과 맛**: 성질은 따뜻하며, 맛이 쓰다.
- **효능부위**: 폐, 신장
- **한약효능**: 동충하초는 겨울에는 곤충의 형태로 있다가 곤충의 영양분을 흡수하여 여름에는 버섯이 되기 때문에 붙여진 이름이다. 동충하초는 불로장생의 약으로 오래전부터 알려져 왔다. 나비, 누에, 매미, 잠자리 등 많은 종의 곤충에서 발생한다. 달고 따뜻한 성질은 폐 기능과 신장 기능에 작용하여 폐를 자윤하므로 호흡대사를 원활하게 하고 신장 기능을 강화해 주는 효능을 가지고 있다. 허리, 무릎이 아프거나 다리에 힘이 없을 때 마른기침이나 헛기침이 나거나 가래에서 피를 배출할 때 개선해 주는 효과가 있다.
- **약리효능**: 코디세핀은 항암작용, 항균작용, 혈압증가, 면역증가작용을 하며 이외에도 탄수화물, 조단백질, 칼슘, 철분 등의 무기질, 불포화지방산, 아스파르트산, 글루탐산, 글리신이 풍부하다. 심장박동 완화작용, 혈압강하작용, 항피로작용, 항노화작용, 염증 완화작용을 하며 동맥경화, 고지혈증, 고혈압에 효과가 있다.
- **주의사항**: 몸이 몹시 차가운 자, 설사하는 자
- **채취시기**: 여름에서 가을
- **1회 복용량**: 4~10g

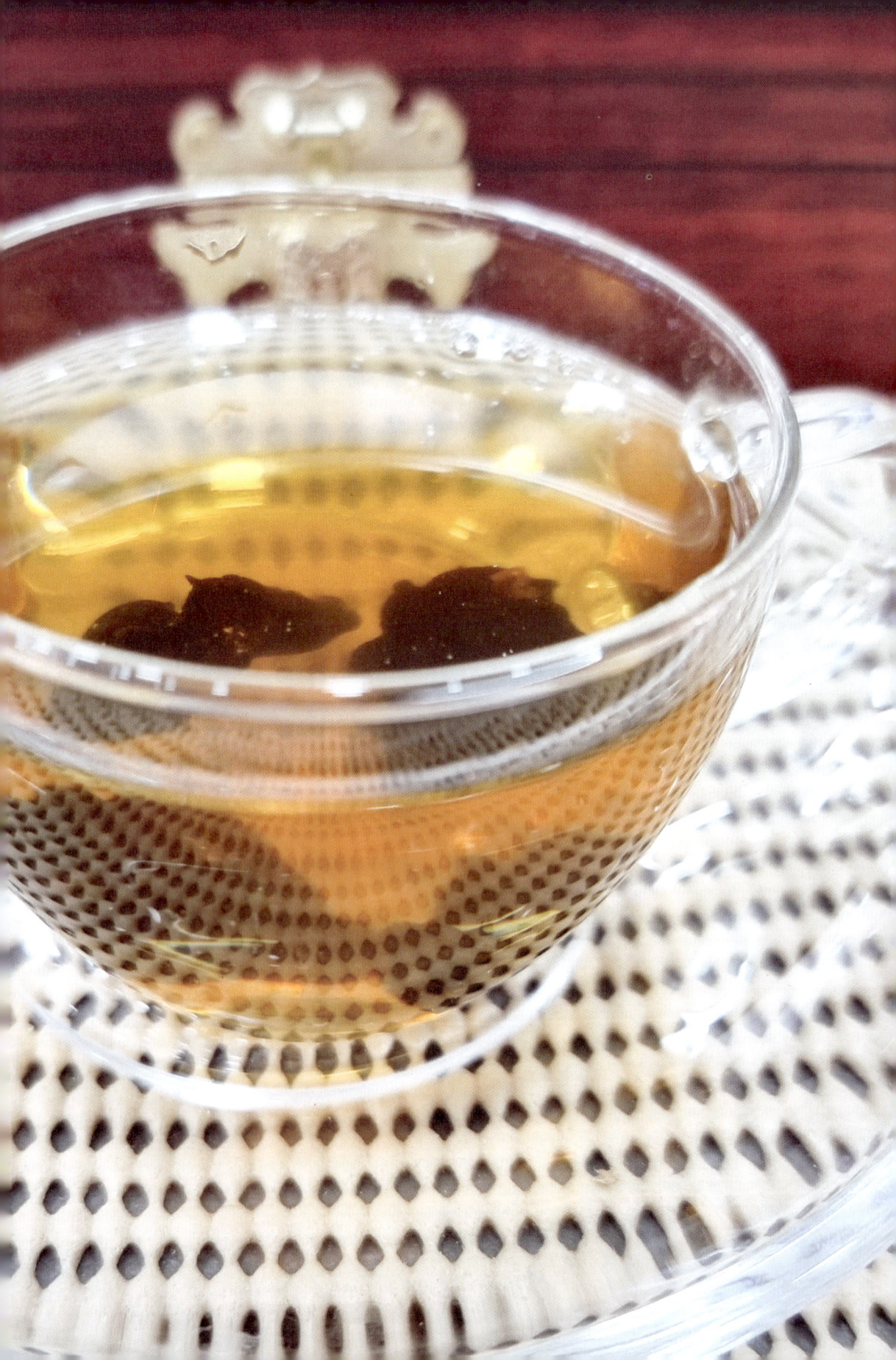

목이버섯차

대장 면역에 좋은 한방차

- 한약명   목이(木耳)
- 사용부위   자실체
- 성질과 맛   성질이 차며, 맛이 쓰고 달다.
- 효능부위   심장, 간, 폐, 비장, 신장
- 한약효능   목이버섯은 목이과에 속하는 주름이 없는 버섯으로 여러 활엽수의 죽은 나무 또는 반쯤 죽은 나무에서 생장하며 털목이, 흰목이가 있다. 버섯의 모양이 마치 사람의 귀 모양 같고 촉감은 젤리와 같이 부드럽다 하여 'Jelly ear fungus'로 알려져 있다. 목이버섯은 식이성분 함량이 높아 식품으로 애용되며 만성변비에 효과가 좋다. 한의학에서는 통증을 멈추고 출혈을 멈추며 폐를 윤택하게 하는 효능으로 알려져 있다. 오장에 건강하게 하며 장(腸)과 위(胃)에 독기를 제거하고 혈액에 열을 내리며 하혈을 멎게 하고 몸을 가볍게 한다.
- 성분효능   칼슘, 철분, 인과, 유기산, 다양한 아미노산 및 다당체를 가지고 있으며 시트릭, 엑시드, 아스파라진의 성분이 있어 독특한 맛을 내어 주며 항산화성분인 폴리페놀과 베타글루칸을 포함하고 있다. 미네랄성분도 많이 함유되어 혈액을 맑게 하여 혈액순환을 도와 피부를 부드럽게 하며 항암작용, 항염증작용, 항혈소판 응집작용, 항혈전 활성작용, 항비만작용, 돌연변이 억제작용이 보고되고 있다. 자궁출혈, 치출혈, 변혈, 류머티스성 동통, 수족마비, 산후허약, 혈리, 치질출혈, 고혈압, 안저출혈에 효과가 있다.
- 주의사항   몸이 몹시 차가운 자, 설사하는 자
- 채취시기   여름과 가을
- 1회 복용량   4~20g

14부 면역질환

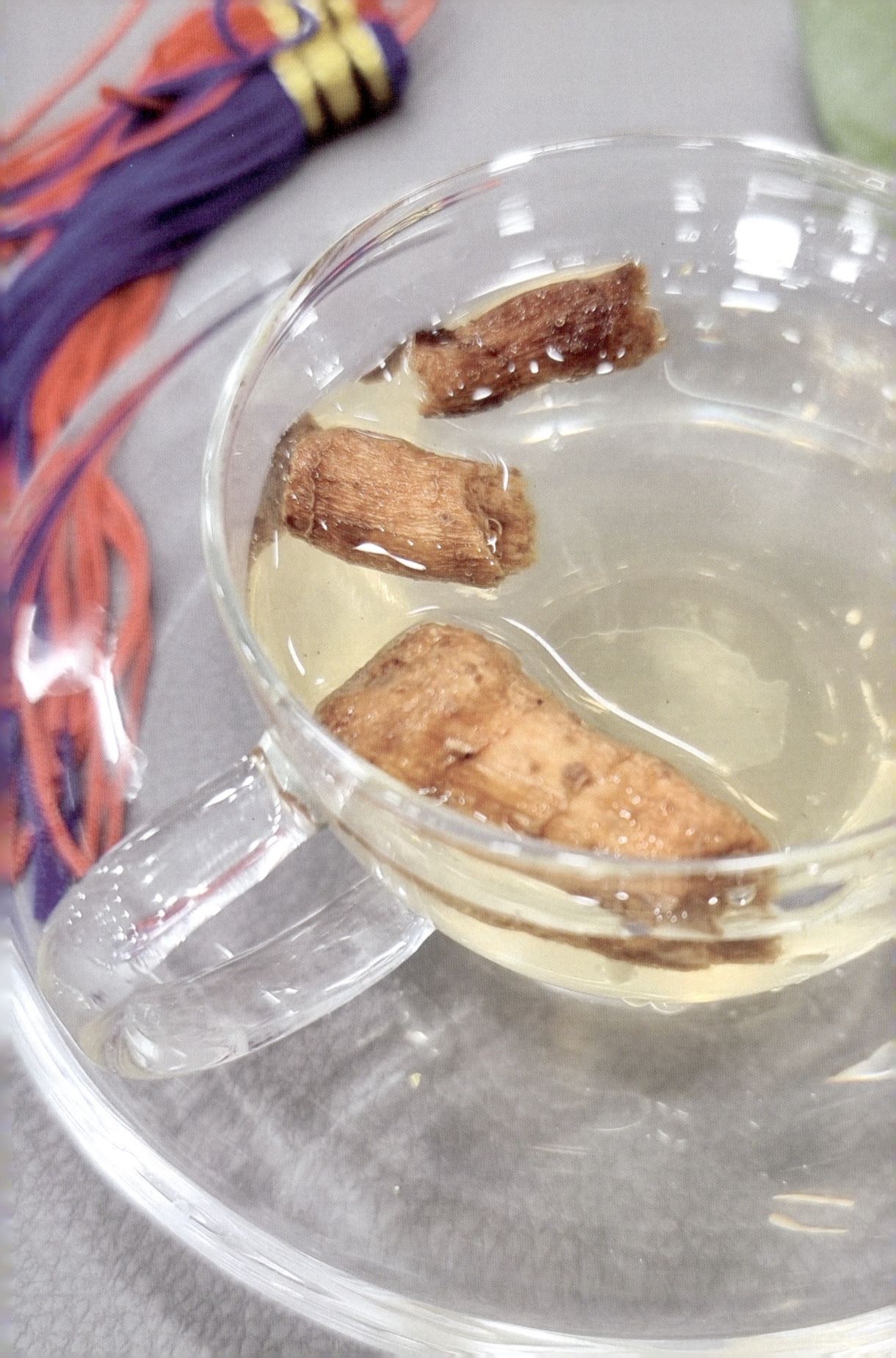

위장 면역에 좋은 한방차 둥굴레차

- **한약명** 옥죽(玉竹)
- **사용부위** 둥굴레의 뿌리줄기
- **성질과 맛** 성질은 차고 맛이 달다.
- **효능부위** 폐, 비장
- **한약효능** 둥굴레를 '구슬 옥(玉)', '대나무 죽(竹)' 자를 써서 '옥죽(玉竹)'이라고 하는데 봄에 올라오는 새순이 마치 귀한 대나무의 죽순과 닮았다고 하여 붙여진 이름이다. 둥굴레는 맛이 달고 향이 좋아 차를 좋아하는 사람들의 선호도가 높은 약초이다. 둥굴레는 백합과의 황둥굴레, 용둥굴레 등 우리나라에만 있는 것으로도 18종 이상이 된다고 한다. 생약 명으로 옥죽이라고 하며 한의약에서는 위유라고 명칭되기도 한다. 둥굴레의 달고 차가운 성질은 체내의 진액성생을 높이며 폐에 진액이 부족해서 발생하는 마른기침을 멈추고 점액성이 있는 가래배출을 쉽게 한다. 위장 점액의 부족으로 발생하는 위염이나 위산과다로 인한 속쓰림, 위통을 줄여 주는 효능을 가지고 있다. 오랜 질병 이후 발생한 진액 손상이나 감기 이후 미열, 구강 건조, 인후통 개선 효과가 있고 자양강장 효능과 정력을 보충하고 만성피로와 허약체질을 개선한다.
- **성분효능** 코발라린(convallarin)의 강심배당체가 있어서 심장강화를 도와 혈압을 완만하게 하고 혈당 강하작용을 한다. 코발라마린(convallamarin), 캠페롤글루코사이드(kaempferolglucoside), 퀘르시톨(quercitol), 비타민 A, 점액질, 칼슘, 마그네슘, 망간 등을 함유하고 있다. 항산화작용, 지질 강하작용으로 알려져 있다. 고혈압, 동맥경화, 심장질환에 도움이 된다.
- **주의사항** 몸이 붓고, 소화불량이 잦은 자
- **채취시기** 10월~11월
- **1회 복용량** 4~20g

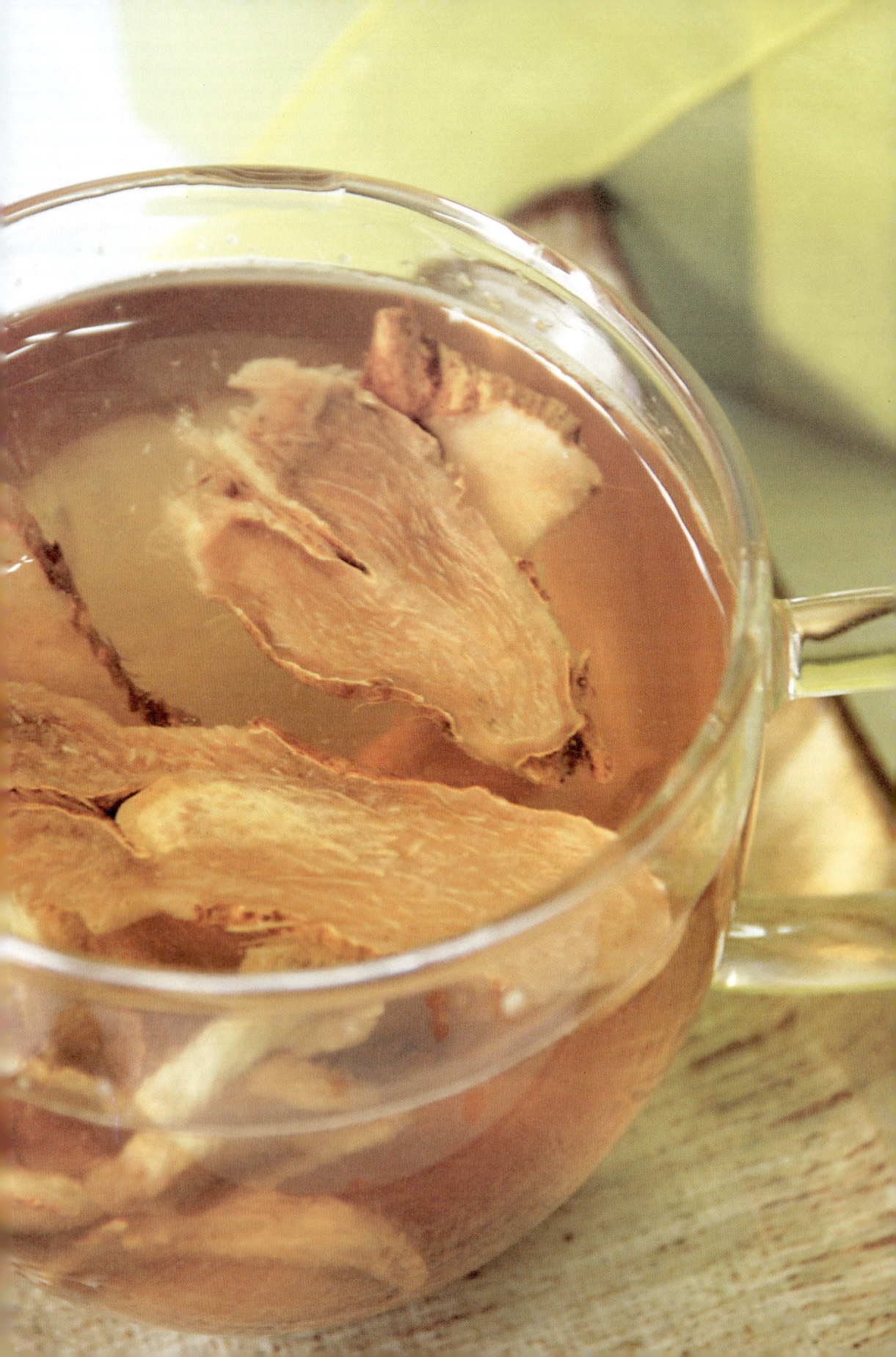

신장 면역에 좋은 한방차 지모차

- 한약명: 지모(知母)
- 사용부위: 지모의 뿌리줄기
- 성질과 맛: 성질이 차며, 맛이 쓰고 달다.
- 효능부위: 폐, 위, 신장
- 한약효능: 『동의보감』에 의하면 뼈에서 나는 열증(골증노열: 骨蒸勞熱)을 치료하고, 신장의 기가 허손된 것을 치료한다고 기록되고 있다. 찬 성질은 폐의 열을 내려 주며, 쓴맛은 나쁜 수분을 배설시켜 준다. 지모는 약재의 질이 윤택하여 몸에 수분을 보충하는 특별한 효능을 가지고 있다. 폐열로 인한 기침 가래에 도움이 되며, 가슴에 번열이 나고 답답한 상태를 해소시키며 갱년기에 발생되는 얼굴의 열오름증이나 몸에 발열감을 내려 준다. 고령으로 인한 체액부족의 만성변비와 다이어트 등으로 인해 발생된 습관성 변비도 개선시켜 준다. 당뇨로 인한 구강건조증이나 여름철 더위 먹어서 오는 갈증을 완화시키며 피로해서 발생되는 구내염에도 증후에도 작용한다.
- 성분효능: 티모사포닌(timosaponin) 스테로이드사포닌(steroidsaponin) 사르사사포게닌(sarsasapogenin), 마르코게닌(markogenin), 네오지토게닌(neogitogenin)을 함유하고 있다. 대장균 장티푸스균에 대한 항균작용, 스트레스성 위궤양 예방작용, 해열작용, 혈당강하작용, 혈압강하작용, 항암작용, 항방사능작용, 이뇨작용, 혈전용해작용, 담즙분비작용을 한다. 천식, 만성기관지염, 고혈압, 갱년기 증상, 전립선비대증, 암질환, 비만억제에도 효과가 있다.
- 주의사항: 소화기가 차가운 자
- 채취시기: 봄과 가을
- 1회 복용량: 4~12g

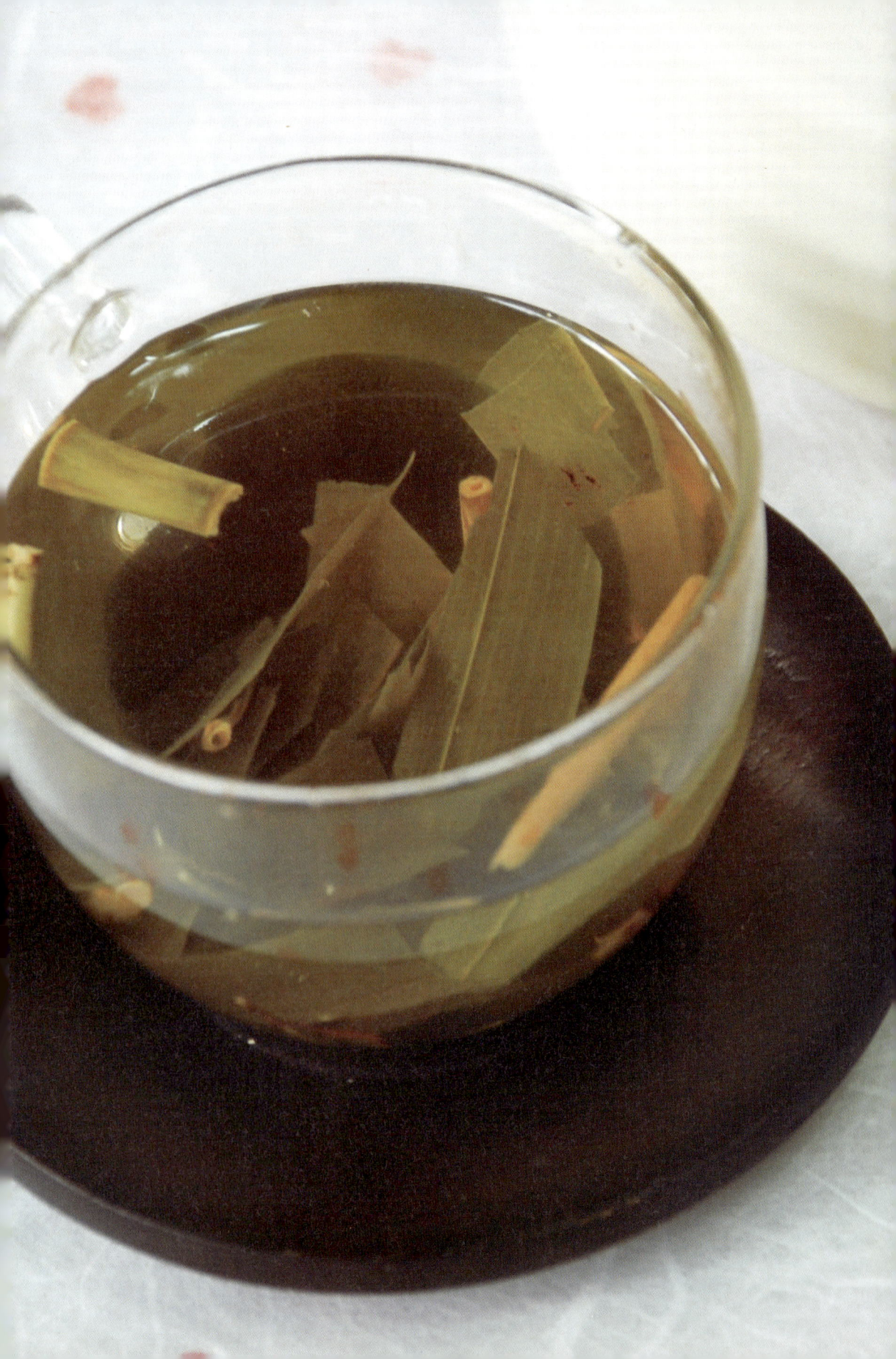

심장 면역에 좋은 한방차 죽엽차

- 한약명 죽엽(竹葉)
- 사용부위 솜대의 잎
- 성질과 맛 성질은 차고 맛이 달고 맵다.
- 효능부위 심장, 폐, 위장
- 한약효능 죽엽은 대나무의 푸르른 잎이다. 여름철 바람 사이로 대나무 잎의 흔들림을 기억한다면 오싹하면서 시원한 느낌이 저절로 느껴질 것이다. 옛사람들은 사계절 푸르른 죽엽을 밥이나 떡을 오랫동안 보관하는 용기처럼 사용했다고 한다. 죽엽은 약용, 식용으로 많이 애용받고 있는 약초 중에 하나이다.

    죽엽의 성질은 차가워 흉부의 열을 내려 주는데, 심장 열을 내려 주면 가슴 답답함이 줄어들고 폐열을 내려 주면 기침이나 가래 배출을 용이하게 해 주는 효능을 가지고 있다. 감기로 인한 고열로 두통이나 목마름 심한 인후통이 있거나 얼굴이 붉어지는 거친 기침이 반복될 때 기관지를 자윤하여 폐에 열을 내려 기침을 개선시켜 준다. 심장 열로 인해 가슴이 두근거리거나 잠이 잘 안 오거나 꿈이 많거나 구내염 또는 설염 등에도 좋은 효능을 나타낸다.
- 성분효능 프레델린(friedelin), 루테오린(luteolin), 탄수화물, 단백질, 비타민 A 및 E, C, 마그네슘, 유기산, 폴리페놀 및 플라보노이드 함량이 높다. 항염증작용, 항균작용, 항산화작용, 지질강하작용, 위액분비량억제작용, 위궤양억제작용, 항암작용, 간 보호작용 등으로 알려져 있다. 천식, 고지혈증, 고혈압 동맥경화 심장질환에 도움이 된다.
- 주의사항 몸이 붓고, 소화불량이 잦은 자
- 채취시기 사계절
- 1회 복용량 4~20g

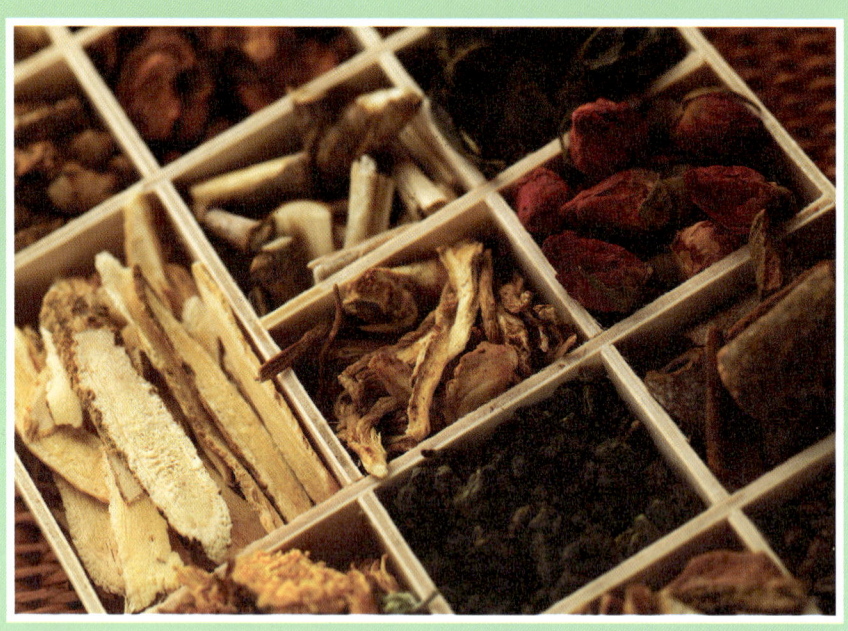

네번째,

부록

■ 한방 관련 축제 즐기기

- 서울 약령시 '한의약문화축제'

  축제 시기: 매년 10월/ 서울시 동대문구 약령중앙로8길

- 서울 강서구의 의성 '허준축제'

  축제 시기: 매년 10월/ 서울시 강서구

- 대구광역시 '대구약령시한방문화축제'

  축제 시기: 매년 5월/ 대구광역시 중구 남성로 약령시 약전골목

- 경남 산청시 '산청한방약초축제'

  축제 시기: 매년 5월/ 경상남도 산청군 산청읍

- 경북 영천시 '영천한약장수축제'

  축제 시기: 매년 9월/ 완산동 약령시와 도동 한방특구유통단지 일원

- 충청남도 '금산인삼축제'

  축제 시기: 매년 9월/ 충남 금산군 금산읍

- 경상북도 영주시 '풍기인삼축제'

  축제 시기: 매년 10월/ 경북 영주시 풍기읍 남원천 둔치

- 경기도 파주시 '파주개성인삼축제'

  축제 시기: 매년 10월/ 경기 파주시 임진각광장

- 충청북도 증평시 '인삼골축제'

  축제 시기: 매년 10월/ 충북 증평군 문화로

- 충청북도 '제천한방바이오박람회'

  박람회 시기: 매년 9월/ 충북 제천시 제천한방엑스포 박람회장

- '국제한의학박람회'

  박람회 시기: 매년 9월/ 서울특별시 강남구 삼성동 한국종합전시관

■ 한방 테마관, 박물관 즐기기

- 서울약령시한의약박물관 https://museum.ddm.go.kr
  서울시 동대문구 약령중앙로 26
- 대구약령시한의약박물관 https://www.daegu.go.kr/dgom
  대구광역시 중구 달구벌대로415길 49   053)253-4729
- 산청한의학박물관 https://www.sancheong.go.kr/scmmuseum
  경상남도 산청군 금서면 동의보감로555번길 61   055)970-6461
- 서울 허준박물관 www.heojun.seoul.kr
  서울시 강서구 허준로 87   02)3661-8686
- 전주한방문화센터 https://cafe.daum.net/hanbangcenter
  전북 전주시 완산구 은행로 53   063)323-2500
- 한방명의촌 http://www.kfmv.kr
  충북 제천시 왕암동 한방엑스포로 19   043)653-7730

■ 알아 두면 편리한 한약재 구입처

- 서울 약령시장(온라인/ 오프라인)
  서울시 동대문구 제기동 1126-5   02)969-4793
- 대구시 약령시장
  대구시 중구 남성로 51-1   053)253-4729
- 한의약특화거리
  대전시 동구 정동
- 제천약초시장
  충북 제천시 화산동 987   0507)1361-0138

- 금산인삼약령시장

  충청남도 금산군 금산읍 인삼약초로 24   041)753-3219
- 강화인삼농협

  인천광역시 강화군 강화읍 갑곳리 844-1   032)933-5001~3
- 강화인삼센터

  인천광역시 강화군 길상면 초지리 1251-360   032)932-1821
- 부전인삼시장

  부산 부산진구 부전동 573-26   051)819-2325

■ 약초 식물원 둘러보기

- 서울대학교약학대학약초원

  경기도 고양시 일산구 문원길 53   031)977-1532
- 홍릉수목원(홍릉시험림, 홍릉숲) https://www.foresttrip.go.kr/indvz/main.do?hmpgId=ID05030006

  서울시 동대문구 회기로 57   02)961-2777
- 광릉수목원(국립수목원) https://kna.forest.go.kr

  경기 포천시 소흘읍 광릉수목원로 415   031)540-2000
- 아침고요수목원 http://www.morningcalm.co.kr

  경기도 가평시 상면 수목원로 432   1544-6703
- 양평들꽃수목원 http://www.nemunimo.co.kr

  경기도 양평군 양평읍 수목원길 16   031)772-1800
- 장흥자생수목원 http://www.장흥자생수목원.kr

  경기도 양주시 장흥면 선현리161-3   031)826-0933
- 물향기수목원 http://farm.gg.go.kr/sigt/74

  경기도 오산시 청학로 211   031)378-1261

- 국립한국자생식물원 https://www.koagi.or.kr/NBGK
  강원도 평창군 대관령면 병내리 403   033)332-7069
- 경상남도수목원 http://www.gyeongnam.go.kr/tree
  경상남도 진주시 이반성면 수목원로 386   055)254-3811
- 천리포수목원 http://www.chollipo.org
  충청남도 태안군 소원면 천리포1길 187   041)672-9982
- 한국도로공사 전주수목원 https://www.ex.co.kr/arboretum
  전북 전주시 덕진구 번영로 462-45   063)714-7200
- 금강수목원
  세종특별자치시 금남면 산림박물관길 110 산림박물관   041)635-7400
- 한밭수목원 http://www.daejeon.go.kr/gar/index.do
  대전 서구 둔산대로 169   042)270-8452
- 평강랜드 http://www.peacelandkorea.com
  경기도 포천시 영북면 우물목길 171-18   031)532-1779
- 고운식물원
  충청남도 청양군 청양읍 식물원길 398-23   041)943-6245
- 기청산식물원 http://www.key-chungsan.co.kr
  경북 포항시 북구 청하면 청하로175번길 50   054)232-4129
- 신구대학식물원 https://www.sbg.or.kr
  경기도 성남시 수정구 적푸리로 9   031)724-1600
- 한택식물원 http://www.hantaek.co.kr
  경기도 용인시 처인구 백암면 한택로 2   031)333-3558
- 허브아일랜드 http://www.herbisland.co.kr
  경기 포천시 신북면 청신로947번길 35   031)535-6494
- 한라수목원 http://sumokwon.jeju.go.kr
  제주 제주시 수목원길 72   064)710-7575

- 여미지식물원 http://www.yeomiji.or.kr
  제주 서귀포시 중문관광로 93   064)735-1100
- 완도수목원 http://www.wando-arboretum.go.kr
  전남 완도군 군외면 초평1길 156   061)552-1544
- 국립백두대간수목원 http://www.bdna.or.kr
  경북 봉화군 춘양면 춘양로 1501   054)679-1000

■ 약초 검색사이트

- 생약종합정보시스템 http://nifds.go.kr/herb/m_442/list.do
  식품의약품안전평가원에서 안내하는 생약종합정보검색 사이트다. 생약, 즉 한약에 대한 전반적인 지식을 총망라해 놓았다. 한약재 식물 사진, 약재 사진, 약재 감별 내용을 통해 한약재를 자세히 분석할 수 있게 자료를 제공하고 있다. 한약재 감별에 대한 관능검사지침서책도 PDF로 무료로 다운받을 수 있는 것이 특징이다.

- 한국전통지식포털 http://www.koreantk.com/
  특허청에서 관리하는 한국 전통지식 포털은 많은 한의학 관련 자료인 한약재 한약처방 등에 대해 데이터베이스화를 통해 일반인들에게 자세히 알려 주고 있다. 특히 각 학회에서 보고되고 있는 논문들을 검색할 수 있고 식품 및 각 지역의 향토음식까지 검색 가능한 사이트다.

- 전통의학정보포털 오아시스(OASIS) http://oasis.kiom.re.kr
  한국한의학연구원(kiom.re.kr)에서 운영하는 오아시스(OASIS)는 전통의학 정보 포털 시스템으로 한의학 관련 논문, 한의연구보고서, 한의약통계를 비롯한 각종 국가 기관의 통계자료들을 검색할 수 있는 사이트다.

- 키프리스(KIPRIS) 특허정보 검색서비스 http://kportal.kipris.or.kr

  특허청에서 제공하는 특허등록에 대한 내용을 쉽게 검색할 수 있는 사이트다. 질병이나 한약재나 식품은 출원되어 있는 자료를 열람할 수 있게 되어 있다.

- 사이버 한의약 체험관 www.daegu.go.kr/dgom

  대구약령시 보존위원회에서 제공하는 콘텐츠로서 한의학 전반에 대한 내용과 건강상식, 대체의학 등에 대한 다양한 정보가 제공되고 있다. 한의학 용어, 한의학의 고서, 인물까지도 검색할 수 있는 일반인들이 쉽게 접하는 사이트다.

- 『동의보감』 원문 보기 https://www.nl.go.kr/

  국립중앙도서관에서 제공해 주는 콘텐츠로 『동의보감』 원문을 PDF 다운받을 수 있다. 한의약 전문의 뉴스, 칼럼, 문화 등 한의약학의 전반적 시사적 내용들을 열람할 수 있는 사이트다.

■ 한의약 관련 대중매체

- 건강기능식품 신문   http://www.nutradex.co.kr
- 민족의학신문   http://www.mjmedi.com
- 약사공론   http://www.kpanews.co.kr
- 푸드뉴스   http://www.foodnews.co.kr
- 푸드투데이   http://www.foodtoday.or.kr
- 한약신문   http://kherb.org
- 한의신문   http://www.akomnews.com

■ 도서

- 『한방차다이어트』 "다이어트 도서 : 스마트폰에서 다운 받으세요."
  아직도 살 못 빼셨나요, 그 비법을 총망라해 공개합니다.

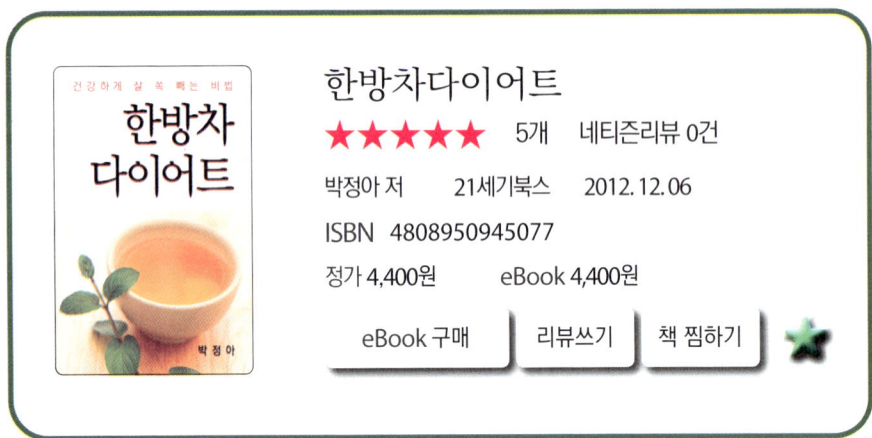

■ 주요 참고문헌

- 전국한의과대학 공동교재편찬위원회.『본초학』. 영림사, 2011
- 한국생약교수협의회.『본초학』. 아카데미서적, 2006
- 신민교.『임상본초학』. 영림사, 1997
- 정담편.『중약대사전』. 정담, 2006
- 안덕균.『한국본초도감』. 교학사, 2003
- 생약교재 편찬위원회.『생약학』. 동명사, 2006
- 김호철.『한약약리학』. 집문당, 2001
- 유자통 외.『향약집성방』. 영림사, 1989
- 황도연.『증맥 방약합편』. 남산당, 1988
- 한국의약품수출입협회.『한약재감별주해』. 대영, 2003
- 편집부.『대한약전외 한약(생약)규격집』. 신일북스, 2013
- 許浚.『東醫寶鑑』. 여강출판사, 2005
- 李時珍.『本草綱目』. 人民衛生出版社, 1986
- 森由雄편.『神農本草經解說』. 源草社, 2011
- 최훈.『常用韓藥材 眞偽鑑別』. 집문당, 2007
- 國家中醫藥管理局 編輯委員會.『中華本草』. 上海科學技術出版社, 1999
- 편집부.『원색 한약재감별도감』. 식품의약품안전청, 2009
- 신태용.『대한약전외생약 규격집』 신일북스, 2011
- 지옥표.『생약학』 성균관대학교출판부, 2009
- 최조영.『한약포제와 임상응용』 영림사, 2003
- 천연물화학 교재편찬위원회.『천연물화학』 영림사, 2003

INDEX

ㄱ

갈근	047
강황차	211
감국	037
갯실새삼	061
겨우살이차	059
결명자차	057
계지차	203
계피차	191
고삼차	179
구기자차	041
국우	193
국화차	037
규격품	021
귤껍질차	095
금은화	175
길경	103

ㄴ

노회	187
녹용차	149

ㄷ

단삼차	067
당귀차	205
대조	055
대추차	055
도꼬마리차	171
도라지차	103
도인	151
독활차	139
동충하초차	217
돼지감자차	193
두충차	127
둥굴레차	223

ㅁ

마차	165
매실차	097
맥문동차	091
모과차	197
모란꽃 뿌리차	157
목과	197
목단피	157
목련꽃 봉오리차	169
목이버섯차	219
목향차	185
묏대추나무씨차	069
민들레차	035

ㅂ

박하차	101
반하차	115
방기차	155
방풍차	143
백개자차	107
백복령차	051
백복신차	065
백수오차	083
백작약차	027
백출차	089
복분자차	125
복령	051
복숭아씨차	151
복신	065
뽕나무껍질차	119
뽕나무잎차	033

ㅅ

사기(四氣)	015
사삼	113
사상자차	209
산약	165
산사차	093
산수유차	131
산조인	069
살구씨차	109

삼릉차	029
삼지구엽초차	133
삽주	089
상기생	059
상백피	119
상엽	033
상황버섯차	215
생강차	099
생지황차	053
석창포차	085
소목차	063
속단차	153
숙지황차	111
승마차	183
쑥차	147
신이	169

ㅇ

알로회차	187
애엽	147
어성초차	173
엄나무차	141
연씨차	123
연자육	123
영지버섯차	081
오매	097
오미(五味)	016
오미자차	163
용담초차	087
용안육차	073
우방자	177
우슬차	043
우엉씨차	177
울금차	195
원지차	075
위령선차	137
육종용차	129
율무차	201
음양곽	133
의이인	201
익모초차	207
인동덩굴차	175
인삼차	199
인진호차	031

ㅈ

자소엽	079
자소자	117
잔대차	113
전호차	105
지구자	045
지모차	223
죽엽차	225
진피	095

ㅊ

차조기씨차	117
차조기잎차	079
창이자	171
창출차	135
천궁차	159
천련자차	161
천마차	039
측백차	181
칡차	047

ㅌ

택사차	121
토사자차	061

ㅍ

포공영	035

ㅎ

한약사	021
한약국	021
해동피	141
행인	109
향부자차	077
헛개나무 열매차	045
홍화꽃차	049
홍화씨차	145
황기차	167
황련차	071
황백차	189

면역력을 향상시키는 한방차 6

다양한 변종 바이러스 질환은 "면역력 강화로"

"면역강화 한방차는 신체에 기운을 강화하고
면역력을 높여 주며 혈액순환과 신진대사 및
신체효소활성화에 도움을 주어
건강유지에도 도움이 된다."

동충하초차 / 상황버섯차 / 목이버섯차 / 둥굴레차 / 지모차 / 죽엽차

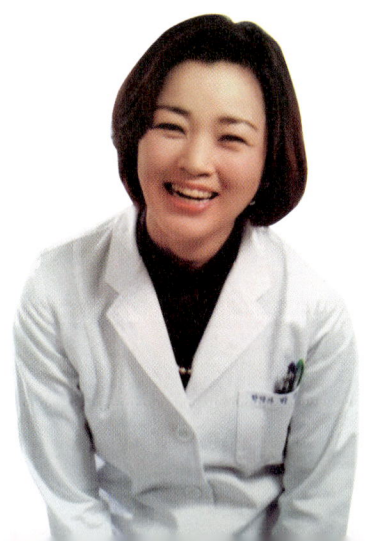

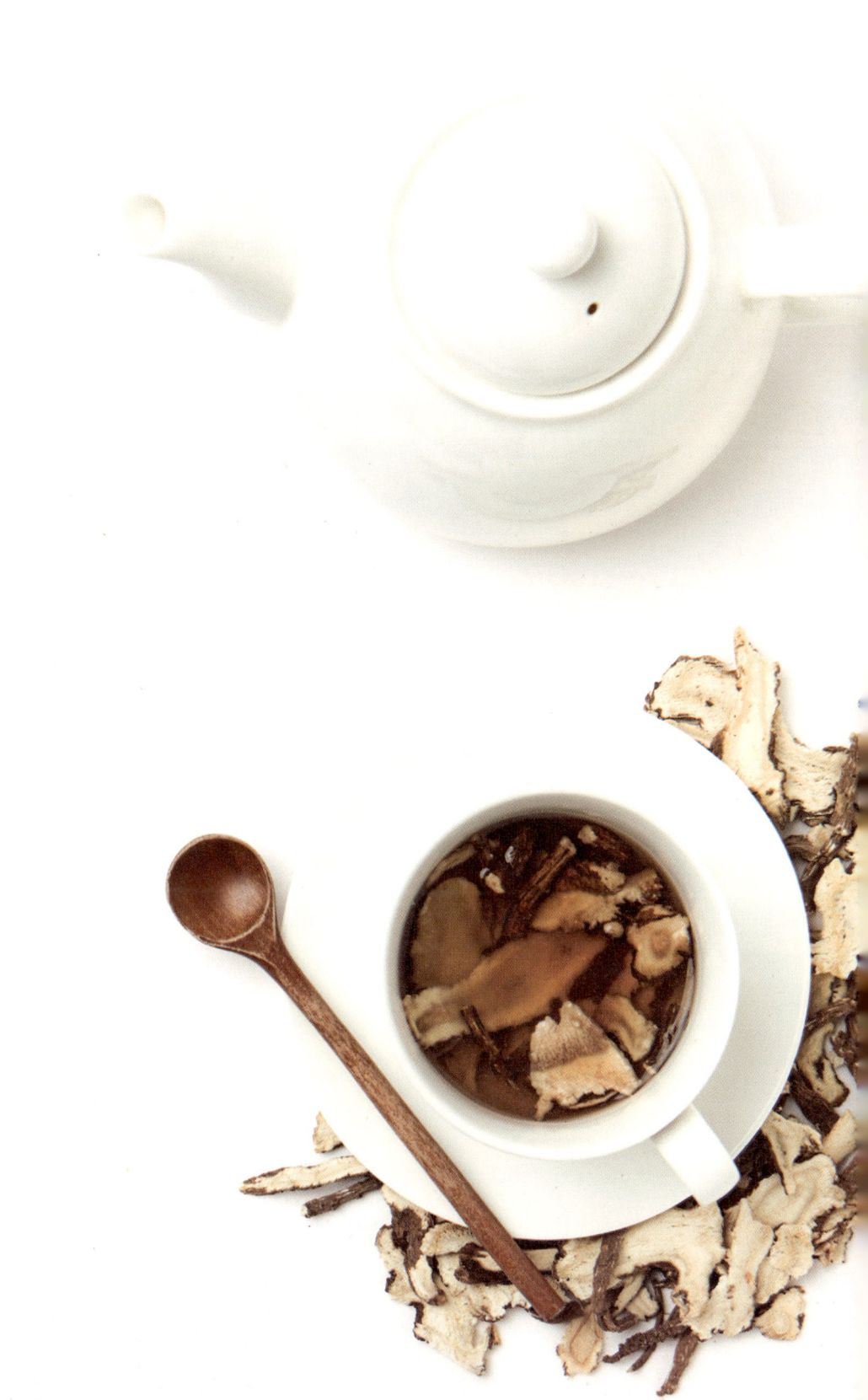

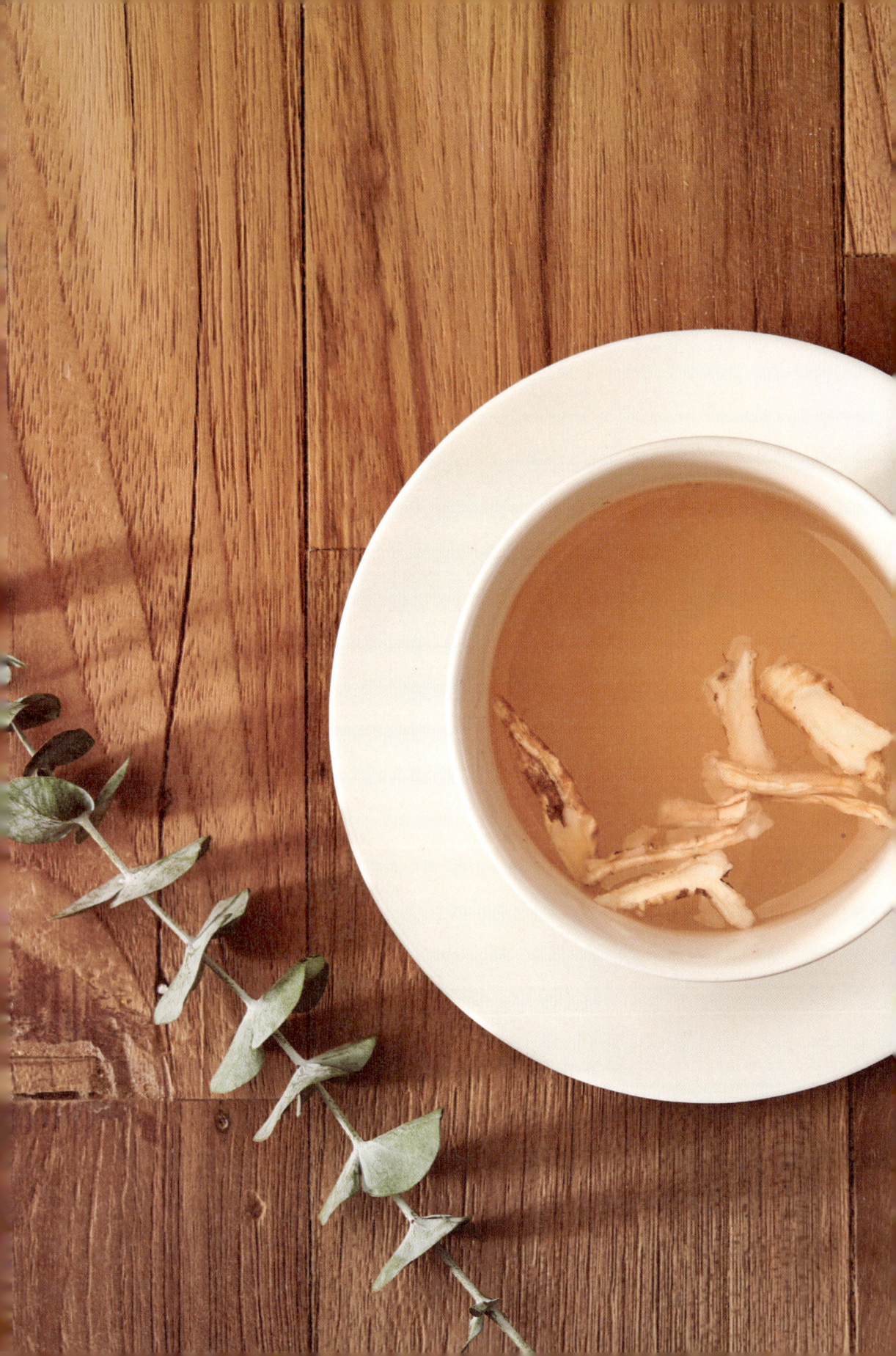